肝機能検査 1

ウイルス肝炎のマーカー 2

腎機能検査 3

血液一般検査 4

電解質・鉱質検査 5

血液ガス関係 6

糖尿病関係検査 7

メタボリックシンドローム関連 8

脂質関係検査 9

膵・外分泌機能検査 10

その他の生化学検査 11

ホルモン関連検査 12

骨代謝マーカー 13

薬剤・検査データの読み方

改訂7版 薬剤師のための
臨床検査の知識

監修・編集
笹隈 富治子 京都大学大学院医学研究科・
　　　　　　医学部非常勤講師

編集
金　美惠子 大阪薬科大学
　　　　　臨床実践薬学教育研究室特任教授

じほう

改訂7版発行に際して

「薬剤師のための臨床検査の知識」は，故池田千恵子先生が大阪府病院薬剤師会雑誌に連載していたものをまとめ初版とし，主として病院薬剤師を対象とした教材として，爾来社会の変化に呼応し改訂を重ねて，薬剤師の技能向上に情熱を注いでこられました。先生の意志を引き継ぎ，第7版を送呈いたします。

今日の医療において，薬剤師は従来と比べ患者さんに近い現場での活動が求められるようになりました。病院薬剤師はもとより薬局薬剤師は「かかりつけ薬剤師」として患者さんへの服薬指導が求められるようになり，患者さんのさまざまな病態を理解したうえでの服薬指導が必要となってきました。

臨床現場で活躍する薬剤師にとって患者さんの病態を理解するツールの1つが検査データであります。病院薬剤師はカルテの検査データを，保険薬局薬剤師は院外処方箋に記載されている検査値や患者さんが持参されたさまざまな検査データを読み取ることにより，より精度の高い服薬指導，疑義照会が可能となります。

また，チーム医療の広がりのなか，病院薬剤師や在宅医療に従事する薬剤師はチーム医療を円滑に進めるため臨床検査情報を他職種と共有することが必須となっています。

　近年セルフメディケーションの高まりのなか在宅検査を利用する人が多くなっています。在宅検査には尿蛋白試験紙や妊娠検査薬といった「OTC(Over The Counter)検査薬や「検体測定室」を利用する検査，さらに郵送検査があります。郵送検査のなかには生活習慣病をはじめ感染症，アレルギー，がんのマーカー，特殊検査まで行われる場合があります。これらの検査に対するサポートが求められるようになりました。

　第7版は上記の変化に呼応して，検査についてNSTや糖尿病療養指導のなかで患者さんからいただいた不安や疑問の経験を加味して病院薬剤師はもとより在宅医療従事薬剤師，薬局薬剤師を対象に解説しました。新たに病原微生物検査法を加え感染症に対する炎症反応検査，薬剤感受性検査を詳細に記しました。またウイルス肝炎マーカー，感染症検査，固形腫瘍の診断・治療に遺伝子検査を用いた手法の紹介を付記しました。各疾患に対する治療ガイドラインは各薬剤師にも有用と考え，最新のガイド

ラインを記しました。

　また第6版同様，薬剤師が副作用の発見，医師への疑義紹介，薬物療法の効果等に検査値を利用していただきたく，巻末の付録1に「副作用の発見・疑義照会・服薬指導時の one point advice」を，付録2に検査が必要と添付文書に記載のある主な薬剤をリストアップし，検査項目や検査の頻度等注意事項を記載しております。

　本書の検査の基準値は(株)エスアールエル(SRL)の基準値(2019年1月現在，測定法は省略)を使用させていただいております。本書が検査を通じ患者さんに寄り添った服薬指導・疑義照会の参考になり，副作用の予防・発見・重篤化防止，最適な投与設計に大きく貢献できる薬剤師になられる一助となれば著者の最高の喜びでございます。

　最後に本著書を継続執筆することを快諾くださいました故池田千恵子先生に感謝申し上げるとともに哀悼の意を表します。また，改訂に際しご協力賜りました(株)じほうの大磯洋彦氏，井上淳氏に御礼申し上げます。

2019年3月

笹隈　富治子

目　次

1 肝機能検査 …………………………… 1
1. 胆道系 ……………………………… 1
2. 細胞障害系 ………………………… 5
3. 肝の合成能 ………………………… 10
4. 副作用の重篤度分類基準
   (厚生労働省：平成4年) ……………… 12
5. 薬物性肝障害 ……………………… 14
   👍 one point 臨床情報 ……………… 16

2 ウイルス肝炎のマーカー ………… 23
1. A型肝炎 …………………………… 23
2. B型肝炎 …………………………… 24
3. C型肝炎 …………………………… 28
4. その他の肝炎 ……………………… 31
   👍 one point 臨床情報 ……………… 32

3 腎機能検査 …………………………… 36
1. 糸球体濾過能力 …………………… 39
2. 糸球体濾過量(GFR)の検査 ……… 42
3. 近位尿細管機能の検査 …………… 47
4. PSP排泄試験 15分 ……………… 51
5. 遠位尿細管・集合管機能の検査 … 51

6.	血清電解質	51
7.	CKD 診療ガイド (日本腎臓学会 2012)	53
8.	副作用の重篤度分類基準 (厚生労働省)	58
	👍 one point 臨床情報	62

4 血液一般検査 … 70

1. 血液一般検査の項目 … 70
2. 赤血球恒数 … 71
3. 血小板 … 86
4. 白血球 … 87
5. 副作用の重篤度分類基準 (厚生労働省) … 93
   👍 one point 臨床情報 … 94

5 電解質・鉱質検査 … 98

1. 血清カリウム … 98
2. 血清ナトリウム … 103
3. 血清クロール … 108
4. 血清カルシウム … 110
5. 血清リン … 112
6. 血清マグネシウム … 114
7. 副作用の重篤度分類基準 (厚生労働省) … 116
   👍 one point 臨床情報 … 117

6 血液ガス関係 … 122

1. 動脈血ガス分析 … 122

2. 代謝性異常 ……………………………… 123
3. 呼吸性異常 ……………………………… 128
4. 経皮的動脈血飽和度(SpO_2) …… 131
5. 副作用の重篤度分類基準(厚生労働省) … 132
  👍 one point 臨床情報 ………………… 133

7 糖尿病関係検査 ………………………… 134

1. 糖尿病の診断や型判定に用いる検査
  (日本糖尿病学会編・著：糖尿病治療ガイド2018-
  2019, 2018) ……………………………… 135
2. 糖尿病コントロール状態を評価する
  ための検査 ……………………………… 138
3. 合併症の主な検査 ……………………… 144
4. 低血糖 …………………………………… 147
5. 副作用の重篤度分類基準(厚生労働省) … 150
  👍 one point 臨床情報 ………………… 151

8 メタボリックシンドローム関連 … 156

1. 病態 ……………………………………… 156
  👍 one point 臨床情報 ………………… 161

9 脂質関係検査 …………………………… 162

1. コレステロール ………………………… 162
2. レムナント様リポ蛋白コレステロール
  (RLP-C) ………………………………… 173

- 3. 酸化 LDL(MDA-LDL) ……………173
- 4. トリグリセリド(TG) ……………174
- 5. リポ蛋白 ………………………176
- 6. その他の脂質 …………………179

10 膵・外分泌機能検査 …………181
- 1. アミラーゼ ……………………181
- 2. 膵リパーゼ, エラスターゼ 1, ホスホリパーゼ A_2 ……………184
- 3. PFD テスト ……………………186
- 👍 one point 臨床情報 ……………188

11 その他の生化学検査 …………190
- 1. 血清蛋白とその分画 …………190
- 2. 栄養アセスメント蛋白 ………193
- 👍 one point 臨床情報 ……………194
- 3. 血清尿酸 ………………………195
- 👍 one point 臨床情報 ……………199
- 4. アンモニア窒素 ………………201
- 👍 one point 臨床情報 ……………203
- 5. 筋関連酵素 ……………………204
- 👍 one point 臨床情報 ……………208
- 6. 線維化関連酵素 ………………210
- 👍 one point 臨床情報 ……………212

12 ホルモン関連検査 ... 213

1. 甲状腺ホルモン関係 ... 213
   - 👍 one point 臨床情報 ... 218
2. 副甲状腺ホルモン ... 223
   - 👍 one point 臨床情報 ... 225
3. プロラクチン ... 226
4. アルドステロン・レニン ... 229
   - 👍 one point 臨床情報 ... 235
5. 血清コルチゾール・
   副腎皮質刺激ホルモン(ACTH) ... 236

13 骨代謝マーカー ... 239
   - 👍 one point 臨床情報 ... 246

14 出血・凝固・線溶系関係 ... 250

1. 出血傾向 ... 250
2. 血液凝固機構因子関連 ... 251
3. 線溶系マーカー ... 259
   - 👍 one point 臨床情報 ... 263

15 固形腫瘍の検査 ... 268

I 腫瘍マーカー ... 268

1. 胃・大腸・膵の腫瘍マーカー ... 268
2. 肝の腫瘍マーカー ... 271

- 3. 肺の腫瘍マーカー ……………………273
- 4. 乳癌のマーカー ……………………275
- 5. 卵巣の腫瘍マーカー ……………………277
- 6. 子宮の腫瘍マーカー ……………………279
- 7. 前立腺の腫瘍マーカー ……………………280

Ⅱ 抗悪性腫瘍薬の投与適用判定に使われる遺伝子検査 ……………………281

- 1. EGFR 遺伝子 ……………………281
- 2. K-ras 遺伝子 ……………………282
- 3. HER2 遺伝子 ……………………283
- 4. c-Kit 遺伝子 ……………………283
  - 👍 one point 臨床情報 ……………………285

16 免疫・血清検査 ……………………286

- 1. アレルギー検査 ……………………286
- 2. 遅延型アレルギー検査 ……………………289
- 3. 過敏症状の重篤度分類基準(厚生労働省) … 291
  - 👍 one point 臨床情報 ……………………292
- 4. リウマトイド因子(RF),抗シトルリン化ペプチド(CCP)抗体,マトリックスメタロプロテイナーゼ(MMP-3) ……………………296
  - 👍 one point 臨床情報 ……………………300

17 炎症・感染症のマーカー ……… 301
1. 炎症マーカー ……… 301
2. 感染症マーカー ……… 305

18 感染症検査 ……… 307
1. 顕微鏡観察による病原体の観察 (塗抹検査) ……… 308
2. 分離・培養・同定検査 ……… 309
3. 感染症検査繁用遺伝子検査 ……… 310
4. 血流感染症検査(血液培養検査, 血液直接核酸検査) ……… 311
5. 薬剤感受性検査 ……… 312
6. 薬剤耐性検査 ……… 315
7. 微生物検査結果の読み方 ……… 319
8. 抗原検出法による感染症迅速診断キット ……… 321
9. インフルエンザウイルス抗原検査 ……… 323
    👍 one point 臨床情報 ……… 326
10. ヘリコバクター・ピロリ検査 ……… 327
    👍 one point 臨床情報 ……… 330

19 尿検査 ……… 336
1. 尿の外観 ……… 336
2. 尿量 ……… 337
3. 尿試験紙 ……… 338

4. 尿沈渣 ………………………………… 341
　　5. 薬物による着色尿 …………………… 342
　　　👍 one point 臨床情報 ………………… 345

20 便潜血検査 …………………………… 347
　　1. 便潜血反応 …………………………… 347

21 肺機能検査 …………………………… 350
　　1. スパイログラム ……………………… 350
　　2. COPD(慢性閉塞性肺疾患) ………… 353
　　3. 喘息 …………………………………… 355
　　4. ピークフローメーターによる喘息管理 … 356
　　　👍 one point 臨床情報 ………………… 358

22 心電図 ………………………………… 362
　　1. 心電図の基礎 ………………………… 362
　　2. 薬剤でみられる不整脈 ……………… 363
　　3. 不整脈の重篤度分類基準(厚生労働省) … 374
　　　👍 one point 臨床情報 ………………… 375

付録
　　付録1. 副作用の発見・疑義照会・服薬指導
　　　　　時の one point advice ………… 382
　　付録2. 検査が必要と添付文書に
　　　　　記載のある主な薬剤 …………… 396

参考文献 ················· 415

索引 ························· 418

1 肝機能検査

1. 胆道系

基準値

総ビリルビン	0.3 ～ 1.2 mg/dL
直接ビリルビン	0.4 mg/dL 以下
間接ビリルビン	0.8 mg/dL 以下
ALP	115 ～ 359 U/L
γ-GT	男性 70 U/L 以下
	女性 30 U/L 以下

- 総ビリルビン　5 mg/dL 以上
　（直接ビリルビン＋間接ビリルビン）
- ALP　　　　　　基準値の2倍程度
- γ-GT　　　　上昇（著明）

⎫ 胆汁うっ滞型
⎬ （黄疸）
⎭

1-1 ビリルビン(bil)

ビリルビンの大部分は老化赤血球の破壊によるヘモグロビンの異化産物で，間接 bil（肝での抱合以前の遊離 bil で健常時には血中 bil はこれが主体）と直接 bil（肝で抱合された bil）があります。直接，間接は以前使用していたジアゾ試薬に由来する名前で，ジアゾ試薬と直接反応するから直接，結合しているアルブミンが解離してから試薬と反応するので間接

と名前がつきました。現在は酵素法で測定されていますが名前が残っています。直接 bil の上昇は体内 bil の生成亢進や肝臓での抱合以後の処理過程の異常によるもので肝胆道系疾患が示唆されます。間接 bil の上昇は体内 bil の生成過剰や肝臓での抱合異常によるもので溶血性貧血などが示唆されます。両者を併せたものが総 bil で，直接・間接 bil いずれかの上昇で，総 bil 1.2 ～ 4.9 mg/dL が軽度黄疸，5 ～ 19.9 mg/dL が中等度黄疸，20 mg/dL 以上が高度黄疸です。胆汁うっ滞型薬物性肝障害(75 歳以上が多いとされる)では直接 bil が上昇します。血清 bil が上昇し黄疸症状が出る前に，尿 bil (直接 bil) が陽性となるため，初期の黄疸チェックには尿 bil も重要な検査項目です。

　bil は早朝空腹時に高く，食後に低く，運動によって 20 ～ 40 ％の増加がみられますので，採血時の状態を知っておくことも必要な場合があります。また薬剤による影響(蛋白同化ステロイド，エストロゲン，経口避妊薬，リファンピシン，シメプレビルなどは bil の胆汁中への排泄を阻害し，血中 bil を上昇，副腎皮質ホルモン，フェノバルビタールなどは bil を低下)もあります。

表1 ALPを上昇・低下させる薬剤

上昇させる薬剤		低下させる薬剤
アクチノマイシンD	トルブタミド	クロフィブラート
アスピリン	ナイアシン	クロルプロマジン
アセトヘキサミド	バルビタール	クロロチアジド
P-アミノサリチル酸	ビタミンA・B_6・B_{12}・C・D	コレスチラミン
イミプラミン	フェニールヒダントイン	テオフィリン
ACE阻害薬	フェノバルビタール	トリフロペラジン
キニジン	プレドニゾロン	フロセミド
抗生物質	プロカインアミド	免疫抑制剤
コカイン	プロスタグランジン	
コルヒチン	プロピルチオウラシル	
サイロキシン	プロマジン	
ジアゼパム	ペニシラミン	
シメチジン	マグネシウム	
性ホルモン	メチルドパ	
炭酸リチウム	モルヒネ	

1-2 ALP(アルカリホスファターゼ)

ALPはアルカリ側に至適pHをもって有機モノリン酸エステルを加水分解するホスファターゼで,肝(毛細胆管),骨芽細胞などに多く存在し,胆汁うっ滞(肝内・肝外)をきたす疾患や骨形成の疾患で,肝や骨でのALPの合成が亢進し上昇します。肝疾患と骨疾患の鑑別にはアイソザイム検査が必要です。ALPを上昇させる薬剤・低下させる薬剤とし

ては表1のようなものがあります。また亜鉛欠乏でALPが低下することも知られています。ALPが上昇するときはγ-GT(γ-グルタミルトランスペプチダーゼ:ペプチドのN末端のグルタミン酸を他のペプチド,またはアミノ酸に転移する酵素)も上昇します。

1-3 γ-GT

γ-GTは胆道系酵素として胆汁うっ滞(肝内・肝外)により上昇する特異性がありますが、ミクロゾーム酵素のためアルコールや向精神薬・抗てんかん薬などで誘導を受けるので、肝細胞障害によるAST・ALTの上昇に平行しない上昇をすることがあるため、飲酒歴、服用薬剤のチェックも必要です。

◆胆汁うっ滞の原因としては癌や結石による肝外閉塞性黄疸と、薬剤、ウイルス、アルコールなどで起こる肝内胆汁うっ滞があります。この鑑別には超音波断層、CT、ERCP、PTCなどが用いられます。肝内胆汁うっ滞と診断されたときには第一に薬剤起因性を考えなければなりません。薬剤アレルギー性胆汁うっ滞は、直接ビリルビンの上昇による中等度から高度の黄疸、ALP・γ-GTの著明な増加、好酸球数増加、発熱、発疹、瘙痒などがみられます。

2. 細胞障害系

2-1 AST(GOT)・ALT(GPT)・LD

基準値

AST	10 ~ 40 U/L
ALT	5 ~ 40 U/L
LD	115 ~ 245 U/mL

AST 異常となる疾患

501 U/L 以上	劇症肝炎, 急性肝炎, ショックなど
201~500 U/L	慢性肝炎, 急性肝炎, アルコール性肝炎, 心筋梗塞など
34~200 U/L	肝硬変, 慢性肝炎, アルコール性肝障害, 脂肪肝, 急性肝炎, 薬物性肝障害, 筋肉疾患など

ALT 異常となる疾患

501 U/L 以上	劇症肝炎, 急性肝炎(薬剤性, ウイルス性), ショックなど
201~500 U/L	慢性活動性肝炎, 急性肝炎など
30~200 U/L	肝硬変, 非活動性慢性肝炎, アルコール性肝障害, 脂肪肝, 薬物性肝障害など

◆ AST・ALTはトランスアミナーゼで，アミノ酸とα-ケト酸とのアミノ基転移を触媒する酵素です。アスパラギン酸，2-オキソグルタル酸と，グルタミン酸，オキザロ酢酸との間のアミノ基を転移する酵素をAST，アラニン，2-オキソグルタル酸とグルタミン酸，ピルビン酸との間のアミノ基を転移する酵素をALTと呼びます。LDは乳酸・ピルビン酸反応を触媒する酵素で解糖系の末端に位置して嫌気性条件下のエネルギー生産に重要な役割を果たしています。AST，ALT，LDは肝細胞の変性や壊死で血中に逸脱・流出してくるので，その血中濃度は肝細胞の障害度を反映する指標となります。AST，LDは心筋，肝，赤血球，骨格筋と他の臓器にも広く分布し，ALTは肝に最も多く次いで腎，心筋，骨格筋に分布し肝に高い特異性があります。ALTの上昇を伴わないAST，LDの血中濃度の上昇は肝疾患以外の病態も考慮する必要があります。肝炎の病態の指標にALT，ASTが繁用されますが肝臓の障害が増強すると却って低下するので注意が必要です。

◆ ALTの基準値上限の2倍以上の増加で総ビリルビンの上昇を伴う場合やALT上限値の3倍以上の単独増加があると薬害を考える必要があります。劇症肝炎(昏睡Ⅱ度以上の肝性脳症をきたし，プロト

ロンビン時間が 40% 以下を示す)に進展する肝炎の中にはアセトアミノフェンによるものが知られています。アセトアミノフェンは,中毒性機序で肝障害を起こす代表的な薬剤です。感冒薬に含有されており,店頭でも販売されている薬剤なので注意が必要です。また,イソニアチド代謝即時型の人にみられるように中間代謝物の産生が肝臓での抱合能を超えた場合や,抗癌剤のような代謝阻害剤で肝細胞の核酸や蛋白代謝が阻害された場合には,中毒性の肝細胞障害(用量依存性で薬物服用後 1 〜 8 週が多い)を起こし急性肝炎を発症します。

◆急性肝炎は主として肝炎ウイルスにより肝細胞に急性炎症性病変をきたす疾患で AST, ALT の急激な上昇や直接ビリルビンの上昇,プロトロンビン活性の低下が認められます。薬剤(最近では健康食品も)による肝細胞障害で,臨床像がウイルス性肝炎に似た病態を示すものを薬剤性肝炎とよびます。中毒性の機序でなく特異体質性肝障害(アレルギー性と代謝性がある)のアレルギー性特異体質によって急性肝炎が起こる場合もあります。この場合薬物・代謝産物と蛋白の結合による抗原性に起因するため投与量に関係なく発症し,発熱,発疹・瘙痒感などのアレルギー症状がみられることが多く,白血球や好酸球の増加もみられます。バンコマイシンで薬剤

性過敏症候群が重大な副作用としてあげられ，肝障害や白血球・好酸球数の増加等が認められます。その他中毒性機序やアレルギー性の混合型の急性肝炎を発症することもあります。

　AST・ALT 200〜500 の中等度上昇は慢性肝炎・肝硬変・アルコール性肝炎(病因はウイルス，薬剤，アルコール，自己免疫疾患など)などです。慢性肝炎時には γ-グロブリンの産生が増加します。アルコール性肝炎，アルコール常飲，脂肪肝では γ-GT も上昇します。薬物による慢性肝炎，肝硬変としては，アルコール依存に HCV の関与したものが多いとされていますが，有機溶剤，覚醒剤，麻薬，睡眠薬，抗不安薬，解熱鎮痛薬などの依存も知られているため薬歴が重要です。薬剤の投与に際してアルコール依存者にはアンタブース効果などの相互作用や，アルコールとの相乗・相加作用などに注意が必要です。

　AST・ALT 200 以下の軽度障害については中等度の障害と同様に考えればよいのですが，単に一過性の上昇があります。これらは抗生物質，H_2-ブロッカーなどの薬剤による場合が多く，薬剤を中止するとすぐに正常に戻ります。

　AST/ALT 比が肝疾患の病態診断の参考になります。慢性肝炎・過栄養性脂肪肝では AST＜

ALT, 肝硬変, 肝細胞癌, アルコール性肝疾患では AST＞ALT などですが, 薬物起因の AST/ALT 比の低下も D-ペニシラミン・ヒドラジドでみられます。またビタミン B_6 の欠乏でもみられます。

MEMO

3. 肝の合成能

基準値

血清アルブミン	3.8 〜 5.2 g/dL
ChE	男性 242 〜 495 U/L
	女性 200 〜 459 U/L
PT 活性	70 〜 130 %

- 血清アルブミン　　　　　　　3.5 g/dL 以下 ┐
- コリンエステラーゼ(ChE)　0.5 △ pH 以下 ├ 肝不全
- プロトロンビン活性(PT)　　 50 %以下　　┘

◆肝臓は再生能も肝機能予備能も十分にありますが、その能力の限界を過ぎると肝不全となります。
◆肝疾患の重症度の判定には肝の蛋白、酵素、凝固因子合成能の障害度から評価する方法が多く用いられています。殊にアルブミンとプロトロンビン活性が有用で重症度分類(Child-Pugh)の項目であり、血中半減期が14から20日のアルブミンは慢性肝炎、肝硬変の評価に用いられ、約2.5日のプロトロンビンは極最近の肝機能を反映します。薬剤による肝機能障害をリアルタイムに評価する場合にもプロトロンビン活性が繁用されています(出血・凝固・線溶系関係参照)。

ChE はコリンエステルをコリンと有機酸に分解

する酵素であり肝で合成されアルブミンと血中動向はよく一致しますが，非アルコール性脂肪肝やネフローゼ症候群では高値を示します。アルブミンと連動せずに低値を示す場合はChE阻害薬の副作用を考慮し極低値では有機リン中毒を疑います。

◆また肝硬変では脾臓の肥大を伴うことも多く，血小板が破壊されるため血小板数の低下も重要な指標になります。肝臓の障害の程度を線維化で示すF分類（線維化のStage）は下記のように血小板数で推定します。

> F_1（線維化軽度）　　　　血小板17万以上
> F_2（線維化中等度）　　　血小板15万まで
> F_3（小葉改築傾向を伴う慢性肝炎）
> 　　　　　　　　　　　　　血小板13万まで
> F_4（肝硬変）　　　　　　血小板10万以下

前記の検査値が基準値からだんだん低下して行くことは，肝の機能が失われつつあるということなので，投薬に際して注意が払われます。肝に負担のかかる薬剤，肝で代謝・異化される薬剤が好ましくないのはもちろんですが，蛋白結合率の高い薬剤，血小板や凝固因子への副作用が考えられる薬剤など多くのことに配慮が必要となります。

◆慢性の肝障害時には肝ミクロゾームの薬物代謝機

能の障害も進み、薬物代謝遅延で血中薬物濃度上昇や、初回通過効果の減弱が考えられます。初回通過効果の大きい薬剤（血流律速型）は C_{max} が大幅に上昇し、半減期はやや延長します。初回通過効果の小さい薬剤（肝固有クリアランス律速型）は C_{max} の上昇はわずかですが、半減期は大幅に延長します。

　高齢者では肝ミクロゾームによる代謝能の低下よりは、加齢による肝重量や肝血流量の減少の方が大きいといわれていますので、上記初回通過効果の小さい状態と同じ影響の方が大きいことになります。高齢者に対する薬物投与では両方の影響があることを考えて、用法・用量を設定することが大切です（P.19参照）。

4. 副作用の重篤度分類基準（厚生労働省：平成4年）

　副作用の重篤度分類基準は製造業者等に医薬品の副作用報告が適性迅速にされるよう、判断のための具体的な目安として、厚生労働省から平成4年6月に出されたものです。副作用の重篤度を1〜3のグレードに分類してありますので参考にしてください。

1 肝機能検査

グレード1	軽微な副作用と考えられるもの
グレード2	重篤な副作用ではないが、軽微な副作用でもないもの
グレード3	重篤な副作用と考えられるもの、すなわち、患者の体質や発現時の状態等によっては、死亡または日常生活に支障をきたす程度の永続的な機能不全に陥るおそれのあるもの

副作用のグレード	グレード1	グレード2	グレード3
総ビリルビン (mg/dL)	1.6以上～3.0未満	3.0以上～10未満	10以上
AST,ALT (U)	1.25×N以上～2.5×N未満 50以上～100未満	2.5×N以上～12×N未満 100以上～500未満	12×N以上 500以上
Al-P	1.25×N以上～2.5×N未満	2.5×N以上～5×N未満	5×N以上
γ-GTP	1.5×N以上	—	—
LDH	1.5×N以上	—	—
PT	—	—	40％以下
症状等	—	黄疸 肝腫大 右季肋部痛 脂肪肝	出血傾向、意識障害等の肝不全症状（劇症肝炎）肝硬変 肝膿瘍 6カ月以上遷延する黄疸

N：施設ごとの正常値上限

5. 薬物性肝障害

　薬物性肝障害は，発熱，発疹，皮膚掻痒など自覚症状がみられず定期受診の肝機能検査で発見されることも少なくありません。近年，サプリメントや漢方薬による肝障害が報告されており服薬状況を把握する必要があります。薬剤使用当日から1年以上経過して発症するなどさまざまですが，多くは1～4週後に肝機能障害を認めます。

　薬物性肝障害の形式は肝炎型，胆汁うっ滞型，混合型があります。肝細胞が障害されると肝逸脱酵素の AST，ALT，LDH の上昇が大きいですが胆道系酵素の ALP，γ-GT は軽度から中等度に増加します。高度に障害されると抱合型ビリルビンが増加します。胆汁うっ滞型は肝逸脱酵素の上昇は軽度ですが，ALP，γ-GT は著明に上昇し，ビリルビンも抱合型ビリルビン優位で著明に上昇します。多くがアレルギー性ですので白血球，好酸球はいずれのタイプでも増加する場合も多く，薬物感受性試験も陽性率が高くなります。

◆ 薬物起因性脂肪性肝障害

　NAFLD(非アルコール性脂肪性肝障害)は画像検査などで脂肪肝が確認され他の肝臓病が無い場合をいいます。メタボリックシンドロームの要素である

過食，活動量の低下が要因ですが，薬剤も重要な要因でアミオダロン，タモキシフェン，グルココルチコイド，エストロゲンなどが誘発すると考えられています。NAFLDの多くはNAFL(非アルコール性脂肪肝)でより重篤なNASH(非アルコール性脂肪性肝炎)を生じることがあります。NASHは非飲酒者の脂肪肝であり，組織所見ではアルコール性肝炎と同様に肝細胞に炎症や肝線維化を認め，肝硬変に進行する危険性があります。

◆薬物起因性自己免疫性肝炎

　自己免疫性機序の障害により免疫が自分の肝細胞を攻撃し肝炎を起こすことがあります。その誘因にスタチン系薬剤の長期服用やニトロフラン系抗菌薬，テトラサイクリン系抗菌薬によるものが報告されています。自己免疫性肝炎は中年以降の女性に多く，早期に治療を受ければ予後良好ですが放置すれば劇症肝炎や肝硬変に進行することがあります。

one point 臨床情報

1 薬物性肝障害ワークショップのスコアリング（DDW Japan 2004）

検査項目	肝細胞障害型
1. 発症までの期間[1]	初回投与　　　　　　再投与
a. 投与中の発症の場合 　投与開始からの日数	5〜90日　　　　　　1〜15日 <5日, >90日　　　　>15日
b. 投与中止後の発症の場合 　投与中止後の日数	15日以内　　　　　　15日以内 >15日　　　　　　　>15日
2. 経過 　投与中止後のデータ 　投与続行および不明	ALTのピーク値と正常上限との差 8日以内に50％以上の減少 30日以内に50％以上の減少 （該当なし） 不明または30日以内に50％未満の減少 30日後も50％未満の減少が再上昇
3. 危険因子	飲酒あり 飲酒なし
4. 薬物以外の原因の有無[2]	カテゴリー1, 2がすべて除外 カテゴリー1で6項目すべて除外 カテゴリー1で4つか5つが除外 カテゴリー1の除外が3つ以下 薬物以外の原因が濃厚
5. 過去の肝障害の報告 　過去の報告あり, もしくは添付文書に記載あり 　なし	
6. 好酸球増多（6％以上） 　あり 　なし	
7. DLST 　陽性 　擬陽性 　陰性および未施行	
8. 偶然の再投与が行われた時の反応 　単独再投与 　初回肝障害時の併用薬と共に再投与 　初回肝障害時と同じ条件で再投与 　偶然の再投与なし, または判断不能	ALT倍増 ALT倍増 ALT増加するも正常域

1) 薬物投与前に発症した場合は「関係なし」, 発生までの経過が不明の場合は「記載不十分」と判断してスコアリングの対象としない。
　投与中の発症か, 投与中止後の発症かにより, aまたはbどちらかのスコアを使用する。

（滝川一ほか：日本肝臓学会「肝臓」2005；46(2)：85-90, p86より一部改変）

胆汁うっ滞または混合型		スコア
初回投与	再投与	
5～90日 <5日, >90日	1～90日 >90日	+2 +1
30日以内 >30日	30日以内 >30日	+1 0
ALPのピーク値と正常上限との差 (該当なし) 180日以内に50％以上の減少 180日以内に50％未満の減少 不変, 上昇, 不明 (該当なし)		+3 +2 +1 0 -2 0
飲酒または妊娠あり 飲酒, 妊娠なし		+1 0
		+2 +1 0 -2 -3
		+1 0
		+1 0
		+2 +1 0
ALP(T. Bil)倍増 ALP(T. Bil)倍増 ALP(T. Bil)増加するも正常域		+3 +1 -2 0
	総スコア	

2) カテゴリー1：HAV, HBV, HCV, 胆道疾患(US), アルコール, ショック肝.
　 カテゴリー2：CMV, EBV, ウイルスはIgM-HA抗体, HBs抗原, HCV抗体, IgM-CMV抗体, IgM-EB VCA抗体で判断する.
判定基準：総スコア2点以下：可能性が低い. 3, 4点：可能性あり. 5点以上：可能性高い.

2 薬物性肝障害診断基準の使用マニュアル

（滝川 一，他：肝臓．46：85～90.2005 より一部抜粋）

目安として参考にして頂くために以下を記載したもので，もちろん専門医の判断が優先することを御理解ください。

❶この診断基準は肝臓専門医以外の利用を目的としたもの。

❷この基準で扱う薬物性肝障害は肝細胞性障害型，胆汁うっ滞型もしくは混合型の肝障害であり，ALT が正常上限の 2 倍，もしくは ALP が正常上限を超える症例と定義。

ALT および ALP 値から次のタイプ分類を行い，これに基づきスコアリングする。

肝細胞性障害型	ALT>2N+ALP≦N　または　ALT 比 /ALP 比≧5
胆汁うっ滞型	ALT≦N+ALP>2N　または　ALT 比 /ALP 比≦2
混合型	ALT>2N+ALP>N　かつ　2<ALT 比 /ALP 比<5

N：正常上限　ALT 比＝ALT 値 /N　ALP 比＝ALP 値 /N

❸併用薬がある場合その中で最も疑わしい薬を選んでスコアリングする。薬物性肝障害の診断を行った後，併用薬の中でどれが疑わしいかは，発症までの期間・経過・過去の肝障害の報告・DLST（薬剤によるリンパ球刺激テスト）の項目から推定する。

3 初回通過効果

大 き い 薬 剤	小 さ い 薬 剤
アルプレノロール アミトリプチリン イソプロテレノール イミプラミン クロルプロマジン ジルチアゼム スタチン類 デキストロメトルファン ニコチン ニトログリセリン ニフェジピン ヒドララジン プロプラノロール ペチジン ベラパミル ペンタゾシン モルヒネ リドカイン レボドパ	インドメタシン イソニアジド カルバマゼピン サリチル酸 ジアゼパム ジギトキシン テガフール テオフィリン トルブタミド ナプロキセン ニトラゼパム バルプロ酸 フェノバルビタール フェニトイン プロカインアミド ワルファリン

4 蛋白結合率の高い薬剤（80% 以上）

◆睡眠薬／抗不安薬／抗精神病薬／抗うつ薬
ドラール，ハルシオン，ベノジール，ベンザリン，ネルボン，マイスリー，ユーロジン，リスミー（代謝物），レンドルミン，ロラメット
コントール，セルシン，デパス，メンドン，リーゼ，レスミット，ワイパックス
エビリファイ，ジプレキサ，セロクエル，ルーラン，ロナセン
サインバルタ，ジェイゾロフト，パキシル

◆抗てんかん薬／抗パーキンソン薬／抗認知症薬
デパケン・R
アポカイン，ニュープロパッチ，ペルマックス
アリセプト

◆NSAIDs／片頭痛薬
アスピリン，インテバン SP，デプロメール，ナイキサン，ハイペン，ブルフェン，ブロックス，ボルタレン，リフレックス，レモロン，ロピオン
レルパックス

◆非麻薬性オピオイド／麻薬性オピオイド
ノルスパンテープ，レペタン坐
アブストラル舌下，イーフェンバッカル，デュロテップ MT パッチ

◆降圧薬（β遮断薬／Ca 拮抗薬／ACE／ARB）／抗不整脈薬
インデラル／アダラート CR・L，アテレック，アムロジン，カルブロック，コニール，ニバジール，ペルジピン・LA，ランデル，ワソラン
エースコール，タナトリル，アジルバ，アバプロ，オルメテック，ディオバン，ニューロタン，プロプレス，ミカルディス
アスペノン

◆脂質異常症治療薬
リバロ，リピトール，リポバス，ローコール

◆潰瘍治療薬（プロトンポンプ阻害薬／H₂ 受容体拮抗薬）／制吐薬
オキシム，オメプラール，タケキャブ，タケプロン，パリエット
プロテカジン
ソフラン，ナゼア OD

◆喘息治療薬・気管支拡張薬（吸入ステロイド／β₂ 吸入薬／吸入薬以外）
アズマネックス，アドエア，オルベスコ，キュバール，パルミコート，フルタイド
シムビコートタービュヘイラー，セレベント
スピロペント

◆排尿障害治療薬・過活動膀胱治療薬（α₁遮断薬／抗コリン薬）
エブランチル，ハイトラシン，バソメット，フリバス，ミニプレス
ウリトス・OD，ステーブラ・OD，ネオキシテープ，バップフォー，ポラキス

◆経口糖尿病薬（インスリン分泌促進薬／DPP-4阻害薬）
アマリール，オイグルコン，グリミクロン，グルファスト，シュアポスト，スターシス，ヘキストラスチノン
テネリア，トラゼンタ

◆骨粗鬆症治療薬
ダイドロネル，フォサマック，ボナロン

◆抗凝固薬／抗血小板薬
アリクストラ注，イグザレルト，エリキュース，オルガラン注，クレキサン注，ワーファリン
アンプラーグ，エフィエント，ドルナー，バイアスピリン，プラビックス，プレタール，プロサイリン

◆アレルギー性疾患治療薬（メディエーター受容体拮抗薬）
エバステル，オノン，キプレス，クラリチン，ザイザル，ジルテック，シングレア，バイナス

◆免疫抑制薬
アラバ，グラセプター，セルセプト，ネオーラル，プログラフ注

5　高齢者の薬物性肝障害の臨床像

1. 複数の薬剤を服用
2. 服用期間が長期
3. DDW-Japan2004 のスコアリング低値
4. 皮疹や嘔吐を高頻度に認める
5. 胆汁うっ滞型肝障害の頻度が高い

(Onji,M,et al.：Hepatol.Res.39(6)：546-552,2009 改変)

6　重篤な肝細胞障害時のその他の血液検査の動態

- NH_3 ↑, 芳香属アミノ酸↑, 分枝鎖アミノ酸↓
  　　　　　　　　　　　　　　　　(肝性脳症)
- γ-グロブリン↑, TTT・ZTT ↑, 血小板↓
  　　　　　　　　　　　　　　　　(慢性肝炎)
- アルブミン↓, γ-グロブリン↑, TTT・ZTT ↑, 血小板10万↓, 貧血, 凝固因子↓, NH_3 ↑, 血清補体価↓, 7Sコラーゲン・PⅢP ↑(肝硬変)
  　肝硬変非代償期には, レニン↑, アルドステロン↑, ANP ↑(浮腫・腹水)
- AFP ↑, PIVKA-Ⅱ↑(肝癌)

7　肝臓病の自覚症状

風邪症状, 倦怠感, 食欲不振, 吐き気, 右脇腹が重苦しい, 白目・皮膚が黄色に, 尿が黄色く泡立つ, 皮膚がかゆい, 月経異常がでる など

2 ウイルス肝炎のマーカー

1. A型肝炎

HA-IgM抗体・HA-IgG抗体

> **基準値**　HA-IgM抗体　CLEIA 0.80未満(cut off index)
> 　　　　　HA-IgG抗体　CLEIA 1.00未満(cut off index)

　A型肝炎ウイルス(HAV)はRNAウイルスで,主に糞口感染により多くは一過性の急性肝炎を引き起こします。HA-IgM抗体はHAV感染1週間以内に陽性となり数カ月で陰性化するため,A型肝炎が疑われる時の確定診断に用いられます。

　一般的にHA抗体といわれるのがHA-IgG抗体で,HA-IgM抗体に遅れて陽性となり,生涯持続し,終生免疫が得られます。従来はA型肝炎は若年者に発生し,40歳以上ではほとんどがHA抗体を持っているため発病しないとされていましたが,近年抗体保有率が低下し,高齢者で発病し,重症化することが報告されています。感染予防に国産の凍結乾燥した精製HAV不活性化ワクチンが有効です。

2. B型肝炎

2-1 HBs抗原・HBs抗体

> **基準値** HBs抗原　CLEIA 0.005 IU/mL 未満
> HBs抗体　CLIA 10.0 mIU/mL 未満

HBs抗原(B型肝炎表面抗原)は，HBV(B型肝炎ウイルス)の外皮に発現している抗原で，肝細胞から血中に分泌されます。HBs抗原の検出はHBV感染を示唆します。B型急性肝炎では発症2～4週前から抗原が出現します。HBs抗原陽性が一過性であれば急性感染，持続的であれば慢性感染状態(キャリア)です。HBs抗原検査はB型急性肝炎の診断や献血供給者，妊婦，各種健診に行うキャリアのスクリーニングとして用いられてきましたが，近年開発された高感度測定法はインターフェロンの治療効果判定にも利用されています。

HBs抗体陽性はHBV感染を経過し，HBVが過去に排除されたことを意味します。HBVに感染すると生体はHBs抗原に対する抗体を作り感染を防御する手段を得ます。HBs抗体はHBV感染を防御する唯一の中和抗体です。HBV感染の予防目的で，このHBs抗体を得るためHBワクチンを3回接種

します。その効果判定を各接種後6か月目にHBs抗体価の上昇で確認します。針刺し事故などHBV曝露後は受動免疫を得るHBIGを投与し、併せてワクチン接種で能動免疫を得る方法が取られています。

2-2 HBe抗原・HBe抗体

基準値　HBe抗原　CLIA 1.00未満(cut off index)
　　　　　HBe抗体　CLIA 50%未満(inhibition%)

　HBe抗原はHBV遺伝子のpreC/C領域より産生されHBV増殖時、肝臓から血中に分泌されます。血中HBe抗原陽性はHBVが盛んに増殖し高濃度であることを意味し、感染性が高く、肝炎の活動性も高いことを示唆します。その後HBe抗原が陰性化して抗HBe抗体が陽性になる(セロコンバージョン)と肝炎が沈静化し感染性が低下したことを意味します。　HBe抗体は中和抗体ではありませんが、この抗体の陽性化は良好な徴候で、HBV産生が低下したことを意味し臨床上重要視されてきました。しかし最近ではセロコンバージョン後もHBV-DNAが検出され、肝炎症状が持続する例が20〜30％みられています。

これは Pre-C/C 領域の変異により HBe 抗原非産生性の株が主体になったと考えられています。

2-3 HBV コア関連抗原(HBcrAg)

> **基準値** CLEIA 3.0 LogU/mL 未満

HBcrAg は HBc 抗原, HBe 抗原, p22cr 抗原の3種類を合わせたプレコア蛋白の抗原で, その測定値は血中 HBV-DNA 量および HBV の肝組織内 cccDNA 量(完全閉鎖二本鎖 DNA)量と相関します。核酸アナログによる抗ウイルス治療中では血中 HBV-DNA 量は検出感度未満となり, ウイルス感染状態を反映しない場合がありますが肝組織内 cccDNA や HBcrAg は反映します。そこで HBcrAg は核酸アナログ治療効果の判定に用いられています。

2-4 HBc 抗体・HBc-IgM 抗体

> **基準値** HBc 抗体　　　CLIA 1.00 未満(cut off index)
> 　　　　　HBc-IgM 抗体　CLIA 1.00 未満(cut off index)

HBc 抗体は HBV 遺伝子 pre C/C 領域により産生される HBc 抗原に対する抗体で IgG 型・IgA

型・IgM型があります。IgM-HBc抗体はB型急性肝炎の前後に出現し3〜6カ月持続し，HBs抗原が消失後も陽性となり，B型急性肝炎の診断に有用です。IgG型は数年にわたって陽性で，高抗体価であると感染状態を，低抗体価は過去の感染を意味します。

HBc抗原は一般に測定されていません。

2-5 HBV核酸定量

基準値 リアルタイムPCR 20 IU/mL未満

HBV量を直接測定するHBV-DNAが低濃度域でも正確に精度良く測定できるようになりB型慢性肝炎の病態把握や予後の推定がより可能になりました。またB型慢性肝炎の治療目標である低値安定化の指標やde novo B型肝炎の発生予測にも有用です。HBs抗原陰性でも肝細胞内に微量のcccDNAが残っている症例に抗がん剤治療などに伴う免疫能の低下があると肝炎が再発するde novo B型肝炎の報告がよくみられます。そのため，厚生労働省研究班による「免疫抑制・化学療法によるB型肝炎対策ガイドライン」では治療を行う前後にはHBV-DNA量のモニタリングを推奨しています。

2-6 HBV遺伝子型別 EIA A〜D型

　HBVはHBs抗原蛋白コードのpreS/S遺伝子配列の違いによりA〜Hの8種類の遺伝子型に分類されます。わが国ではC型が85%, B型が12%, A型が2%の割合で認められます。遺伝子型の違いにより病態や治療効果に違いが認められ, A型とC型は慢性化しやすくB型は比較的予後良好です。C型の慢性化は肝硬変, 肝癌への進展が高率で予後は不良です。B型はHBe抗原陽性率が低くまたプレコア変異が多いためHBe抗原の産生が低下し肝炎が終息した無症候性キャリアへ移行しやすくなります。また, C型に比べインターフェロン治療の反応性も良好です。

3. C型肝炎

　C型肝炎ウイルス(HCV)はRNAウイルスで血液を介して感染し急性肝炎を発症する場合もありますが多くは無症候です。感染者の約70%が慢性肝炎に移行し約10年で肝硬変, 更に10年で肝癌へと進行します。そのため慢性肝疾患期の抗ウイルス治療が重要です。

3-1 HCV抗体 陽性
――HCV感染 or 感染の既往

> **基準値** イムノクロマト法 陰性
> CLIA 1.00未満(cut off index)

HCVには複製に必要な領域が7つ(C,E1,E2/NS1,NS2～NS5)あり対応する組み換えタンパクを抗原にした測定法でHCV抗体を検出します。第二世代抗体はC,NS3,NS4抗原を用いており，第三世代抗体は更にNS5抗原を追加した測定系で測定します。いずれもHCV感染の95％以上を陽性判定できます。HCV抗体は中和抗体ではないので陽性であることは感染状態と感染既往を意味し，しかも感染成立から約80日を要することより，HCV感染有無のスクリーニング用として用いられ，陽性の場合にはHCV-RNAの定量検査で確定診断します。

3-2 HCV抗原――HCVウイルス量の増減

HCV抗原検査は核酸増幅検査(HCV-RNA)と同じくHCV抗体陽性例に対する精密検査として位置づけられています。HCV-RNA定量ともよい相関を示します。将来はHCV-RNA定量に代わる検査になる可能性があります。

3-3 HCV 核酸定量

基準値 リアルタイム PCR 1.2 LogIU/mL 未満

　HCV-RNA の測定に検出感度が高く,測定範囲の広いリアルタイム PCR 法が開発され,急性肝炎の早期診断,感染後の経過観察,インターフェロン(IFN)の適応と治療効果判定,薬物治療期間中のウイルス量モニタリングがより可能になりました。5 LogIU/mL 以上を高ウイルス量,5 LogIU/mL 未満を低ウイルスに分けてこれにジェノタイプ別を加えた指標が HCV 肝炎治療の決定に採用されています。INF 療法前の血中 HCV-RNA 量が低いほど治療効果が良く,高値であると効果が低下する傾向です。

3-4 HCV セログループ(ジェノタイプ分け)

　HCV は塩基配列の違いにより6つの遺伝子型に分類されています。わが国の HCV 感染者の約 70% がジェノタイプ 1b に,約 20% がジェノタイプ 2a に,残りがジェノタイプ 2b,混合型あるいはその他に分類されます。HCV の血清群別(セロタイプ別)は遺伝子 NS3〜NS4 に基づくアミノ酸の特異抗原 C_{14-1}, C_{14-2} を用いて C_{14-1} 抗体, C_{14-2} 抗体を測

定することで1群と2群に分類されます。セロタイプ1がジェノタイプ1a, 1b, セロタイプ2がジェノタイプ2a, 2b, に相当します。血清群別の測定は遺伝子型測定よりも検出工程が少なく低コストなので汎用されています。セロタイプ2はセロタイプ1よりINF治療のウイルス排除効果が得られやすい成績です。1b型では肝臓病の進行とともにINF抵抗性が強くなると指摘されています。INF抵抗性で高ウイルス量のセロタイプ1にはペグINF・抗ウイルス薬リバビリン・プロテアーゼ阻害薬の3剤併用療法が推奨されています。

4. その他の肝炎

D型肝炎	- HDV抗体	陽性	
E型肝炎	- HEV抗体	陽性	これらは稀
G型肝炎	- HGV-RNA	陽性	
TT型肝炎	- TTV-DNA	陽性	

one point 臨床情報

1 B型慢性肝炎の治療ガイドライン

(熊田 博光：平成27年度日本医療研究開発機構 感染症実用化研究事業(肝炎等克服実用化研究事業) 科学的根拠に基づくウイルス性肝炎診療ガイドラインの構築に関する研究班, 平成28年B型慢性肝炎・肝硬変治療のガイドライン, 2016より一部改変)

		治療開始基準		治療戦略
		HBV DNA量	ALT値	
35歳未満	HBe抗原陽性[1]	≧4Log copies/mL	≧31 IU/L	① Peg-IFNα-2aまたはIFN投与[2] (24～48週) 特にALT値>5 ULNは第一選択．ただしHBV DNA量が7 Log copies/mL以上の症例は，ETVまたはTDFの先行投与も考慮する[3] ② ETVまたはTDF ALT低値例に適応．
	HBe抗原陰性	≧4Log copies/mL	≧31 IU/L	① Peg-IFNα-2a (48週) HBV DNA量が7 Log copies/mL以上の症例は，ETVまたはTDFの先行投与を考慮する[3] 線維化進行例（血小板15万未満またはF2以上）には，ETVまたはTDF ② ETVまたはTDF
	HBe抗原陽性/陰性肝硬変	≧2.1Log copies/mL	—	① ETVまたはTDF[4] (代償性・非代償性) HBV DNA量が2.1 Log copies/mL以上の状態が持続する場合は，ALT値が31 IU/L未満でも治療対象となる

2 ウイルス肝炎のマーカー

1) HBe抗原陽性者は、6〜12カ月間経過観察し自然経過でHBe抗原のセロコンバージョンがみられなければ治療を考慮。
2) IFN自己注射可能な症例は、QOLを考慮して在宅自己注射を推奨する。
3) 高ウイルス量（7 Log copies/mL以上）症例は、IFNの効果は限定的であり、まずETVまたはTDFを投与し、ウイルス量を十分に抑制した後にPet-IFNに切り替えることを考慮する。
4) 非代償性肝硬変ではTDFまたはETV投与により乳酸アシドーシスを来すことがあり定期的フォローが必要。

<table>
<tr><th colspan="2"></th><th colspan="2">治療開始基準</th><th rowspan="2">治療戦略</th></tr>
<tr><th colspan="2"></th><th>HBV DNA量</th><th>ALT値</th></tr>
<tr><td rowspan="3">35歳以上</td><td>HBe抗原陽性</td><td>≧4Log copies/mL</td><td>≧31 IU/L</td><td>①ETVまたはTDF[1]
②Peg-IFNα-2aまたはIFN長期投与（〜48週）
Genotype A, BではIFNの感受性が高く、投与可能な例にはIFN（Peg-IFN）製剤の投与が好ましいが、7 Log copies/mL以上の例ではETVまたはTDF単独あるいはこれらを先行投与後にIFN（Peg-IFN）を選択</td></tr>
<tr><td>HBe抗原陰性</td><td>≧4Log copies/mL</td><td>≧31 IU/L</td><td>①ETVまたはTDF[1]
②Peg-IFNα-2a（48週）
Genotype A, BではIFNの感受性が高く、投与可能な症例にはIFN（Peg-IFN）の投与が好ましい</td></tr>
<tr><td>HBe抗原陽性/陰性肝硬変</td><td>≧2.1Log copies/mL</td><td>—</td><td>①ETVまたはTDF[1]（代償性・非代償性）
HBV DNA量が2.1 Log copies/mL以上の状態が持続する場合は、ALT値が31IU/L未満でも治療対象となる</td></tr>
</table>

1) 抗HIV薬を投与していないHIV合併症例にETVまたはTDFを投与した場合、HIV耐性ウイルスが出現する可能性があるため、このような症例にETVまたはTDF単剤での投与は避けること。

2 C型慢性肝炎・肝硬変の治療ガイドライン

(熊田 博光:平成27年度日本医療研究開発機構 感染症実用化研究事業(肝炎等克服実用化研究事業)科学的根拠に基づくウイルス性肝炎診療ガイドラインの構築に関する研究班,平成28年C型慢性肝炎・肝硬変治療のガイドライン,2016より一部改変)

		HCV Genotype 1
初回治療		1) Ledipasvir/Sofosbuvir (12週間) または Ombitasvir/Paritaprevir/Ritonavir (12週間)[1] 2) Daclatasvir + Asunaprevir (24週間)[1]
再治療	前治療 IFNベース[2]	1) Ledipasvir/Sofosbuvir (12週間) または Ombitasvir/Paritaprevir/Ritonavir (12週間)[1] 2) Daclatasvir + Asunaprevir (24週間)[1]
	前治療 Daclatasvir +Asunaprevir	1) Ledipasvir/Sofosbuvir (12週間)[4] 2) Peg-IFNα + Ribavirin + Protease Inhibitor[3]

1) 投与前にNS5A領域(Y93, L31)の耐性ウイルスがないかまたはY93のH(変異型)の混在比率が20%未満であることを確認すること。
2) 前治療でSimeprevir or Vaniprevirを含む治療が行われている場合は,Ledipasvir/Sofosbuvirの治療が望ましい。
3) Simeprevir or Vaniprevirを選択する場合は,投与前にNS3領域D168の耐性ウイルスがないことを確認すること。
4) 市販後の検討でLedipasvir/Sofosbuvirの有効性が確認された。

HCV Genotype 1
IFN free の経口抗ウイルス剤併用療法を行う場合の注意点

■ Ledipasvir/Sofosbuvir 療法
* 重度の腎機能障害（eGFR＜30mL/分/1.73m2）または透析を必要とする腎不全の患者は禁忌である。また腎機能障害があらわれることがあるので、特に慢性腎臓病が疑われる患者には、腎機能のモニタリングを定期的に行うこと。
* Sofosbuvir を含む治療で、重篤な徐脈など心臓障害が報告されている。特に高齢者や心疾患合併例は、心電図や心拍数等を十分に観察すること。

■ Ombitasvir/Paritaprevir/Ritonavir 療法
* Ca 拮抗剤との併用で体液貯留（浮腫）があらわれやすいので、Ca 拮抗剤を服用している場合は、Ca 拮抗剤の減量や他の代替薬を考慮すること。
* 肝機能障害や肝不全があらわれることがあるので、肝機能のモニタリングを定期的に行うこと。肝不全の徴候が認められた場合には投与を中止し、適切な処置を行うこと

■ Daclatasvir + Asunaprevir 療法
* 肝機能障害や肝不全があらわれることがあるので、肝機能のモニタリングを定期的に行うこと。ALT（GPT）が基準値上限の 5 倍以上に上昇した場合や重症化が懸念される場合は、Asunaprevir の減量や投与中止も含め治療法を再検討する。10 倍以上に上昇した場合には、投与を中止する。

	HCV Genotype 2
初回治療	Sofosbuvir + Ribavirin（12 週間）
再治療	

* 腎機能障害（クレアチニンクリアランス≦50mL/分、eGFR＜30mL/分/1.73m2）または透析を必要とする腎不全の患者には、Peg-IFN 単独あるいは IFN 単独治療を考慮する。
* 貧血があらわれることがあるので、ヘモグロビン量を定期的に測定するなど観察を十分に行い、ヘモグロビン量の減少を認めた場合は、Ribavirin の用量を調節するなど、適切な処置を行うこと。なお、Ribavirin の投与を中止する場合は、Sofosbuvir の投与も中止すること。

3 腎機能検査

尿検査から腎疾患の診断へ

 自覚症状がわかりにくい腎臓病の初期でも尿試験紙法による蛋白あるいは潜血検査は陽性になるので各種の健診で実施され腎臓病発見に貢献しています。多くの場合,起立性蛋白尿や血尿を除外できる早朝尿を用いています。尿蛋白陽性になると生理的蛋白尿(激しい運動,精神的興奮,月経前,起立時)を除外した後,尿沈殿物を顕微鏡で観察する尿沈渣検査を行い,1日尿蛋白排泄量とともに病的蛋白尿(糸球体性と尿細管性)を確認すると,腎機能検査,画像検査を行います。蛋白尿にはアルブミンが主成分の高蛋白濃度の糸球体性と低分子蛋白が多量に排泄される尿細管性があります。ネフローゼ症候群は糸球体の異常によって多量の蛋白質が排泄されてしまう状態で薬剤が原因の場合もあります。蛋白尿の原因には多発性骨髄腫,ヘモグロビン尿,ミオグロビン尿の腎前性と糸球体,尿細管の障害による腎性,尿路の異常による腎後性があります。24時間蓄尿が困難な場合は随時尿を用いて蛋白濃度とともにクレアチニン濃度を測定します。成人の1日クレアチニン平均排泄量は1gであることより,尿蛋白

(mg/dL)／尿中クレアチニン(mg/dL)の式よりクレアチン比を求め1日尿蛋白排泄量を推察します。

尿潜血検査が陽性になると尿沈渣検査を行います。赤血球数と形が重要視され，陽性反応に比べて赤血球数が少ない場合は体の中で赤血球が壊れる病気が潜んでいるヘモグロビン尿や筋肉が壊れて生じるミオグロビン尿を考えます。赤血球数が多い場合を血尿と言います。その形を調べて円盤状で均一の赤血球と変形した変形赤血球を判定します。変形赤血球や赤血球円柱を認め蛋白尿である場合は腎実質疾患や薬剤性腎障害が多く，蛋白尿を伴わない均一赤血球の場合は泌尿器科的疾患を考えます。肉眼的血尿は尿路の炎症・結石・腫瘍，出血性素因，特発性腎出血などでみられます。

● 高蛋白尿	3.5 g/日以上	ネフローゼ，糸球体腎炎
● 中等度蛋白尿	1.0〜3.5 g/日	薬剤アレルギー等
● 軽度蛋白尿	1.0 g/日以下	軽症糸球体障害
● 生理的蛋白尿	0.15〜1.0 g/日	運動後，発熱時起立性等
● 肉眼的血尿		糸球体腎炎，腎盂腎炎，腎・尿路の結石・腫瘍，
● 顕微鏡的血尿	≧5/400倍視野	薬物中毒性腎症等

各種疾患と尿蛋白

値(g/day)	病態	高頻度に見られる疾患
0～0.15	生理的	運動後・入浴後・発熱時, 起立性など
0.15～1.0	糸球体性	糸球体腎炎, 糖尿病性腎症など
	尿細管性	Fanconi症候群, 薬物, 尿細管間質性腎炎など
1.0～3.5	糸球体性	糸球体腎炎, 腎硬化症, 糖尿病性腎症など
3.5以上	ネフローゼ症候群	原発性糸球体疾患, 膜性腎症など

MEMO

1. 糸球体濾過能力

基準値

BUN(血清)	8.0 ～ 22.0 mg/dL
	(女性 10 ～ 20 %低値)
Cr(血清)	男性 0.61 ～ 1.04 mg/dL
	女性 0.47 ～ 0.79 mg/dL
Ccr	80 ～ 120 mL/min/1.73m²
Cys(血清)	男性 0.63 ～ 0.95 mg/L
	女性 0.56 ～ 0.87 mg/L
GFR	90 mL/min/1.73 m² 以上

- 尿素窒素(BUN) 23 mg/dL 以上
- クレアチニン(Cr) 1.2 mg/dL 以上
  (女性 0.9 mg/dL 以上)
- クレアチニンクリアランス(Ccr)
  70 mL/min/1.73m² 以下
- シスタチンC(Cys) 0.96 mg/L 以上
  (女性 0.88 mg/L 以上)
- 糸球体濾過値(GFR)
  60 mL/min/1.73m² 以下

⎫ 腎機能障害

1-1 BUN

BUNは血中の尿素に含まれる窒素分を表しています。尿素は摂取した蛋白質や組織分解物の代謝産

物であるアミノ酸から生じたアンモニアとCO_2から肝臓で合成され，腎臓の糸球体で濾過された後，尿細管で約50％が再吸収されます。腎機能の低下に伴って尿素排泄障害が生じ，BUNが上昇するので腎機能の指標に繁用されています。しかし，BUNが上昇する原因には腎疾患以外の要因である脱水，出血，蛋白質の過剰摂取，薬剤もあり腎機能特異性が低いことを考慮します。BUNが高値となる薬剤には利尿薬，抗菌薬，抗がん薬，免疫抑制薬，NSAID，輸血やアミノ酸製剤などがあります。

1-2 クレアチニン(Cr)

クレアチニンは筋肉の収縮に必要なエネルギー源であるクレアチンの脱水反応によって生成され，そのCr産生量は筋肉のクレアチン総量に比例し体重当たりほぼ一定です。Crは糸球体から濾過されたのち，尿細管でほとんど再吸収されずに尿中に排泄されます。血中のCrは慢性腎炎などの腎疾患，尿路腫瘍などによる閉塞，乏尿，心不全，薬剤による糸球体障害で上昇します。血中のCr濃度は通常の食事因子や体液量の影響を受けずに腎機能の低下に伴って増加しさらに糸球体濾過量(GFR)と相関がみられ，BUNより正確に腎機能障害の程度を表します。しかし，クレアチニン量は筋肉量による個人

差があり，男性よりも女性で低く，高齢者，長期臥床者で低くなっています。またCrはクレアチニンクリアランス(Ccr)が約2/3に低下してから上昇するのでCrが基準値を少し超えた値では，GFRがすでに60％くらいまで低下しており発症初期の軽度腎障害の指標には適していません。ところが重度の腎障害になると糸球体濾過値の減少に並行して血清Crが上昇するので1/Crを時間経過に沿ってみると進行速度を把握しやすいため慢性の進行性腎障害の管理に利用されます。

1-3 シスタチンC

シスタチンCは分子量1.3万のシステインプロテアーゼインヒビターですべての有核細胞で産生され，体細胞・組織の障害を抑制します。血中シスタチンCは糸球体でほとんどが濾過され，99％が近位尿細管で再吸収され異化されます。GFRが低下すると糸球体で濾過されにくくなり，シスタチンCの血中濃度が上昇するのでGFRの指標として有用で，筋肉量，男女差，運動に影響されずに腎機能低下を反映する利点があります。測定値はGFR 60～70 mL/min/1.73m^{2}で鋭敏に増加しますが，腎障害が進行すると増加率は小さくなるので早期の腎障害の指標に有用です。1/血清シスタチンCは早期の

腎障害進行のモニターに利用されます。

1-4 ペントシジン

> **基準値** 0.00915 ～ 0.0431 μg/mL

　ペントシジンは蛋白のアミノ基と還元糖が非酵素的に結合した生成物で糸球体濾過機能の低下で血中濃度が上昇します。Ccr が 71～90mL/min/1.73m^2 の低下で上昇し早期腎機能の指標として有用です。

　その他，尿酸値(基準値 男性 3.7 ～ 7.0mg/dL，女性 2.5 ～ 7.0mg/dL)も濾過能力が低下すると上昇しますが，尿酸値は核酸代謝に関与する痛風などでも上昇します。核酸代謝に関係する抗癌薬やプレドニゾロンなどの薬剤が起因であることもあります(血清尿酸の項参照)。

2. 糸球体濾過量(GFR)の検査

2-1 糸球体濾過量 GFR

　クリアランスは糸球体の排泄能力を定量的に示す指標で糸球体濾過量 GFR といいます。クレアチニンクリアランス(Ccr)はクレアチニンの除去能を示す指標で 1 分間に尿中に排泄されるクレアチニンの

量は元の血漿量にしてどれくらいに相当するかを表します。GFR は体表面積と相関するため，国際的な体表面積(1.73m^2)に補正した値を用います。

$$\mathrm{Ccr}(\mathrm{mL/min/1.73m^2}) = \mathrm{Ucr} \times V \div \mathrm{Scr} \times 1.73 \div A$$
Ucr：尿クレアチニン mg/dL　　V：尿流速 mL/min
Scr：血清クレアチニン mg/dL　　A：体表面積 m^2

上記の式の Ccr の測定は 24 時間の正確な蓄尿が必要なため 2 時間蓄尿のクレアチニン補正で検査されることが多くあります。さらに簡便に Ccr を予測するために血清 Cr 値のみで推算する式が考案されています。

クレアチニンクリアランス予測式 (Cockcroft-Gault)

$$\text{男性 Ccr} = \frac{(140 - \text{年齢}) \times \text{体重}(\mathrm{kg})}{72 \times \text{血清 Cr}(\mathrm{mg/dL})}$$

女性 Ccr ＝ 男性 Ccr×0.85

Cockcroft-Gault の式は白人男性の Ccr データより作られた推算式で低体重，高齢で低く，肥満で高く推算されるが，古くから添付文書でも繁用されており，CKD 診療ガイド(2012)でも薬剤投与に関してはこの式を使用するべきとしています。Cockcroft-Gault の式から GFR を推算するための係

数として 0.789 が算出されています。

$$\text{GFR(eGFR)} = 0.789 \times (140 - \text{年齢}) \times \text{体重} / (72 \times \text{血清 Cr})$$
$$(\text{女性はこれに} \times 0.85)$$

◆近年では日本腎臓病学会による日本人向けの GFR 推算式(血清 Cr に基づく eGFRcrea, 血清シスタチン C に基づく eGFRcys)が慢性腎臓病のステージ分類に繁用され処方箋にもよく添付されています。両推算値は日本腎臓病薬物学会のホームページで算出可能です。eGFRcrea の場合は体表面積が $1.73m^2$ よりかけ離れて小さな人や長期臥床者で筋肉量の低下した人では実測 GFR より大きく推算されるので薬物投与設計には注意が必要ですが、Cr は日常診療や各種健診でよく測定されているので現状では、eGFRcrea が繁用されています。eGFRcys は eGFRcrea では評価が困難な症例や早期の腎障害の評価に推奨されています。

◆Ccr によって腎障害の程度を識別し、腎排泄型の薬剤では用量や投与間隔を調節する必要があります。腎機能低下時の至適投与量または投与間隔は下記の式で計算できます。特に尿中未変化体の排泄率が 50 % 以上の薬剤では補正が必要です。**表 1** に示している尿中未変化体の排泄率の高い薬剤は投与量

や投与間隔の補正が必要です。至適投与量や間隔を計算するための補正係数を Ccr と尿中未変化体で排泄される F 値(%)から読み取る表(**表2**)を記載しました。

腎機能低下時の至適投与量＝成人量 ÷ 補正係数
腎機能低下時の投与間隔　＝成人間隔 × 補正係数

$$\text{補正係数} = \frac{1}{1 - F\left(1 - \frac{C_{cr}}{100}\right)}$$

F：未変化体で腎排泄される薬剤の％ / 100

表1　尿中未変化体排出率 50 %以上の薬剤

抗精神病薬	インヴェガ
抗うつ薬	トレドミン
抗パーキンソン薬	ビ・シフロール，ミラペックス LA
抗てんかん薬	イーケプラ
片頭痛薬	アマージ
抗不整脈薬	アミサリン，サンリズム，シベノール，ミケラン，ヘルベッサー・R
H₂ 受容体拮抗薬	アシノン，アルタット，ガスター，ザンタック，タガメット
プロトンポンプインヒビター	タケキャブ
5-HT₃ 受容体拮抗薬	セロトーン
気管支拡張薬	スピロペント
糖尿病用薬	グラクティブ，ジャヌビア，ネシーナ

抗凝固・抗血栓薬	アリクストラ, プラザキサ
アレルギー性疾患治療薬	アレロック・OD, ザイザル, ジルテック, タリオン
免疫抑制薬	ブレディニン
ニューキノロン	クラビット, グレースビット, シプロキサン, レボフロキサシン OD

表2 投与補正係数（CI）

尿中に未変化体で排泄されるF値(%)	クレアチニン・クリアランス(mL/分)						
	0	10	20	40	60	80	120
10	1.1	1.1	1.1	1.1	1.1	1.0	1.0
20	1.3	1.2	1.2	1.1	1.1	1.1	1.0
30	1.4	1.3	1.3	1.2	1.2	1.1	1.0
40	1.7	1.6	1.5	1.4	1.3	1.1	1.0
50	2.0	1.8	1.7	1.5	1.3	1.2	1.0
60	2.5	2.2	2.0	1.7	1.4	1.3	1.0
70	3.3	2.8	2.3	1.9	1.5	1.3	1.0
80	5.0	3.7	3.0	2.1	1.7	1.4	1.0
90	10.0	5.7	4.0	2.0	1.8	1.4	1.0
100	∞	12.0	6.0	3.0	2.0	1.5	1.0

3. 近位尿細管機能の検査

● β_2-ミクログロブリン(β_2MG, BMG)

基準値

血清 β_2MG　　1.0 ~ 1.9 mg/L
尿中 β_2MG　　230 μg/L 以下

血清 β_2-m	尿中 β_2-m	病　態	疾　患
増　加 (排泄低下)	増　加	糸球体濾過の低下,二次性尿細管障害	糸球体腎炎 糖尿病性腎症
正　常	増　加	糸球体濾過は正常,尿細管障害	薬剤性急性尿細管障害,移植腎の急性拒絶反応,腎盂腎炎
増　加	増　加	広範な腎病変	慢性腎不全
増　加 (産生増加)	増加~正常	オーバーフロー	自己免疫疾患 悪性腫瘍 ウイルス疾患

3-1　血中・尿中 β_2 ミクログロブリン

β_2ミクログロブリン(β_2MG)は分子量1.2万の低分子蛋白で主要組織適合性抗原であるHLAクラスI抗原のL鎖として全身の有核細胞の細胞膜表面に分布しています。低分子量であるので腎の糸球体で濾過されたあと近位尿細管でほとんどが再吸収され異化されます。血清 β_2MG が増加するのは腎機能

低下による異化の低下した場合と細胞の turnover が亢進する悪性腫瘍などの病態時にみられます。尿中 β_2MG は近位尿細管の再吸収障害に応じて尿中排泄量が増加します。また糸球体障害時にも二次的な尿細管障害で増加します。自己免疫疾患，悪性腫瘍などで β_2MG の産生が増加する病態では血清 β_2MG の増加によって糸球体で濾過された β_2MG が大量になり，尿細管吸収が追いつかずオーバーフローして尿中 β_2MG が増加します。前頁の表のように一般的には血清と尿の β_2MG を比較することで病態の把握に用いられています。尿中 NAG は尿細管障害で排泄量が増加するため，尿中 β_2MG と併用して病態の把握に用いられます。特にアミノグリコシドなど多くの腎毒性薬剤による薬剤性の急性尿細管障害では尿中 NAG・β_2MG とも高度に上昇を示します。

3-2 尿中NAG(N-アセチル・β-D-グルコサミニダーゼ)

基準値

部分尿 0.7～11.2U/L

- 高度増加(20 U/日以上) 間質性腎炎，糸球体腎炎，糖尿病性腎症，ループス腎炎，ネフローゼ，薬剤性を含む急性尿細管壊死
- 軽度増加(10～20 U/日) 軽度～中等度の尿細管障害，慢性間質性腎炎，糸球体腎炎，糖尿病性腎症
- 減少(1U/日以下) 腎実質細胞の減少，進行した慢性腎不全

NAGは腎の近位尿細管に多く存在する糖質分解酵素で尿細管の障害に伴って尿中に逸脱します。尿中NAG活性は日内変動があり，早朝から午前中にかけて高く，午後から夜間にかけて低いため測定には24時間蓄尿が推奨されますが，随時尿を用いた尿中クレアチニン排泄量で補正した値(NAG指数)も繁用されています。腎毒性のある薬剤の使用時，尿中NAGを使用開始から経時的に測定して腎障害早期発見の指標にする場合があります。腎障害が進行してNAGを産生する尿細管上皮細胞の数が減少した場合はNAG低値となり腎障害の程度とNAG

排泄の程度は相関しません。この場合には前述の尿中 β2-ミクログロブリンでは進行した腎障害でもその程度に応じて尿中排泄量が増加しますので，尿中 NAG・β2-ミクログロブリンを併用して病態把握ができます。

3-3　尿中 L 型脂肪酸結合蛋白
　　　　（L-FABP：liver-type fatty acid-binding protein）

基準値　≦8.4 μg/gCr

　近位尿細管の細胞質に局在する脂肪酸結合蛋白で，虚血や酸化ストレスで尿中に排出され尿細管障害を早期に反映する。糖尿病性腎症の早期発見や急性腎不全の早期診断に有用である。

　血清 Cr・シスタチン C は残存腎機能のバイオマーカーであるため，急な変化の指標には不向きです。尿中 L-FABP は尿細管障害を鋭敏に反映するので急性腎不全を早期に診断できるマーカーとして期待されています。

4. PSP排泄試験15分

> 基準値　25～50 %

　腎血流量，近位尿細管機能，尿路の状態を反映します。腎血漿流量は1分間あたりに腎臓に流入する血漿量を表します。色素PSP(フェノールスルホンフタレイン)を静注後15分時の尿中PSP排泄量で求めます。

5. 遠位尿細管・集合管機能の検査

　尿の濃縮能を評価するフィシューバーグ濃縮試験があります。正常では水の制限後尿比重1.025以上尿浸透圧850mOsm/kg H₂O です。患者さんの負担が大きいためあまり行われません。

6. 血清電解質

　腎機能が正常ですと食塩の摂取量にかかわらずNa尿排泄の調節により血清Na濃度は一定範囲に保たれますが，腎機能が低下しますとNaの排泄・再吸収調節が悪くなり食塩を摂り過ぎると血清Na

高値となりむくみがおきます。食塩摂取不足に水排泄障害が起こりやすい高齢者では低Na血症が生じやすくなります。腎機能低下が進行すると他の電解質濃度の調節にも障害がおき高K血症，高リン血症，高Mg血症，低Ca血症，になります。

MEMO

7. CKD 診療ガイド(日本腎臓学会 2012)

近年,慢性腎臓病(CKD)の早期発見と適切な対策を効率的に行い,末期腎不全患者を減らす努力がなされています。

● **CKD の定義**
① 尿異常,画像診断,血液,病理で腎障害の存在が明らか。特に 0.15g/gCr 以上の蛋白尿(30mg/gCr 以上のアルブミン尿)の存在が重要
② $GFR<60mL/分/1.73m^2$
①,②のいずれか,または両方が 3 カ月以上持続する

● **CKD の診断**
・日常臨床では,CKD は 0.15g/gCr 以上の蛋白尿と $GFR<60mL/分/1.73m^2$ で診断する。日常診療では GFR は血清クレアチニン(Cr)と年齢,性別より成人では日本人の GFR 推算式を用いて推算 GFR(eGFR)として評価する。
・試験紙法による尿蛋白の検査では濃縮尿や希釈尿では尿蛋白の評価が困難である。原則として尿蛋白濃度と尿中クレアチニン濃度を定量し,尿蛋白を g/gCr で評価することが推奨される。糖尿病性腎症の早期ではアルブミン尿で評価する。

● 蛋白尿・アルブミン尿の評価

	A1	A2	A3	
アルブミン尿	正常	微量アルブミン尿	顕性アルブミン尿	(ネフローゼ)
尿アルブミン排泄量(mg/日)	<30	30〜299	≧300	≧2,000
尿アルブミン/Cr比(mg/gCr)	<30	30〜299	≧300	≧2,000
蛋白尿	正常	軽度	高度	(ネフローゼ)
尿蛋白排泄量(g/日)	<0.15	0.15〜0.49	≧0.50	≧3.5
尿蛋白/Cr比(g/gCr)	<0.15	0.15〜0.49	≧0.50	≧3.5
試験紙法での目安	(−)〜(±)	(−)〜(2+)	(1+)〜(3+)	(3+)〜(4+)

MEMO

表3にCKDの重症度分類を，表4, 5にeGFR男女・年齢別早見表を示します。

表3 CKDの重症度分類

原疾患	蛋白尿区分		A1	A2	A3
糖尿病	尿アルブミン定量 (mg/日) 尿アルブミン/Cr比 (mg/gCr)		正常 30未満	微量アルブミン尿 30～299	顕性アルブミン尿 300以上
高血圧 腎炎 多発性嚢胞腎 移植腎 不明 その他	尿蛋白定量 (g/日) 尿蛋白/Cr比 (g/gCr)		正常 0.15未満	軽度蛋白尿 0.15～0.49	高度蛋白尿 0.50以上
GFR区分 (mL/分/1.73 m²)	G1	正常または高値 ≧90		○	△
	G2	正常または軽度低下 60～89		○	△
	G3a	軽度～中等度低下 45～59	○	△	×
	G3b	中等度～高度低下 30～44	△	×	×
	G4	高度低下 15～29	×	×	×
	G5	末期腎不全 (ESKD) <15	×	×	×

重症度は原疾患・GFR区分・蛋白尿区分を合わせたステージにより評価する。CKDの重症度は死亡，末期腎不全，心血管死亡発症のリスクを　　のステージを基準に，○，△，×の順にステージが上昇するほどリスクは上昇する。

(KDIGO CKD guideline 2012 を日本人用に改変)

表4 男性 eGFR 値早見表(mL/min/1.73m^2)

*血清Cr (mg/dL)	20	25	30	35	40	45	50	55	60	65	70	75	80	85
0.6	143.6	134.7	127.8	122.3	117.7	113.8	110.4	107.4	104.8	102.4	100.2	98.3	96.5	94.8
0.7	121.3	113.8	108.0	103.3	99.4	96.1	93.3	90.7	88.5	86.5	84.7	83.0	81.5	80.1
0.8	104.8	98.3	93.3	89.3	85.9	83.1	80.6	78.4	76.5	74.7	73.2	71.7	70.4	69.2
0.9	92.1	86.4	82.0	78.5	75.5	73.0	70.8	68.9	67.2	65.7	64.3	63.1	61.9	60.8
1.0	82.1	77.0	73.1	69.9	67.3	65.1	63.1	61.4	59.9	58.5	57.3	56.2	55.2	54.2
1.1	74.0	69.4	65.9	63.0	60.6	58.6	56.9	55.3	54.0	52.7	51.6	50.6	49.7	48.8
1.2	67.3	63.1	59.9	57.3	55.1	53.3	51.7	50.3	49.1	48.0	46.9	46.0	45.2	44.4
1.3	61.6	57.8	54.9	52.5	50.5	48.8	47.4	46.1	45.0	43.9	43.0	42.2	41.4	40.7
1.4	56.8	53.3	50.6	48.4	46.6	45.0	43.7	42.5	41.5	40.5	39.7	38.9	38.2	37.5
1.5	52.7	49.4	46.9	44.9	43.2	41.8	40.5	39.4	38.4	37.6	36.8	36.1	35.4	34.8
1.6	49.1	46.1	43.7	41.8	40.2	38.9	37.7	36.7	35.8	35.0	34.3	33.6	33.0	32.4
1.7	46.0	43.1	40.9	39.1	37.7	36.4	35.3	34.4	33.5	32.8	32.1	31.4	30.9	30.3
1.8	43.2	40.5	38.4	36.8	35.4	34.2	33.2	32.3	31.5	30.8	30.1	29.5	29.0	28.5
1.9	40.7	38.2	36.2	34.6	33.3	32.2	31.3	30.4	29.7	29.0	28.4	27.8	27.3	26.9
2.0	38.5	36.1	34.2	32.8	31.5	30.5	29.6	28.8	28.1	27.4	26.8	26.3	25.8	25.4
2.1	36.5	34.2	32.5	31.1	29.9	28.9	28.0	27.3	26.6	26.0	25.5	25.0	24.5	24.1
2.2	34.7	32.5	30.9	29.5	28.4	27.5	26.6	25.9	25.3	24.7	24.2	23.7	23.3	22.9
2.3	33.0	31.0	29.4	28.1	27.1	26.2	25.4	24.7	24.1	23.5	23.0	22.6	22.2	21.8
2.4	31.5	29.6	28.0	26.8	25.8	25.0	24.2	23.6	23.0	22.5	22.0	21.6	21.2	20.8
2.5	30.1	28.3	26.8	25.7	24.7	23.9	23.2	22.5	22.0	21.5	21.0	20.6	20.2	19.9
2.6	28.9	27.1	25.7	24.6	23.7	22.9	22.2	21.6	21.1	20.6	20.2	19.8	19.4	19.1
2.7	27.7	26.0	24.7	23.6	22.7	21.9	21.3	20.7	20.2	19.7	19.3	19.0	18.6	18.3
2.8	26.6	25.0	23.7	22.7	21.8	21.1	20.5	19.9	19.4	19.0	18.6	18.2	17.9	17.6
2.9	25.6	24.0	22.8	21.8	21.0	20.3	19.7	19.2	18.7	18.3	17.9	17.5	17.2	16.9
3.0	24.7	23.2	22.0	21.0	20.2	19.6	19.0	18.5	18.0	17.6	17.2	16.9	16.6	16.3
3.1	23.8	22.3	21.2	20.3	19.5	18.9	18.3	17.8	17.4	17.0	16.6	16.3	16.0	15.7
3.2	23.0	21.6	20.5	19.6	18.9	18.2	17.7	17.2	16.8	16.4	16.1	15.7	15.4	15.2
3.3	22.3	20.9	19.8	18.9	18.2	17.6	17.1	16.6	16.2	15.9	15.5	15.2	14.9	14.7
3.4	21.5	20.2	19.2	18.3	17.6	17.1	16.5	16.1	15.7	15.3	15.0	14.7	14.5	14.2
3.5	20.9	19.6	18.6	17.8	17.1	16.5	16.0	15.6	15.2	14.9	14.6	14.3	14.0	13.8
3.6	20.2	19.0	18.0	17.2	16.6	16.0	15.5	15.1	14.8	14.4	14.1	13.8	13.6	13.3
3.7	19.6	18.4	17.5	16.7	16.1	15.5	15.1	14.7	14.3	14.0	13.7	13.4	13.2	13.0
3.8	19.1	17.9	17.0	16.2	15.6	15.1	14.7	14.3	13.9	13.6	13.3	13.0	12.8	12.6
3.9	18.5	17.4	16.5	15.8	15.2	14.7	14.2	13.9	13.5	13.2	12.9	12.7	12.4	12.2
4.0	18.0	16.9	16.0	15.3	14.8	14.3	13.9	13.5	13.1	12.8	12.6	12.3	12.1	11.9

☐ G1+2 専門医と協力して治療(一般医>専門医)　　G3a 専門医と協力して治療(一般医>専門医)　　G3b 専門医と協力して治療(専門医>一般医)

*血清Crに酵素法での結果を用いる　　eGFR(mL/min/1.73m^2)=194×Cr$^{-1.094}$×Age$^{-0.287}$

表5 女性 eGFR 値早見表(mL/min/1.73m²)

*血清Cr (mg/dL)	20	25	30	35	40	45	50	55	60	65	70	75	80	85
0.6	106.1	99.5	94.5	90.4	87.0	84.1	81.6	79.4	77.4	75.7	74.1	72.6	71.3	70.0
0.7	89.6	84.1	79.8	76.3	73.5	71.0	68.9	67.1	65.4	63.9	62.6	61.3	60.2	59.2
0.8	77.5	72.7	68.9	66.0	63.5	61.4	59.5	57.9	56.5	55.2	54.1	53.0	52.0	51.1
0.9	68.1	63.9	60.6	58.0	55.8	54.0	52.3	50.9	49.7	48.6	47.5	46.6	45.7	45.0
1.0	60.7	56.9	54.0	51.7	49.7	48.1	46.6	45.4	44.3	43.3	42.4	41.5	40.8	40.1
1.1	54.7	51.3	48.7	46.6	44.8	43.3	42.0	40.9	39.9	39.0	38.2	37.4	36.7	36.1
1.2	49.7	46.6	44.2	42.3	40.7	39.4	38.2	37.2	36.3	35.4	34.7	34.0	33.4	32.8
1.3	45.5	42.7	40.5	38.8	37.3	36.1	35.0	34.1	33.2	32.5	31.8	31.2	30.6	30.1
1.4	42.0	39.4	37.4	35.8	34.4	33.3	32.3	31.4	30.6	29.9	29.3	28.7	28.2	27.7
1.5	38.9	36.5	34.7	33.2	31.9	30.9	29.9	29.1	28.4	27.8	27.2	26.6	26.2	25.7
1.6	36.3	34.0	32.3	30.9	29.7	28.8	27.9	27.1	26.5	25.9	25.3	24.8	24.4	24.0
1.7	34.0	31.9	30.2	28.9	27.8	26.9	26.1	25.4	24.8	24.2	23.7	23.2	22.8	22.4
1.8	31.9	29.9	28.4	27.2	26.1	25.3	24.5	23.9	23.3	22.7	22.3	21.8	21.4	21.1
1.9	30.1	28.2	26.8	25.6	24.6	23.8	23.1	22.5	21.9	21.4	21.0	20.6	20.2	19.8
2.0	28.4	26.7	25.3	24.2	23.3	22.5	21.9	21.3	20.7	20.3	19.9	19.5	19.1	18.8
2.1	26.9	25.3	24.0	23.0	22.1	21.4	20.7	20.2	19.7	19.2	18.8	18.4	18.1	17.8
2.2	25.6	24.0	22.8	21.8	21.0	20.3	19.7	19.2	18.7	18.3	17.9	17.5	17.2	16.9
2.3	24.4	22.9	21.7	20.8	20.0	19.3	18.8	18.2	17.8	17.4	17.0	16.7	16.4	16.1
2.4	23.3	21.8	20.7	19.8	19.1	18.5	17.9	17.4	17.0	16.6	16.3	15.9	15.6	15.4
2.5	22.3	20.9	19.8	19.0	18.3	17.6	17.1	16.7	16.2	15.9	15.5	15.2	15.0	14.7
2.6	21.3	20.0	19.0	18.2	17.5	16.9	16.4	16.0	15.6	15.2	14.9	14.6	14.3	14.1
2.7	20.5	19.2	18.2	17.4	16.7	16.2	15.7	15.3	14.9	14.6	14.3	14.0	13.8	13.5
2.8	19.7	18.5	17.5	16.8	16.1	15.6	15.1	14.7	14.4	14.0	13.7	13.5	13.2	13.0
2.9	18.9	17.8	16.9	16.1	15.5	15.0	14.6	14.2	13.8	13.5	13.2	13.0	12.7	12.5
3.0	18.2	17.1	16.2	15.5	15.0	14.5	14.0	13.6	13.3	13.0	12.7	12.5	12.3	12.0
3.1	17.6	16.5	15.7	15.0	14.4	13.9	13.5	13.2	12.8	12.5	12.3	12.1	11.8	11.6
3.2	17.0	15.9	15.1	14.5	13.9	13.5	13.1	12.7	12.4	12.1	11.9	11.6	11.4	11.2
3.3	16.4	15.4	14.6	14.0	13.5	13.0	12.6	12.3	12.0	11.7	11.5	11.2	11.0	10.9
3.4	15.9	14.9	14.2	13.5	13.0	12.6	12.2	11.9	11.6	11.3	11.1	10.9	10.7	10.5
3.5	15.4	14.5	13.7	13.1	12.6	12.2	11.8	11.5	11.2	11.0	10.7	10.5	10.3	10.2
3.6	14.9	14.0	13.3	12.7	12.2	11.8	11.5	11.2	10.9	10.6	10.4	10.2	10.0	9.9
3.7	14.5	13.6	12.9	12.4	11.9	11.5	11.1	10.8	10.6	10.3	10.1	9.9	9.7	9.6
3.8	14.1	13.2	12.5	12.0	11.5	11.2	10.8	10.5	10.3	10.0	9.8	9.6	9.5	9.3
3.9	13.7	12.8	12.2	11.7	11.2	10.8	10.5	10.2	10.0	9.8	9.6	9.4	9.2	9.0
4.0	13.3	12.5	11.9	11.3	10.9	10.5	10.2	10.0	9.7	9.5	9.3	9.1	8.9	8.8

■ G4 原則として専門医での治療
■ G5 専門医による治療

$$eGFR(mL/min/1.73m^2) = 194 \times Cr^{-1.094} \times Age^{-0.287} \times 0.739$$

8. 副作用の重篤度分類基準(厚生労働省)

　薬物性腎障害の臨床所見としては，初期に多尿，尿比重低下，尿中 NAG，尿中 $\beta 2$-ミクログロブリンの増加など尿細管細胞の障害をきたし，その後乏尿，高 BUN・高 Cr・高 K 血症または低 K・低 Na 血症，アシドーシス，腎性貧血，出血傾向など急性腎不全をきたすようになります。アレルギー性機序によって起こる薬剤性腎障害は，発症が薬剤の投与量に関係なく急速であることが特徴で，血小板減少や溶血性貧血を合併することもあります。厚生労働省の副作用重篤度分類なども参考にして副作用の早期発見を心がけたいものです。薬剤性腎障害の分類を**表6**に示します。

MEMO

副作用の グレード	グレード1	グレード2	グレード3
BUN (mg/dL)	1xNを超え 25未満	25以上 ～40未満	40以上
クレアチニン (mg/dL)	1xNを超え 2未満	2以上 ～4未満	4以上
蛋白尿	1+	2+～3+	3+を超える
血尿	顕微鏡的	肉眼的	肉眼的, 凝血塊
尿量	—	500mL/24hr 以下または 乏尿多尿[注)	100mL/24hr 以下または無尿
血清カリウム値 (mEq/L)	—	5.0以上 ～5.5未満	5.5以上
その他の 症状等	—	—	ネフローゼ症候群 急性腎不全 （間質性腎炎, 尿細管壊死, 腎臓壊死, 腎乳頭壊死, 腎皮質壊死） 慢性腎不全 （間質性腎炎, 尿細管壊死, 腎臓壊死, 腎乳頭壊死, 腎皮質壊死） 尿毒症 水腎症

N：施設ごとの正常値上限
注) 腎性の尿崩症の場合をいう

表6 薬剤性腎障害の分類

経過	障害機序	薬剤の種類	薬剤名
急性腎不全	腎血流量減少	1. カルシニューリン阻害薬 2. 造影剤 3. NSAIDs 4. 高張浸透圧液	シクロスポリン, タクロリムス D-マンニトール
	急性尿細管壊死：尿細管細胞障害（用量依存性障害）	1. 抗菌薬 2. 造影剤 3. 重金属	アミノグリコシド系, アムホテリシンB, セファロスポリン系 プラチナ系（シスプラチン）, 水銀
	急性間質性腎炎：免疫反応が介在する，炎症性	1. 抗菌薬 2. NSAIDs 3. 利尿薬 4. H₂受容体拮抗薬 5. その他の薬剤	セフェム系, サルファ剤, ペニシリン系, リファンピシン インドメタシン, イブプロフェン, フェノプロフェン サイアザイド系, フロセミド シメチジン アザチオプリン, アロプリノール, カプトプリル, フェニトイン
	横紋筋融解症	1. スタチン系薬剤 2. 悪性症候群を来す薬剤	
	急性糸球体腎炎：免疫反応		D-ペニシラミン, ペニシリン
急性腎不全	急性進行性糸球体腎炎		プロピルチオウラシル
	閉塞性：尿細管内閉塞, 後腹膜線維症	1. 高尿酸血症治療薬：白血病の化学療法時 2. その他	 アシクロビル, メトトレキサート
	動脈周囲炎：免疫反応		アンフェタミン, スルホンアミド, ペニシリン
慢性腎不全	溶血性尿毒症症候群：免疫反応		シクロスポリン, マイトマイシン
	慢性間質性腎炎		カドミウム, シクロスポリン, シスプラチン, 鎮痛薬, 鉛,

経過	障害機序	薬剤の種類	薬剤名
ネフローゼ症候群	閉塞性		アセタゾラミド, Ca, ビタミンD過剰投与,
	膜性腎症		金製剤, 抗TNF-α製剤, D-ペニシラミン, ブシラミン
	巣状分節性糸球体硬化症		パミドロン酸2Na

(武井卓, 他: 日腎会誌, 54(7): 985-990 2012 より作成)

MEMO

one point 臨床情報

1. BUN・Cr は糸球体濾過値に反比例はするが BUN の変動には他のファクターも関与する。BUN/Cr>10 では前腎性, BUN/Cr<10 では腎性とされているが, BUN/Cr 比が増加では蛋白過剰, 消化管出血, 蛋白異化亢進, 脱水を考慮し, BUN/Cr 比低下では, 嘔吐・下痢, 低蛋白食, 肝不全, 筋破壊も考慮する。(一般的に BUN/Cr 正常値≒10, 高値>15, 低値<7といわれているが, 食生活により変動するので, 個々に基準を決める必要がある)。慢性腎不全で適正に管理されている場合は BUN/Cr=10 になるため, 腎不全管理の指標として用いられる。

2. **腎疾患時のその他の検査と薬剤管理**

腎疾患の経過観察に用いる日常検査には上記の尿・血液検査に加えて末梢血球検査, 蛋白・脂質検査を含めた生化学検査がある。ネフローゼ症候群をはじめ腎障害が進行すると尿中に蛋白が多量に漏れるため血液中の蛋白濃度が低下してくる。なかでもアルブミンが多く漏れて低アルブミン血症になりむくみの原因となる。また総コレステロールやトリグリセライドが増加して高脂血症になる。腎臓病が進行し慢性腎不全になると腎臓で作られるエリスロポ

エチンの産生が低下し赤血球の産生が減少し貧血の原因となる。

- 血液ガス

    代謝性アシドーシス(AG 正常・高 Cl)
- 血液一般

    赤血球・Ht ↓ MCV 正常(腎性貧血)

    赤血球・白血球・血小板↓(薬剤性再生不良性貧血)

    血小板↓　薬剤性(抗がん薬, 抗生物質, フロセミド, シクロスポリン注意)

    白血球↑　薬剤性(ステロイド剤注意)

    白血球↓　薬剤性(抗がん薬, 抗生物質, フロセミド, ACE 阻害剤, シクロスポリン注意)
- ASO・ASK ↑, 血清補体価(C_3・CH50)一過性↓

    (抗生物質, ステロイド剤注意)
- IgA ↑, 血清補体価正常

    (抗血小板薬, 抗凝固薬, ステロイド剤注意)
- 尿蛋白　強陽性, アルブミン↓, コレステロール↑

    (ネフローゼ症候群)

3 腎機能によって用法・用量を調節すると添付文書に記載の薬剤（繁用薬のみ記載）

◆催眠鎮静薬，抗不安薬，抗精神病薬，精神神経用薬，抗認知症薬 インヴェガ，メマリー，ルネスタ，レグナイト
◆抗てんかん薬，抗パーキンソン薬 イーケプラ，ガバペン，シンメトレル，ディアコミット，トピナ，ビ・シフロール，ミオカーム，ミラペックスLA
◆降圧薬 アデカット，アドシルカ，インヒベース，オドリック，カプトリルR，コナン，コバシル，ゼストリル，セタプリル，タナトリル，チバセン，ナディック，ニューロタン，プレラン，プロプレス，ユニシア，レニベース，ロンゲス
◆抗不整脈，心不全治療薬 サムスカ，サンリズム，シベノール，ピメノール
◆抗血栓薬 イグザレルト，プラザキサ，リクシアナ
◆鎮痛解熱薬，片頭痛薬 アマージ，リリカ
◆抗生物質その他の抗菌・抗ウイルス・抗真菌薬（抗HIVは除く） オゼックス，オラスポア，オラセフ，クラビット，グレースビット，サワシリン，ジェニナック，セフスパン，セフゾン，ゾピラックス，タミフル，トスキサシン，トミロン，バクタ配合，バクトラミン配合，パセトシン，バナン，バリキサ，バルトレックス，パンスポリン，バンコマイシン，ファムビル，ペングッド，ミコブティン，メイアクト
◆脂質異常症治療薬 クレストール，トライコア，ベザトールSR，リピディル

◆糖尿病用薬
エクア, オングリザ, グラクティブ, ザファテック, ジャヌビア, スイニー, ネシーナ, リオベル配合

◆消化器官用薬, 肝疾患治療薬
アミティーザ, アルタット, カイロック, ガスター・D, ザンタック, ゼフィックス, タガメット, テノゼット, テラビック, バラクルード, ヘプセラ

◆抗リウマチ薬
ゼルヤンツ

◆抗アレルギー薬
ザイザル, ジルテック, ディレグラ

◆排尿障害・過活動膀胱治療薬
ウリトス・OD, ザルティア, ステーブラ, デトルシトール, トビエース, ベシケア, ベタニス, ユリーフ

MEMO

4 CKD 診療ガイド治療のまとめ（生活習慣・食事を除く）

CKD 病期	血圧管理	血糖値管理	脂質管理
ハイリスク群	高血圧ガイドラインに従う	HbA1c は 6.9%（NGSP 値）未満	
ステージ G1 A1 G1 A3	130/80mmHg 以下 原則的に ACE 阻害薬や ARB を処方	HbA1c は 6.9%（NGSP 値）未満	食事療法・運動療法 LDL-C 120mg/dL 未満
ステージ G2 A2 G2 A3	130/80mmHg 以下 原則的に ACE 阻害薬や ARB を処方	HbA1c は 6.9%（NGSP 値）未満	食事療法・運動療法 LDL-C 120mg/dL 未満
ステージ G3a A1 G3a A2 G3a A3	130/80mmHg 以下 原則的に ACE 阻害薬や ARB を処方	HbA1c は 6.9%（NGSP 値）未満 インスリンおよび SU 薬による低血糖の危険性	食事療法・運動療法 LDL-C 120mg/dL 未満 薬物による横紋筋融解症への注意
ステージ G3b A1 G3b A2 G3b A3	130/80mmHg 以下 原則的に ACE 阻害薬や ARB を処方	HbA1c は 6.9%（NGSP 値）未満 インスリンおよび SU 薬による低血糖の危険性 ビグアナイド薬は禁忌	食事療法・運動療法 LDL-C 120mg/dL 未満 薬物による横紋筋融解症への注意
ステージ G4 A1 G4 A2 G4 A3	130/80mmHg 以下 原則的に ACE 阻害薬や ARB を処方	HbA1c は 6.9%（NGSP 値）未満 インスリンによる低血糖の危険性 ビグアナイド薬，チアゾリジン薬，SU 薬は禁忌	食事療法・運動療法 LDL-C 120mg/dL 未満 薬物による横紋筋融解症への注意 フィブラート系はクリノフィブラート以外は禁忌
ステージ G5 A1 G5 A2 G5 A3	130/80mmHg 以下 原則的に ACE 阻害薬や ARB を処方	HbA1c は 6.9%（NGSP 値）未満 インスリンによる低血糖の危険性 ビグアナイド薬，チアゾリジン薬，SU 薬は禁忌	食事療法・運動療法 LDL-C 120mg/dL 未満 薬物による横紋筋融解症への注意 フィブラート系はクリノフィブラート以外は禁忌

貧血管理	骨・ミネラル対策	K・アシドーシス対策	尿毒素対策	そのほか
腎性貧血以外の原因検索(腎機能的に腎性貧血は考えにくい)	ステロイド薬治療中や原発性副甲状腺機能亢進症では通常治療			
腎性貧血以外の原因検索(腎機能的に腎性貧血は考えにくい)	ステロイド薬治療中や原発性副甲状腺機能亢進症では通常治療			
腎性貧血以外の原因検索 鉄欠乏対策 腎性貧血は赤血球造血刺激因子製剤(ESA)でHb10~12g/dL	P, Ca, PTH：基準値内 低アルブミン血症では補正 Ca で評価 リン制限食	高K血症, アシドーシスの原因検索 K制限(1,500mg/日) ループ利尿薬・陽イオン交換樹脂で体外へ排泄 重炭酸 Na によるアシドーシス補正		腎排泄性薬剤の投与量・間隔の調整
腎性貧血以外の原因検索 鉄欠乏対策 腎性貧血は赤血球造血刺激因子製剤(ESA)でHb10~12g/dL	P, Ca, PTH：基準値内 低アルブミン血症では補正 Ca で評価 リン制限食	高K血症, アシドーシスの原因検索 K制限(1,500mg/日) ループ利尿薬・陽イオン交換樹脂で体外へ排泄 重炭酸 Na によるアシドーシス補正		腎排泄性薬剤の投与量・間隔の調整
腎性貧血以外の原因検索 鉄欠乏対策 腎性貧血は赤血球造血刺激因子製剤(ESA)でHb10~12g/dL	P, Ca, PTH：基準値内 低アルブミン血症では補正 Ca で評価 高P血症ではCaCO$_3$などのリン吸着薬 PTHが基準値を超える際は活性型ビタミンD	高K血症, アシドーシスの原因検索 K制限(1,500mg/日) ループ利尿薬・陽イオン交換樹脂で体外へ排泄 重炭酸 Na によるアシドーシス補正	球形吸着炭	腎排泄性薬剤の投与量・間隔の調整
腎性貧血以外の原因検索 鉄欠乏対策 腎性貧血は赤血球造血刺激因子製剤(ESA)でHb10~12g/dL	P, Ca, PTH：基準値内 低アルブミン血症では補正 Ca で評価 高P血症ではCaCO$_3$などのリン吸着薬 PTHが基準値を超える際は活性型ビタミンD	高K血症, アシドーシスの原因検索 K制限(1,500mg/日) ループ利尿薬・陽イオン交換樹脂で体外へ排泄 重炭酸 Na によるアシドーシス補正	球形吸着炭	腎排泄性薬剤の投与量・間隔の調整

5　成人・高齢者に多い腎疾患

◆成人に多い腎疾患

	一次性	二次性	遺伝性・先天性
糸球体疾患	IgA腎症 膜性腎症 微小変化型ネフローゼ症候群 巣状分節性糸球体硬化症 半月体形成性腎炎 膜性増殖性糸球体腎炎	糖尿病性腎症 ループス腎炎 顕微鏡的多発血管炎（ANCA関連血管炎） 肝炎ウイルス関連腎症	良性家族性血尿 Alport症候群 Fabry病
血管性疾患		高血圧性腎症（腎硬化症） 腎動脈狭窄症（線維筋性形成異常，大動脈炎症候群，動脈硬化症） コレステロール塞栓症 腎静脈血栓症 虚血性腎症	
尿細管間質疾患	慢性間質性腎炎	痛風腎 薬剤性腎障害	多発性嚢胞腎 ネフロン癆

◆高齢者に多い腎疾患

	一次性	二次性	泌尿器科疾患
糸球体疾患	膜性腎症 微小変化型ネフローゼ症候群 巣状分節性糸球体硬化症 IgA腎症	糖尿病性腎症 顕微鏡的多発血管炎（ANCA関連血管炎） 腎アミロイドーシス 肝炎ウイルス関連腎炎	
血管性疾患		高血圧性腎症（腎硬化症） 腎動脈狭窄症（動脈硬化症） コレステロール塞栓症 虚血性腎症	
尿細管間質疾患・他	慢性間質性腎炎	骨髄腫腎 痛風腎 薬剤性腎障害	前立腺肥大症（腎後性腎不全） 尿路結石 腎尿路悪性腫瘍

4 血液一般検査

1. 血液一般検査の項目

基準値

RBC	男性 427～570万 /μL	女性 376～500万 /μL
Hb	男性 13.5～17.6 g/dL	女性 11.3～15.2 g/dL
Ht	男性 39.8～51.8 %	女性 33.4～44.9 %
WBC	男性 3900～9800 /μL	女性 3500～9100 /μL
Plt	男性 13.1～36.2万 /μL	女性 13.0～36.9万 /μL

- 赤血球数(RBC) ┐
- ヘモグロビン(Hb) ├ 貧血・多血症の有無と程度，薬剤の影響
- ヘマトクリット(Ht) ┘
- 白血球数(WBC) 炎症・感染の有無，薬剤の影響
- 血小板数(Plt) 出血・血栓症の有無，薬剤の影響

血液の有形成分には赤血球，白血球，血小板があります。これらの分析は通常，赤血球・血小板の数と容積検知系，ヘモグロビン検知系，白血球計数と分析系が搭載した血液自動分析装置で日常検査として行われています。これらは初診時の基本検査や血液疾患の診断と，経過観察，薬物の影響を調べるのに用います。異常値がみられた場合には，形態学的，免疫学的，細胞遺伝子学的手法による分析や生

化学検査,クームス試験などの検査および薬剤の副作用チェックが必要になります。

2. 赤血球恒数

● 平均赤血球容積(MCV)

$$MCV(fL) = \frac{Ht}{RBC} \times 10^7$$

基準値
男性 82.7 ～ 101.6fL 女性 79.0 ～ 100.0fL

● 平均赤血球血色素量(MCH)

$$MCH(pg) = \frac{Hb}{RBC} \times 10^7$$

基準値
男性 28.0 ～ 34.6pg 女性 26.3 ～ 34.3pg

● 平均赤血球ヘモグロビン濃度(MCHC)

$$MCHC(\%) = \frac{Hb}{Ht} \times 10^2$$

基準値
男性 31.6 ～ 36.6% 女性 30.7 ～ 36.6%

◆Htは全血液に対する赤血球容積の比率です。赤血球恒数は,赤血球の平均容積,ヘモグロビン含量,ヘモグロビン濃度を絶対値で表したもので Hb, Ht, RBCを用いて計算された値です。自動分

析装置ではこれらの値が自動的に記載されます。赤血球には細胞質液とヘモグロビンしか有してなくて、ヘモグロビンはヘムとグロビンから構成されています。グロビンは、αサブユニットが2つとβサブユニットが2つの4量体でそれぞれにヘム鉄が1個結合しています。ヘモグロビン濃度はこのヘム鉄を比色定量して求められます。また血液が赤いのはこのヘム鉄の色です。このヘム鉄が酸素と結合して酸素化ヘモグロビンとなりジフォスフォグリセレートが働いて酸素を放出します。酸素運搬は赤血球の中のヘモグロビンの重要な役割です。赤血球の機能のガス交換は、肺胞と組織で行われます。酸素は呼吸で肺に入り、肺胞壁を通過するときヘモグロビンと結合し、静脈血を酸素量が豊富な動脈血に変えます。抹消組織は赤血球から酸素を取り、溜めていた炭酸ガスを赤血球に渡します。組織で発生した二酸化炭素の多くは赤血球の中に入ります。わずかな量がヘモグロビンと結合してカルバミノヘモグロビンとなりますが、ほとんどは炭酸になり、さらに炭酸水素イオンになり血漿中に移動します。肺胞近くまで運ばれますと再び赤血球の中で二酸化炭素に変換され呼気中に排出されます。このようにして赤血球は二酸化炭素の運搬の仲介を行っています。

2-1 貧血の診断

ヘモグロビンの低下により酸素供給が不足しますと，頭痛・めまい・息切れ・皮膚蒼白・倦怠感・脱力感が生じます。この時，身体が酸素を余計に多く取ろうと反応し，心臓機能が亢進して脈拍数が増加し，動悸・耳鳴りなどが起こります。また，赤血球数の減少により顔色が不良に，まぶたが白くなります。これらを貧血症状といい，長期にわたって続くと代償不全になって心不全が起こり，浮腫などが生じます。赤血球数(RBC)もしくはヘモグロビン(Hb)が低値であれば貧血といわれ，WHOによる診断基準はHbが男性では13g/dL，未満女性では12g/dL未満，高齢者では11g/dL未満の場合をいいます。

2-2 貧血検査の手順

貧血と診断されますと，次いで，その原因の検索が重要となります。どのような貧血であるか調べるため，まず，赤血球1個の大きさを表すMCV(平均赤血球容積)や赤血球のヘモグロビン濃度，MCHC(平均赤血球ヘモグロビン濃度)の赤血球指数を3濃度に分類します。それぞれ，種々の疾患がありますので鑑別検査を進めていきます。これに加え貧血の鑑別診断に重要な指標に網赤血球(基準値0.5～2.0％，3～10万/$\mu\ell$)があります。

網赤血球は骨髄で産生されたばかりの細胞質にまだ少量のリボソームやミクロソームが残っている赤血球で、塩基性色素で染色するとRNAが網状に染まるので網赤血球と呼ばれます。網赤血球は生まれたての赤血球ですから、これが多いと赤血球の産生が盛んであることの指標になります。網赤血球の一過性増加は鉄欠乏性貧血での鉄剤投与や巨芽球性貧血へのビタミンB_{12}・葉酸の投与後、癌化学療法、エリスロポエチン投与でみられます。この変化は赤血球やHb・Htなどの変化に先行するため骨髄赤血球増血能を早期に把握する指標として有用です。

貧血患者さんの中で最も頻度が高いのが鉄欠乏性貧血です。下表太字の貧血は薬剤性に多くみられます。

赤血球恒数による貧血の分類

	小球性低色素性貧血	正球性正色素性貧血	大球性正色素性貧血
MCV	<80	80〜100	>100
MCHC	<32	32〜36	
疾患など	鉄欠乏性貧血、慢性感染・炎症・腫瘍に伴う貧血、**鉄芽球性貧血**など	溶血性貧血、**再生不良性貧血**、赤芽球癆、**腎性貧血**、急性出血など	巨赤芽球性貧血、ビタミンB_{12}や葉酸欠乏、胃全摘術後、肝硬変、骨髄異形成症候群

2-3 鉄の体内動態

　食物中の鉄は，通常不溶性の3価の水酸化物の形で存在しています。胃に入ると胃酸により溶解され，次いで食物中の還元物質や十二指腸の細胞で2価に還元された後，吸収され肝臓に運ばれます。多くはトランスフェリンと結合して血中に放出され赤血球の合成や皮膚・汗となり排泄されます。また一部はフェリチンとして貯蔵されます。赤血球は約120日の寿命を終えると脾臓で破壊され，その時できた鉄は，赤血球の合成に再利用されます。このように鉄は，吸収量と喪失量をほぼ同一にして体内濃度を一定に保っていますので出血や摂取不足などが起こりますと鉄不足になります。慢性出血には癌など重大な疾患の可能性がありますので鉄不足の原因を検索することが重要です。摂取不足や需要増大は若い女性に多く，出血による喪失は成人に多く殊に消化器がんによる出血は見落とすことが多いので注意が必要です。

　鉄欠乏性貧血の診断を進めるため，鉄の貯蔵，運搬の指標であるフェリチン，Fe，総鉄結合能の検査を行います。鉄はアポフェリチンタンパク質に包まれてフェリチンとなり肝臓，脾臓，皮下などの細胞に貯蔵鉄として溜まっています。必要に応じて血液中に溶出して鉄の供給を行ないます。血清フェリ

チン濃度は貯蔵鉄を類推することができます。血液中では、鉄は血清蛋白のトランスフェリンと結合して存在しています(Fe)。このトランスフェリンの1/3が鉄と結合し、残りは鉄と結合する予備能として存在します。この鉄と結合する予備能力のことを不飽和鉄結合能(UIBC)とよびます。この UIBC と鉄と結合している部分を合計したものを総鉄結合能(TIBC)とよびます。

> **基準値**
> 血清鉄　　　　[男性] 54～200 μg/dL　[女性] 48～154 μg/dL
> 総鉄結合能　　[男性] 253～365 μg/dL　[女性] 246～410 μg/dL
> 不飽和鉄結合能[男性] 104～259 μg/dL　[女性] 108～325 μg/dL
> フェリチン　　[男性] 39.4～340 ng/mL　[女性] 3.6～114 ng/mL

2-4　貧血検査の進め方

① 鉄代謝検査から鉄欠乏性貧血と他の小球性低色素性貧血疾患の鑑別ができます。フェリチンは鉄欠乏性貧血では低下しますが、鉄利用障害や慢性疾患由来の障害では上昇します。次いで Fe, UIBC を検索することにより鉄利用障害の鉄芽球性貧血の骨髄での障害と慢性疾患由来の障害を判別することができます。慢性疾患に伴う貧血では Fe 低下, TIBC 低下, フェリチン上昇です。鉄芽球性貧血は Fe 上

昇，TIBC 低下を認めず，フェリチン上昇です。

各種疾患と Fe, TIBC, UIBC, フェリチン

-	鉄欠乏性貧血	貯蔵鉄利用障害 慢性炎症性貧血	肝細胞壊死 鉄過剰
Fe（μg/dL）	≤ 50	≤ 50	≥ 180
TIBC（μg/dL）	≥ 400	≤ 200	
UIBC（μg/dL）			≤ 100
フェリチン (ng/mL)	≤ 15	≥ 200	≥ 200

② 正球性正色素性貧血で網赤血球が増加した場合，LDH，ビリルビンが上昇し，ハプトグロブリン(赤血球の破壊により生じた遊離ヘモグロビンを網内系へ運ぶ役目)が著明に低下していれば溶血性貧血を疑いクームス試験(P.80 参照)を行ないます。

網赤血球が減少傾向にあり，①汎血球減少があれば再生不良性貧血が考えられ，②骨髄赤芽球のみ著減すれば赤芽球癆が考えられ，③クレアチニン，BUN が高値で腎疾患を認めエリスロポエチンが減少すると腎性貧血が考えられます。

③ 大球性正色素性貧血ではビタミン B12，葉酸の測定を行い，低値の場合これらの不足による DNA の合成障害を疑います。

　骨髄に対する障害にはヘムの合成阻害が原因の鉄

芽球性貧血, 医薬品が直接赤血球の造血を抑制する赤芽球癆, 核酸代謝阻害による巨赤芽球性貧血があります。これらは患者さんの負担が大きい骨髄穿刺が必要ですのであらかじめ上記のような検査を行います。

これらの疾患は重大な副作用として添付文書によく記載されています。

2-5 貧血疾患

① 鉄欠乏性貧血

Hb	11 g/dL 以下
血清鉄	50 μg/dL 以下
MCV＜80	MCH＜32（小球性低色素性貧血）

基準値
血清鉄　[男性] 54 ～ 200 μg/dL
　　　　[女性] 48 ～ 154 μg/dL

鉄欠乏により骨髄でのHb合成が障害される小球性低色素性貧血で, 貧血の中で最も頻度が高く, 成人女性の10％にみられます。鉄欠乏の原因には吸収不良（胃切除後など）, 慢性出血による喪失（消化管の潰瘍や癌による出血, 子宮筋腫など）, 偏食による供給不足, 妊娠などの需要増大があります。

鉄欠乏性貧血になりますとまずフェリチン濃度が低下しはじめます。鉄欠乏の悪化につれて血清鉄が低下し TIBC が増加します。フェリチンが体内鉄貯蔵状態を鋭敏に表します。フェリチンが正常化するまで鉄剤の服用が必要なのはこのためです(one point 臨床情報参照)。

② 鉄芽球性貧血

赤芽球	増加
二相性貧血	(小球性低色素性貧血と正球性正色素性赤血球の混在)

鉄芽球性貧血には特発性(骨髄異形成症候群)と続発性(薬剤性,慢性感染症,癌など)があります。

ヘモグロビン合成のために必要なヘムを合成するのには活性型のビタミン B_6(ピリドキシン)が必要です。ピリドキシンを活性型ピリドキサールリン酸に変換する酵素であるピリドキシンキナーゼが阻害されると,ヘムの合成量が低下し,ヘモグロビン量も減少します。利用されずに余った鉄はミトコンドリアにフェリチンとして蓄積されますので血清鉄・フェリチンが上昇し,不飽和鉄結合能は低下します(総鉄結合能は正常値)。薬剤性鉄芽球性貧血を起こ

す薬剤としてはビタミンB_6拮抗薬になりますが, 主なものは抗結核薬です。

③ 溶血性貧血

> ● 直接クームス試験　陽性
> ● 赤血球250万以下の減少
> ● 網赤血球2％以上の増加

自己免疫性溶血性貧血
その他の溶血性貧血

溶血性貧血は赤血球崩壊による貧血で赤血球自体に原因のある場合(PNH以外は先天性)と赤血球外に原因がある場合(後天性)があります。血清中にはABO血液型の抗A, 抗B抗体以外にも赤血球を崩壊する抗体が種々存在します。それらの抗体の検出にはクームス(抗グロブリン)試験が行われます。クームス試験には, 直接法と間接法があり, 溶血性貧血が疑われますと直接クームス試験が行われます。直接クームス試験は赤血球に結合している自己抗体を検出するもので自己免疫性溶血性貧血, 薬物誘発性免疫性溶血貧血などで陽性になります。間接クームス試験は自己の赤血球とは反応しないが他人の赤血球と反応する同種抗体を検出するもので血液型不適合輸血,血液型不適合妊娠などで陽性になります。輸血検査には間接クームス試験が実施されます。

また，溶血は起こる部位により血管外溶血と血管内溶血に分けられます。薬物によるものは後天性で，血管外・血管内の溶血を起こしますが，自己免疫性と免疫学的機序を介さないものがあります。その他の検査成績としてはヘモグロビン濃度低下，網赤血球の増加，血清中の間接ビリルビン増加，尿中ウロビリン体増加，血清ハプトグロビン低下がみられます。

　薬剤起因の溶血性貧血，直接クームス試験の陽性化には4つの機序があります。第1は赤血球膜表面に結合した薬剤がハプテンとなり薬剤・赤血球複合抗原に対して抗体を生ずるもの(薬剤ハプテン型)，第2は薬剤と細胞膜の抗体が免疫複合体を作り赤血球膜に吸着するもの(免疫複合体型)，第3は薬剤内服により抗体産生機構に異常をきたし赤血球抗体が発現する特異的なもの(自己免疫型)です。内服中止後3〜6カ月で自己抗体は消失します。これらの薬剤投与中はクームス試験を実施し，溶血性貧血を未然に防ぐことが必要です。第4はその他の溶血性貧血に属しますが，薬剤により赤血球膜表面の性状に変化が起こり，血清蛋白が吸着しやすくなるものです。この場合は抗グロブリン試験が陽性になっても必ずしも溶血性貧血までみられないこともあります。その他機序不明で溶血を起こす薬剤もあります。

④ 汎血球減少（再生不良性貧血を疑う）

> Hb　　　　男 12.0 g/dL・女 11.0 g/dL 未満
> 白血球数　4000/μL 未満
> 血小板数　10 万/μL 未満
> （厚生労働省特定疾患特発性造血障害調査研究班 2011）

　骨髄での血球産生の低下によって赤血球，白血球，血小板がともに減少する汎血球減少は，白血病，多発性骨髄腫，発作性夜間ヘモグロビン尿症，巨赤芽球性貧血などで認められますが，多くの場合は再生不良性貧血（臨床所見として，貧血，出血傾向，ときに発熱，Hb10g/dL 未満・好中球 1,500/μL 未満・血小板 10 万/μL 未満のうち少なくとも 2 項目を満たす）です。再生不良性貧血では，赤血球，網赤血球が減少し白血球も減少しますが，特に白血球のなかの好中球が減少し相対的にリンパ球の比率が高くなります。その他血清鉄・フェリチンの上昇や不飽和鉄結合能の低下がみられます。

　再生不良性貧血には特発性と続発性によるものがありますが，続発性では薬物によるものが多くみられます。貧血の症状のほかに白血球減少のため感染症にかかりやすくなったり，血小板減少による出血傾向を起こしたりします。（2万/μL 以下で脳出血，

消化管出血など)。抗癌薬ではある程度以上の用量では必ず骨髄抑制をもたらします。汎血球減少をもたらす薬剤は非常に多くみられます。

薬剤による汎血球減少は不可逆的異常をきたすことは比較的少なく,休薬後一定期間を経過すれば血球数は回復します。しかし高齢者では休薬後造血機能の回復には長期間を要しますので経過をみながら使用量を減量するなど副作用発現を予防することが必要です。

⑤ 赤血球系統減少(赤芽球癆を疑う)

> 赤血球,網赤血球,骨髄赤芽球の減少
> 赤血球数　　350万/μL 以下
> 網赤血球数　0.5 %以下
> 骨髄赤芽球　7 %以下
>
> 基準値
> 網赤血球数　　　男性 0.2 ～ 2.7%
> 　　　　　　　　女性 0.2 ～ 2.6%
> 骨髄赤芽球　　　18.4 ～ 33.8%
> (wintrobe)

赤血球,網赤血球(赤血球が脱核して末梢血に出てきた直後の赤血球)の減少や骨髄における赤芽球(核をもった赤血球)の著減により重篤な貧血を起こ

表1　赤芽球癆を起こす薬剤

抗てんかん薬	：アクセノン，アレビアチン，カルバマゼピン，ゾニサミド，バルプロ酸，フェニトイン
抗　菌　薬	：INH，サラゾスルファピリジン，ラミブジン，リファンピシン
抗リウマチ薬	：オーラノフィン，金チオリンゴ酸，D-ペニシラミン，ブシラミン
抗悪性腫瘍薬	：IFN，フルダラビン
そ の 他	：アザチオプリン，アミノフィリン，インドメタシン，クロルプロパミド，チクロピジン，プロカインアミド，メチルドパ

しますが白血球や血小板には異常のないものを赤芽球癆と呼びます。赤芽球癆には急性型と慢性型がありますが，急性型は溶血性貧血やパルボウイルス感染症のほか，薬剤によるものがあります。赤芽球癆の起因薬剤としては表1のような薬剤があります（フェニトインは赤血球系統だけでなく血小板の減少も起こします）。

⑥ 巨赤芽球性貧血

> 汎血球減少
> 過分葉好中球
> MCV>100, MCH>33(大球性高色素性貧血)

基準値
分葉核好中球　32〜73%

　巨赤芽球性貧血は骨髄の血球成熟過程においてビタミン B_{12}(VB_{12})あるいは葉酸の欠乏のため DNA 合成障害による核の成熟異常で，巨赤芽球が産生されるが骨髄内で崩壊し無効造血となり大球性正色素性貧血を起こします。この無効造血を反映して LDH，間接ビリルビンの血中濃度が上昇します。VB_{12} の欠乏は吸収不良(胃全摘出術後，悪性貧血など)，利用障害(肝障害，先天性 VB_{12} 利用障害など)，需要増大(妊娠，癌など)，摂取不足が原因です。症状は貧血に共通した症状に加え食欲不振，萎縮性舌炎，末梢神経症状などがあります。治療には(VB_{12})製剤の筋注あるいは葉酸製剤の経口・注射投与が行われます。巨赤芽球性貧血を起こす頻度の高い薬剤としてはメトトレキサート，ジドブジン，ヒドロキシカルバミドがあります。また抗てんかん薬による血清葉酸低下(3.0ng/mL 以下)も報告されています。

3. 血小板

> 血小板数減少 血小板数　10万/μL以下

　血小板は骨髄の造血幹細胞で産生され循環血中に放出された後，約10日の寿命の後，脾臓で処理されます。その役割は出血した時，皮下組織に粘着，血小板凝集などを経て血小板血栓を作り次いで凝固因子を動員して一次止血を完了させます。血小板数の減少や機能に異常がある場合は止血に時間がかかってしまいます。血小板数減少の原因は血小板産生の低下，破壊，消費などがあります（肝機能検査参照）。血小板に対する自己抗体によって血小板数が減少する特発性血小板減少性紫斑病，全身の細血管に多発性の血栓が生じることで減少する血栓性血小板減少性紫斑病や薬剤起因が含まれる続発性の血小板減少症があります。血小板産生を障害する薬剤としては，抗腫瘍薬，サイアザイドが知られていますが，免疫性機序で血小板減少を起こす薬剤も多数みられます。

　血小板機能異常には先天性血小板異常症，後天性血小板異常症，抗血小板薬投与などがあります。

　抗血小板薬など多くの薬剤の投与で過剰な血小板機能低下や血小板数減少をきたすことが少なくあり

ません。投与されている薬剤に血小板障害性薬剤がないかおよび重複による副作用にも注意が必要です(出血・凝固・線溶系関係参照)。いずれも薬剤によるものは薬剤投与中止により一定期間ののち血球数は回復します。血小板・赤血球を増加させる薬剤としてカルペリチドがあります。

4. 白血球

　白血球は染色色素への親和性と染色度から5種類の細胞に分類されています。顆粒を有する好中球,好酸球,好塩基球はそれぞれ中性色素,酸性色素,塩基性色素に親和性があり名前の由来になっています。リンパ球と単球は無顆粒です。

白血球分画の基準値

	正常域百分率(%)	正常域絶対数/μL
好中球	桿状核　0 〜 6 分葉核 32 〜 73	1500 〜 7500
好酸球	0 〜 6	30 〜 450
好塩基球	0 〜 2	0 〜 160
単球	0 〜 8	220 〜 500
リンパ球	18 〜 59	1500 〜 4000

白血球のデータをみて、まず白血球数、次いで白血球分画比率をみます。白血球数が10000/μL以上を増加症、3000/μL以下を減少症と呼んでいます。白血球分画は疾患特有に増減しますので必ず見るようにします。通常%で表示されますが、血球実数(1μL中の実数、白血球数 × 白血球分画%/100)の増減も有用です。細菌に感染した場合ではまず、好中球が細菌を排除するため増加します。次いで単球、好酸球、好塩基球が防衛反応を起こすため増加し、続いてリンパ球が増加して免疫反応が起こり体が回復します。

4-1 白血球系減少（白血球数 3000/μL 以下）

> 無顆粒球症（好中球　500/μL 以下）
> 好中球減少（好中球 1500/μL 以下）

好中球が1500/μL以下の減少症は重症感染症、ウイルス感染症、再生不良性貧血、悪性貧血などがありますが特に薬剤投与による無顆粒球症の鑑別は重要です。好中球の減少は、薬剤の副作用で起きることが多く抗がん薬、抗ウイルス薬、免疫抑制薬、抗甲状腺薬、解熱鎮痛薬、抗菌薬、抗けいれん薬など広範囲にわたる薬剤が原因となります。更に好中

球が500/μL以下に著減した無顆粒球症は細菌に対する抵抗力が弱くなった状態を言います。そのため風邪のような症状，突然の高熱，のどの痛み，寒気といった症状がみられます。早期に発見し治療を行わないと数日で死亡してしまいます。高齢，女性，腎機能低下，自己免疫疾患の合併の患者さんに発症頻度が高いと言われています。治療には顆粒球前駆細胞刺激薬剤のG-CSFを使用する場合があります。薬物性の無顆粒球症の発生機序は骨髄の造血機能障害が原因ではなく，末梢で白血球が破壊されて起こる免疫学的機序と顆粒球系前駆細胞を障害する中毒性機序があります。免疫学的機序を引き起こす薬剤はプロピルチオウラシルなどの抗甲状腺薬，アミノピリン，金製剤などがあり，中毒性機序の場合にはクロルプロマジン，プロカインアミドなどがあります。

リンパ球が1500/μL以下になると免役担当細胞の減少を考えます。抗がん剤，栄養障害やHIV感染症などが原因になります。ウイルス性疾患と例外的な細菌感染症(腸チフス，敗血症，粟粒結核などの重症感染症)も白血球減少をきたしますが，白血球分画のリンパ球は増加します。リンパ球を減少させる薬剤としてはエベロリムス，増加させる薬剤にはシクロスポリン，抗ヒト胸腺細胞ウサギ免疫グロ

ブリン,トファシチニブがあります。薬剤による単球減少はアレムツズマブによるものがあります。

4-2　白血球系増多（白血球数 10000/μL 以上）

> 好中球増多（7500 /μL 以上）
> 好酸球増多（500 /μL 以上）

◆好中球増多は細菌感染症,心筋梗塞,組織損傷,膠原病,膵炎,白血病,薬剤性（**表2**）などでみられます。ステロイド投与で好中球が7500/μL 以上になる場合が少なくありません。副腎ステロイド療法は非常に多くの疾患に用いられていますが,投与量の増加に伴う感染症増悪や誘発,糖尿病や過血糖,消化性潰瘍,ムーンフェイス,血圧上昇や骨折などの副作用に注意が向けられています。ステロイド剤は作用機序として生体防衛反応である炎症局所への好中球やマクロファージの遊出集合を阻止する働きをします。炎症により白血球の貯蔵プールから動員された白血球は,ステロイド剤による炎症局所での白血球遊走因子の産生抑制のために白血球が血管外へ遊走できず,血中に白血球特に好中球が増加します。ステロイドの免疫機能抑制によるリンパ球の減少もみられます。抗腫瘍薬のテムシロリムス,ソラ

表2 好中球増多起因薬剤

好中球増多をきたす薬剤
アドレナリン,リチウム,ジギタリス,ステロイド類カンレノ酸,ミソプロストール,G-CSF,タミバロテン,三酸化ヒ素,レチノイン

*アムノレイク®,イーケプラ®,トリセノックス®,バンコマイシン®,ベサノイド®は重大な副作用として白血球増多症が添付文書に記載されています。

フェニブもリンパ球を減少させます。また熱が出て好中球が増加すれば細菌感染症を,白血球数が基準範囲でリンパ球が4000/μL以上になりますとウイルス感染を疑います。

◆好酸球増多(約450/μL以上)はアレルギー疾患,寄生虫症,潰瘍性大腸炎,サルコイドーシス,白血病などでみられなかでも薬剤性アレルギーによる場合が多くみられます。薬剤性アレルギーを起こす頻度の高い薬剤を表3・4に示しています。薬剤の添付文書に薬剤過敏症に関する記載が必ずあるように,すべての薬剤が関与すると考える必要があります。最近増加傾向にあるとされている薬剤性肺障害で,免疫系細胞の賦活化により,血管の透過性が増加し間質への水分が漏出することで,非特異性間質性肺炎型の間質性肺炎を引き起こします。そのなかで好酸球が主体であれば好酸球性肺炎型と呼ばれます。

表3 好酸球増加起因薬剤

薬剤性アレルギーを起こす頻度の高い薬剤	
ヨード含有製剤	NSAIDs
抗生物質	ブシラミン
サルファ剤	ピモベンダン
ゾニサミド	テモカプリル
バルプロ酸	ナファモスタット
ペニシラミン*	バトロキソビン
金製剤	レベチラセタム*

*重大な副作用として添付文書に記載

表4 好酸球性肺炎を引き起こす薬剤

(厚生労働省重篤副作用疾患別対応マニュアル:急性好酸球性肺炎, H22年)

原因として しばしば見られる薬剤	原因として ときどき見られる薬剤
アミオダロン、ブレオマイシン、カプトプリル、金製剤、ヨウ素製剤(造影剤)、L-トリプトファン、メトトレキサート、フェニトイン	アスピリン、カルバマゼピン、GM-CSF、ミノサイクリン、ペニシラミン、サルファ剤、スルファサラジン

◆ 単球の増加(約500/μL以上)は感染症,急性感染症回復期,膠原病などがあります。フェニトインの重大な副作用として単球性白血病が記載されています。

5. 副作用の重篤度分類基準(厚生労働省)

副作用の グレード	グレード1	グレード2	グレード3
赤血球	350万未満 〜300万以上	300万未満 〜250万以上	250万未満
Hb (g/dL)	11未満 〜9.5以上	9.5未満 〜8以上	8未満
白血球	4,000未満 〜3,000以上	3,000未満 〜2,000以上	2,000未満
顆粒球	2,000未満 〜1,500以上	1,500未満 〜1,000以上	1,000未満
血小板	100,000未満 〜75,000以上	75,000未満 〜50,000以上	50,000未満
出血傾向	軽度出血 (皮下出血)	中等度出血 (粘膜出血)[注1]	重度出血 (臓器内出血)[注2]
その他の 症状等	—	—	汎血球減少症 (再生不良性貧血等) 赤芽球癆 無顆粒球症

注1) 粘膜出血−歯肉出血, 鼻出血
注2) 臓器内出血−頭蓋内出血, 消化管出血, 肺出血, 腎出血, 性器出血, 筋肉内出血, 関節内出血

one point 臨床情報

1 ヘマトクリット(Ht) －貧血外利用
 - Ht 34％以下：輸液投与過剰の可能性
 - Ht 48％以上：脱水の可能性

 Htは赤血球と全血との容積比で貧血の程度に応じて減少する。MCVを求めて貧血の種類の鑑別に利用されるが，日常診療では細胞外液の過少を知る指標に使用。

 Ht低値時には他の検査値も低値でないかを確かめ，尿量と投与輸液量との関係をチェックすることが必要。

 Ht高値時にも同様に他の検査値が高値でないかを確かめ，下痢，嘔吐，口渇など脱水症状がないかをチェックすることが必要。

 Htからの細胞外液不足量の計算（急性的脱水）

$$\text{不足量 L} = \text{体重 Kg} \times 0.2 \left(1 - \frac{\text{脱水前 Ht}}{\text{脱水後 Ht}}\right)$$

（計算量の1/3～1/2量を補給）

2 鉄代謝

体内総鉄量は約5gでその70％がヘム鉄，約30％が貯蔵鉄として存在し，ほんの一部の約4000μg(約0.1％)が血清鉄として存在する。

フェリチンは可溶性の鉄貯蔵蛋白で肝細胞，肝・脾・骨髄などの網内系細胞に多く分布している。体内の貯蔵鉄量とフェリチンの間には一定の関係があり，成人のフェリチン1mg/mLは貯蔵鉄約8mgに相当する。フェリチンの基準値には性差があり，女性は男性の約半分の値で，閉経後は男性の値に近づく。またアスコルビン酸の欠乏はフェリチンを低下させる。血清鉄低下の代表は鉄欠乏性貧血で，体内鉄量が枯渇しフェリチン量≒0になる。鉄欠乏性貧血をきたす際には，まずフェリチンが低下し，次いで血清鉄が低下するので，潜在性鉄欠乏状態の判定に役立つ。さらに鉄剤治療の際はこの逆で増加していくが，この時網赤血球が貧血の改善に先立って増加する。したがって，ヘモグロビン値が回復してもフェリチン値が回復していないと貯蔵鉄が不足していることになり，フェリチン値回復(3〜6カ月)まで鉄剤投与が必要。

特にHbの低い鉄欠乏性貧血では利用可能な貯蔵鉄が0に近いので，鉄必要量には貯蔵鉄も加算し

て総投与鉄量を計算する必要がある。あらかじめ総投与鉄量を算出して投与すると鉄の過剰による障害が避けられる。経静脈投与は下記式で計算。

> 総投与鉄量mg＝(15－患者Hb値)×体重kg×3
> （三輪血液病学2006）

経口鉄剤は造血に利用される最大鉄量が60〜100mg/日とされるので少量から始め，最大200mg/日が望ましい。

またフェリチンは腫瘍マーカーとして，他の腫瘍マーカーと組み合せて(CEA・CA19-9と膵癌，AFPと肝細胞癌)用いられる。

3 慢性炎症性貧血

慢性感染症や膠原病などの慢性炎症性疾患や悪性腫瘍，全身性の感染症，薬物の副作用が原因でしばしば発熱を伴う貧血を引き起こすことがある。日常よく見られるのは慢性感染症，慢性炎症性疾患，悪性腫瘍が原因で起こる慢性炎症性貧血です。薬剤熱に伴う貧血では多くが白血球，血小板も減少する汎血球減少です。

慢性炎症が起こると鉄代謝の異常を生じ赤血球の産生が低下することで小球性から正球性の貧血を引き起こす。炎症により肝臓で作られた蛋白・ヘプシジンが食事からの鉄吸収を低下させ，肝臓

や脾臓からのFeの供給を低下させる。そこで血清鉄濃度が下がってしまうのでヘモグロビン濃度が低下する。また,炎症性サイトカインにより骨髄では赤血球の産生が抑制され,腎臓ではエリスロポエチンの分泌が抑制されるので,赤血球数の低下をきたす。

4 溶血性尿毒症症候群(HUS)

後天性の赤血球破壊による溶血性貧血で微小血管障害性溶血性貧血,血小板減少,急性腎不全を特徴とする。腸管出血性大腸菌の産生する vero 毒素が主な原因の疾患である。血小板↓,網赤血球↑,間接ビリルビン・BUN・クレアチニン・LD_1 ↑,ハプトグロビン↓,出血時間延長が認められる。

HUS は二次性にも起こりうる。マイトマイシン C,5FU,シクロスポリン,INFα,シスプラチン,グムシタビン,経口避妊薬や病原性大腸菌 O-157 感染時の非適正な抗菌剤(サルファ剤など),抗腫瘍薬使用などでも二次性に起こるので注意が必要。

5 ヘパリン起因性血小板減少症(HIT)

HIT の作用機序は不明だが,血小板減少症を起こしながら血栓症をきたすといわれている。

5 電解質・鉱質検査

1. 血清カリウム

基準値 3.6 ～ 5.0 mEq/L

　細胞外 K(カリウム)濃度は 3.6 ～ 4.9mEq/L に細胞内 K 濃度は 100 ～ 150mEq/L の範囲に維持されており，体内総 K 濃度の 2 ％が細胞外に 98 ％が細胞内に存在しています。摂取された量の 90 ％は尿中に排泄され体内 K 濃度の恒常性を保ちます。血清 K 濃度の恒常性は腎臓から排泄・再吸収によるだけでなく細胞内外の分布の調節によっても行われます。細胞膜静止電位形成は血清中の K 濃度と細胞内液の K 濃度の比で決定されますので，血清 K 濃度の異常は細胞膜の機能に影響を及ぼし，神経・平滑筋・心筋などに機能障害を引き起こします。

1-1　高 K 血症　血清 K　5.5 mEq/L 以上(6 以上重大)

1) 腎からの K 排泄障害
2) 細胞内から細胞外への K の移行の増大
3) K 負荷の過剰
4) 偽性高 K 血症

5 電解質・鉱質検査

◆高K血症になると筋力低下，弛緩性麻痺，不整脈を生じます。高K血症の原因は次の4点があります。

① 腎からのK排泄障害は腎不全，副腎機能低下，アルドステロン欠乏状態やK保持性利尿薬投与時にみられます。スピロノラクトンなど抗アルドステロン作用を有する薬剤は遠位尿細管でのK分泌を抑制しますので，腎機能低下を認める場合の投与では高度の高K血症を生じることがあります。その他NSAID，ACE阻害剤，AT1拮抗剤によるものもみられます。長期ステロイド療法では続発性の副腎機能低下を起こすことがあり，糖尿病患者では低アルドステロン血症の合併がよくみられ腎からのK排泄障害が生じる場合があります。

② 細胞内から細胞外へのKの移行の増大は，代謝性アシドーシス，インスリン欠乏状態，高浸透圧血症（高Na血症，高血糖，マンニトール投与など），横紋筋融解症・溶血などの細胞崩壊，β-受容体の抑制（カテコラミンはβ2刺激作用によってサイクリックAMPを介したNa-KATPase活性の亢進により細胞内へのKの取り込みを増強するので，β-ブロッカーは血清Kを上昇させる可能性があります），ジギタリス製剤の過量投与などの原因で生じ，血清Kが上昇するものです。

③K負荷の過剰は，全血製剤などの大量輸血や，大量のKを静脈内に注入した場合に一過性の高K血症を生じますが，腎機能障害を認める場合には高度の高K血症を生じることがあります。

④偽性高K血症は採血から血清分離までの経過時間が長いこと，採血に手間取ったことで血球からKの放出が生じ実際の血清K値より見かけ上高くなった場合です。多くの場合，検査報告書備考欄に記載されています。

◆高K血症は治療が必要で，緊急度は心電図変化で判断されます。問題となる薬剤は変更や中止が必要です。6mEq/L以下の上昇ではK摂取制限やサイアザイド・ループ利尿薬が適応となります。6mEq/L以上の上昇では8.5％グルコン酸Ca10〜20mL，重炭酸ナトリウム44〜88mEq(7％重炭酸Na30〜50mL)，10％ブドウ糖液500mL＋レギュラーインスリン10単位/1時間(1単位あたり2〜3gのグルコース)，イオン交換樹脂10〜20g内服または30〜50g注腸などが考慮されます。

1-2 低K血症 血清K 3.4 mEq/L 以下（2.5以下重大）

1) K摂取不足
2) K喪失（腎・消化管・汗）
3) 細胞外から細胞内へのK移行増大

① 食事摂取不足でKが欠乏すると生体は尿中K排泄を減少させて対応しますが，長期にわたるKの減少と同時に脱水やNa不足をきたすため，二次性高アルドステロン症をきたし，尿中K排泄が増加し血清K濃度は減少します。そこで体内の異化も亢進し細胞内Kが細胞外に放出されるため血清K低下は著明とはなりません。しかし高齢者では対応しきれずに低K血症を起こすことがあります。

② 腎のK喪失は食塩大量摂取やループ利尿薬，ミネラルコルチコイド，グルココルチコイド，アムホテシリンBの投与，PO_4^{2-}，SO_4^{2-}，ペニシリン等集合管で再吸収されない陰イオン薬物の投与で集合管からのK分泌が亢進して起こります。消化管からの喪失は，嘔吐，胃液吸引，下痢，下剤の常用などで起こります。発汗による喪失は通常では問題になりませんが，炎天下での運動や高熱時など多量の発汗時に起こることがあります。

③ 細胞外から細胞内へのK移行増大は，アルカロ

ーシス,糖尿病性ケトーシス治療時などのインスリン投与(アシドーシス改善によるKの細胞内移行とインスリン作用の両方による),カテコラミン投与,代謝性アルカローシスなどで起こります。

わずかなK欠乏では細胞内からKが移動して補いますが,3.5mEq/L以下の低K血症では,神経筋細胞の興奮低下,心収縮力低下,ジギタリス作用増強などが起こります。原因の除去はもちろんですが,Kの補給も必要になります。正常値からの隔たりが1mEq未満ではK製剤,抗アルドステロン薬の内服でKを補い,1mEqならば200mEqのKを,2mEqならば500mEqのKを輸液で長時間かけて補給します。K補給はアスパラギン酸K注やリン酸K注が用いられますが,低Cl性代謝性アルカローシスを伴う場合にはKCl注になります。

5％ブドウ糖液や果糖に15％KCl 20mL(K^+Cl^-各40mEq)を加えて20mEq/hの速度で点滴されたりしていますが,血管痛を伴うことがあります。この場合には15％KCl 10mL(K^+20mEq),L-アスパラギン酸K20mL(K^+20mEq)を用いると血管痛を防止できます。

2. 血清ナトリウム

基準値 136 ～ 147 mEq/L

Naは細胞外液の総陽イオンの90％を占め、細胞外液の濃度は約140mEq/Lで細胞内液は10～20mEqであるので血清Na濃度は浸透圧の高低に大きく影響し細胞外液量を決めます。細胞外液量は主に腎臓からNaと水の排泄で調節されます。Naの代謝は、副腎皮質ホルモンによって調節され細胞外液量、血漿浸透圧の調節や酸塩基平衡の調整・維持に重要な役割を果たします。

2-1 低Na血症 血清Na 135 mEq/L以下(115以下重大)

1) 真性低Na血症
   細胞外液の減少を伴う低Na血症
   細胞外液軽度増加(浮腫なし)の低Na血症
   細胞外液著明増加(浮腫あり)の低Na血症
2) 偽性低Na血症

血清Na濃度は単に血清Na量と水分量の比率を示すもので、低Na血症即体内Na絶対量の減少を

意味しません。軽度の低Na血症はよくみられますが，問題となるのは130mEq/L以下です。低Na血症が進むと細胞内浮腫が脳の神経細胞に生じて重篤な神経症状を呈します。認知機能の低下，反応性低下による歩行障害や平衡バランス障害をきたし転倒骨折の危険性が高くなります。

◆細胞外液の減少(脱水)を伴う低Na血症はNa量の喪失が水分量の喪失を上回った状態で，これには腎性と腎外性のNa喪失があります。腎性か腎外性かは尿中Na濃度測定で区別でき，20mEq/L以上では腎性，10mEq/L以下では腎外性と考えられます。
① 腎性のNa喪失はNa喪失性腎炎，尿細管性アシドーシス，ケトン尿症，アジソン病，利尿剤の過剰投与などで認められ，腎外性としては嘔吐，下痢，熱傷，発汗過多，腹膜炎があります。体液やNaの欠乏量を推定するのに下記の式が用いられます。

> 体液不足量 L(総水分量)
> ＝健常時体重 kg×0.6(1－健常時 Ht/Ht)
> Na欠乏量 mEq
> ＝体重 kg×0.6(140－血清 NamEq/L)

不足分の1/2〜1/3量を24時間かけて，残りを2〜3日かけて補います。高齢者の場合，水分負荷は心機能が問題で少しの負荷でも心不全を起こすこ

ともあるため注意が必要です。

② 浮腫のない軽度の細胞外液増加を伴う低Na血症は, 体内Na量は正常で水分が軽度増加している状態で, 甲状腺機能低下, 糖質コルチコイド欠乏, ADH分泌異常様の病態を引き起こすような薬剤(抗癌薬, フェノチアジン系・ブチロフェノン系精神神経用剤, NSAID, クロフィブラート, クロルプロパミド, ゲンタマイシン等)の投与や過剰の低張輸液投与が原因になります。この場合には水分制限が必要です。

③ 細胞外液著明増加で浮腫を伴う低Na血症は, Na量増加と, それを凌駕する水分貯留がある状態で頻度の高いものです。ネフローゼ症候群, 代償不全の肝硬変(腹水), うっ血性心不全, 慢性腎不全などがあります。この場合には水分・Na制限が必要で, 時には利尿薬が用いられます。

④ 偽性低Na血症は骨髄腫, マクログロブリン血症, 高脂血症などで血清中の蛋白や脂質が著明に増加した時の測定でみられ, 脂質や蛋白質を除くとNa濃度は正常で真の低Na血症ではありません。

2-2　高Na血症 血清Na 154 mEq/L以上（160以上重大）

1) 血液量減少性高Na血症（水分欠乏＞Na欠乏）
2) 血液量増加性高Na血症（Na増加＞水分増加）
3) 血液量正常性高Na血症（純水分損失）

　高Na血症時には血漿浸透圧も高くなるため、渇中枢が刺激され口渇感が起こり水を飲むため、高Na血症の起こる頻度は少ないと考えます。したがって高Na血症を起こす場合は、水を飲まない何かの理由、渇きの欠如か、水分摂取不能が疑われます。細胞外液が高張になるので神経細胞の萎縮が生じてイライラ感、傾眠傾向になり重症になると昏睡、脳出血、上下肢のけいれんなどが生じます。

① 血液量減少性高Na血症には腎性と腎外性の水分喪失があります。腎性水分喪失には浸透圧利尿、利尿剤過剰投与、腎疾患によるものがあります。腎外性水分喪失としては、大量の下痢、嘔吐、過剰な発汗、熱傷があります。これらのいずれかと不十分な水の摂取が一緒になって高Na血症が起こります。これらはまず生食で水分補給し、その後、Naを5％ブドウ糖液などで是正します。急性発症の高Na血症は150〜155mEq/Lまでは数時間で補正し、残りは24時間以上かけます。慢性の高Na

血症では補正目標の1/2を24時間で補正し，あとは1～2日かけて目標値にします。その際1時間にNa濃度として1～2mEq/L，血漿浸透圧として2～4mOsm/kgH2Oの程度での補正が好ましいとされています。

血漿浸透圧推定式
血漿浸透圧 mOsm/kgH$_2$O
$= 2 \times (Na+K) mEq/L + \dfrac{\text{血糖 mg/dL}}{18} + \dfrac{\text{BUN mg/dL}}{2.8}$

---

② 血液量増加性高Na血症は主に医原性でみられます。高張食塩水投与や高齢者や乳児に高Na濃度の栄養補給をした場合，乳酸アシドーシス修正のために重曹の過剰投与をした場合で，自由水の摂取も減少していると高Na血症を起こします。その他リチウム投与での報告もあります。

③ 血液量正常性高Na血症にも腎性と腎外性があります。腎性の純水喪失は渇きに異常をきたす浸透圧調節中枢障害の中枢性尿崩症や頭部外傷，水頭症，脳腫瘍および腎性尿崩症があります。腎外性には自由水の摂取ができない昏睡状態や見当識障害，皮膚・気道などからの不感蒸泄，乳児などが含まれます。これらの患者の水分喪失は細胞内腔からの損失で血清Na濃度が170mEq/Lくらいまでは血液

量は正常に保たれています。この場合は体内 Na 量は正常であるため水分を補います。下記の式で欠乏水分量を推定し、欠乏量の 1/2 ～ 1/3 を 5 ％糖液など低張液で 24 時間かけて補給し、残りは 2 ～ 3 日かけて補正します。高齢者では体内の水分割合が体重の 50 ％に低下しているため、下記の式の 0.6 を 0.5 とするのが好ましいです。

$$\text{欠乏水分量 L} = \text{体重 kg} \times 0.6 \times \frac{(\text{Na mEq/L} - 140)}{140}$$

高 Na 血症が不十分な水の摂取によるか過剰な水分の喪失によるかは尿の浸透圧および尿量で区別することができます。700mOsm/kgH₂O 以上の浸透圧があり(尿比重も上昇)、尿量が少ない場合は不十分な水の摂取によると考えられます。

3. 血清クロール

基準値 98 ～ 109 mEq/L
- 血清 Cl　　96 mEq/L 以下　　低 Cl 血症
- 血清 Cl　　110 mEq/L 以上　　高 Cl 血症

Cl^- は血中にある一番多い陰イオン(70 ％)で、Na

表1 AG(アニオンギャップ)とCl^-の関係

AGとCl^-	原因
AG↑ Cl^-↓	Cl^-, HCO_3^-以外の陰イオン増加 (ケトアシドーシス, 乳酸アシドーシス アルブミン, 無機塩, 有機酸, Cr, BUN)
AG↓ Cl^-↑ (HCO_3^- 正)	Na^+以外の陽イオン増加 (K^+ Ca^{++}) Cl^-, HCO_3^-以外の陰イオン減少 (低アルブミン)
AG 正 Cl^-↓	代謝性アルカローシス, 呼吸性アシドーシス (ステロイド, 重炭酸Na, 利尿薬)
AG 正 Cl^-↑	代謝性アシドーシス, 呼吸性アルカローシス (高カロリー輸液, K保持性利尿薬)

とともに酸・塩基平衡,水分調節,浸透圧調節の役割を果たします。血中Cl濃度はNa濃度とほぼ平行して変化しますが,重要な血中陰イオンであるHCO_3^-の影響を受けアシドーシス,アルカローシスでは,Naと解離することがあります。多くの場合,血中で$Na^+:Cl^-=1.4:1$の関係にあるため,同じ検体で測定したCl^-が上記の関係での増減であればNa異常と同じ原因で起こっていると考えられます(血清Na値と血清CL値の差は$36±2mEq/L$)。もし上記の関係が成り立たない場合には酸塩基平衡異常を疑い,血液ガスを測定します。測定さ

れた HCO_3^- 値からアニオンギャップ($AG = Na^+ - (Cl^- + HCO_3^-)$)を計算します。AGの基準値は $12 \pm 4 mEq/L$ なので，AGの値とClの値から原因を推定します。

利尿薬投与時，補液投与時に Na^+ 値と併せて Cl^- も目を通してください。

4. 血清カルシウム

基準値 8.5 ～ 10.2 mg/dL

体内のCaの99％は骨に存在し，約1％が細胞内に，0.1％が血液中に存在します。Caは血液凝固，内分泌，神経や筋肉の刺激伝達などの反応をはじめ生体の細胞機能の維持に必須のイオンです。この役割を果たしているのは遊離のCaイオンです。血清Caの約50％がCaイオンで，残りはほとんどアルブミンと結合しています。生化学検査で報告されるCa濃度は血清に存在するCa総量を表します。血清アルブミン測定値が4g/dL未満の場合はアルブミンによる補正が必要です。アルブミン1g/dLあたり1mg/dLのCaが結合すると，みなし補正式
補正血清Ca(mg/dL) = 実測血清Ca(mg/dL) + 4 -

アルブミン(g/dL)で算出し,血清 Ca 濃度の高低を評価します。血清 Ca 濃度は副甲状腺ホルモン(PTH),ビタミン D,の働きにより狭い範囲に維持されています。血清 Ca 濃度が低下すると PTH の産生分泌が起こり,PTH は腎臓でのビタミン D_3 の活性化を引き起こし,また骨から Ca を放出します。活性型ビタミン D_3 は腸管からの Ca 吸収を促進させ,腎臓での Ca 再吸収を促進します。一方これらの反応のフィードバック作用として活性型ビタミン D_3 は PTH の産生を抑制します。

4-1 高 Ca 血症 血清 Ca 10.5 mg/dL 以上(15 以上重大)

高度な高 Ca 血症になると神経・筋症状や心電図異常がみられ,多尿状態になっていることも多く,尿中 Na 排泄も増加して脱水傾向がみられることが少なくありません。生食投与で Na を補うと同時にループ利尿薬で Ca 排泄という方法がとられることもあります。

◆高 Ca 血症は原発性副甲状腺機能亢進症,甲状腺機能亢進症,悪性腫瘍骨転移,ビタミン D 中毒症などで認められます。高 Ca 血症時には併せて PTH,T_3,T_4,血清 P も測定します。PTH 高値で血清 P 低値では副甲状腺機能亢進症,PTH 低値で T_3・T_4 高値では甲状腺機能亢進症の可能性があり

4-2 低 Ca 血症 血清 Ca 8.4 mg/dL 以下 (7.0 以下重大)

急性の低 Ca 血症では手指・口唇のしびれや筋攣縮などが良く起こります。慢性に低 Ca 血症が続くと知能低下，認知症，うつなどの中枢神経症状や活性型ビタミン D_3 欠乏の場合，骨軟化症，くる病が生じることがあります。低 Ca 血症は慢性腎不全，副甲状腺機能低下症，低アルブミン血症などで認められます。低 Ca 血症時にも併せて PTH，血清 P，血清 Mg，Cr などを測定します。BUN 高値で血清 P が高値では慢性腎不全，PTH が常に低値で血清 P が高値で血清 Mg が低値であれば副甲状腺機能低下症の可能性があります。高齢者ではビタミン D 不足による低 Ca 血症がよくみられます。また利尿剤，アルカリ性制酸剤などの薬剤による低 Ca 血症もあります。

5. 血清リン

基準値	2.4 ～ 4.3 mg/dL	
● 血清 P	2 mg/dL 以下	低リン血症
● 血清 P	5 mg/dL 以上	高リン血症

表2 Ca値とP値

	高P	低P
高Ca	癌の骨転移 ビタミンD中毒	副甲状腺機能亢進
低Ca	慢性腎不全 副甲状腺機能低下	吸収不良症候群 ビタミンD欠乏症 大量の制酸剤 尿細管アシドーシス

総リンの80～85％がCaと結合して骨中に存在し残りの大部分が細胞内にあり，1％が血中に存在します。Pは生体内で糖代謝・エネルギー代謝に重要な役割を持ち，細胞膜リン脂質，骨の構成成分です。Pの代謝は腎臓での再吸収調節機構により恒常性が保たれています。Pの摂取量が低下すると腎臓でのP吸収が増加して排泄は低下します。さらに血中活性化VD濃度が増加して骨からのPの遊離および腸管でのP，Caイオンの吸収が増加します。血清P濃度を正常に保つ尿細管吸収に影響を及ぼす因子にPの再吸収閾値を低下させるPTHと再吸収を増加させる活性型VDがあります。

血中Pの一部(15％)は蛋白に結合し，残りは$H_2PO_4^-$やHPO_4^{--}として存在しており測定値は無機P(IP)として表示されます。血清P濃度は食事の影

響や日内変動も大きく，昼食前に最低値，午後には高値，夜半に最高値となります。血清P値は血清Caとの相関で変動することが多く，**表2**に示すようにCa値と合わせてみる必要があります。

その他，IVH中のP過剰による高P血症，骨粗鬆症治療薬エチドロン酸2Na投与時のP上昇，糖尿病性ケトアシドーシスのインスリン治療による回復期の低P血症があるため注意が必要です。

6. 血清マグネシウム

基準値 1.8 ~ 2.6 mg/dL
- 血清Mg 2.7 mg/dL 以上 高Mg血症
- 血清Mg 1.7 mg/dL 以下 低Mg血症

Mgは生体内でNa，K，Caに次いで多い陽イオンで，体内総量は20~30gですが，50％以上が骨中にあります。細胞外液中には1％程度しか存在していないので血清Mg濃度が必ずしも体内Mgの総量を反映しません。Mgは骨構成成分であり，心筋・骨格筋・血管の興奮，ATP合成，蛋白合成，補酵素などの役割があります。

◆生体内のMg調節には種々の因子が関与してい

ますが，腎が重要な調節系となっています。GFRが15mL/min以下，血清Cr 6mg/dL以上になると高Mg血症になることが知られていますが，制酸剤や下剤として投与するMg剤による場合や，スピロノラクトン投与など薬剤性の高Mg血症もみられます。血清Mg値が4.8mg/dL位になると，徐脈などの心血管症状や筋肉障害が起こるといわれています。

◆低Mg血症は食事からのMg摂取量減少，吸収不全，内分泌疾患，アルコール中毒などに起因しますが，薬剤性も多く，利尿薬，グルココルチコイドやミネラルコルチコイドの慢性投与，ゲンタマイシン，カルベニシリン，アムホテリシンB，シスプラチンの投与でMgの尿中排泄が増加し，低Mg血症が起こります。また糖尿病性ケトアシドーシスのインスリン治療によっても血清Mgが低下することも知られています。高度のマグネシウムの減少は痙攣や不整脈を起こすといわれています。

7. 副作用の重篤度分類基準(厚生労働省)

注射剤のセット時にはグレード1の値に注意して輸液中のNaやKの含量から考えて輸液の種類の変更などのアドバイスができることが必要です。

副作用のグレード		グレード1	グレード2	グレード3
血中カルシウム異常 (mg/dL)	上昇	10.6以上〜12.1未満	12.1以上〜15.0未満	15.0以上
	症状	—	—	意識障害
	低下	8.5未満〜8.0以上	8.0未満〜6.5以上	6.5未満
	症状	—	—	テタニー, 血圧低下, 不整脈, 精神症状
血清カリウム異常 (mEq/L)	上昇[注]	5.0以上〜5.5未満	5.5以上〜6.0未満	6.0以上
	症状	—	—	不整脈, 筋麻痺
	低下	3.5未満〜3.1以上	3.1未満〜2.5以上	2.5未満
	症状	—	—	脱力, 筋麻痺, 不整脈
血清ナトリウム異常 (mEq/L)	上昇	150以上〜155未満	155以上〜160未満	160以上
	症状	—	—	中枢神経症状 (意識障害, 痙攣)
	低下	135未満〜125以上	125未満〜115以上	115未満
	症状	—	—	精神障害, 痙攣, 意識障害, 病的反射

注)腎障害に伴う血清カリウム値の上昇は,「腎臓」の重篤度分類基準によること。

one point 臨床情報

1 血清 K6mEq/L 以上の是正時に考慮される薬剤管理

❶ Ca 製剤は K^+ の心筋への作用を最も急速に拮抗的に抑える。

発現時間 1〜3 分,効果持続時間 30〜60 分

❷ $NaHCO_3$ は代謝性アシドーシスを是正する。

発現時間 1 時間,効果持続時間 1〜2 時間

❸ ブドウ糖＋インスリンは K^+ を細胞内へ移動させる。

発現時間 30 分以内,効果持続時間 2〜3 時間

❹ イオン交換樹脂は腸粘膜を介して血中 K と結合する。経口または注腸のケイキサレート 1g は約 1mEq の K を除去する。

発現時間 1〜2 時間,効果持続時間 4〜6 時間

2 K 欠乏量の推定

pH	7.2	7.3	7.4	7.5	7.6	K 欠乏推定量
血清 K mEq/L	5.0	4.5	4.0	3.5	3.0	0
	4.5	4.0	3.5	3.0	2.5	100mEq
	4.0	3.5	3.0	2.5	2.0	200mEq
	3.5	3.0	2.5	2.0	1.5	400mEq

3 K補給時に考慮される薬剤管理

❶ K投与は20mEq/hの速度
❷ K投与は100mEq/day以下
❸ 輸液のK濃度は40mEq/L以下
❹ 血清Kが2.5mEq/Lに達したら10mEq/h以下の速度
❺ 中心静脈からの高濃度K投与は避ける（心筋へ直接影響）

4 血漿浸透圧の計算式は簡易的に下記の式を用いてもよい。

$$\text{血漿浸透圧 mOsm/kgH}_2\text{O} = 2 \times \text{血清 NamEq/L} + \frac{\text{血糖 mg/dL}}{18}$$

5

尿浸透圧基準値は通常は500〜800mOsm/kgH₂Oであるが50〜1300mOsm/kgH₂O（血清の4〜5倍）まで変動が可能。通常尿浸透圧は尿比重に比例し、30〜35mOsm/kgH₂Oが比重0.001に相当する。しかし糖、蛋白が多量に尿中に存在する場合は解離する分子数が小さいため浸透圧より比重が高くなる。

6

細胞外液の減少（脱水症状）は、皮膚や口腔粘膜、舌、腋下の乾燥、尿量減少、体重減少などがみられ、細胞外液の増加は浮腫が認められるなど外観や問診から細胞外液の変化が把握できる。尿中Na測定は細胞外液量の変化に腎がどのように反応しているかを

知る方法と考える。ただし,代謝性アルカローシスの時は尿中 Na よりも尿中 Cl が細胞外液量の評価に有用となる。尿中 Cl>20mEq/L なら細胞外液の低下はない。

7 Na 補給時に考慮される薬剤管理
❶補正は 8mEq/L/day 以下
❷低 Na 血症に不適切な高張食塩水の輸液による急速な Na の上昇は橋中心髄鞘崩壊症を起こし意識不明や死を招く。

8 電解質異常による意識障害・精神神経症状
特に高齢者では加齢や疾病による障害か電解質異常による障害か判断することが必要。

❶意識障害を起こしやすい電解質異常
　　　低 Na,高 Na,高 Ca

❷低 Na による精神神経症状

血清 NamEq/L	症　　状
120〜130	軽度の虚脱
110〜120	精神錯乱,頭痛・吐き気・嘔吐,食欲不振
110 以下	痙攣,半昏睡・昏睡

9 嘔吐・下痢時に考慮される電解質補給
❶嘔吐による胃液喪失で失われる電解質は主に HCl（H^+ 90mEq/L,Cl^- 100〜140mEq/L）で多量な胃

液喪失では低クロール性アルカローシスが起こる。胃液1Lを嘔吐した時の電解質補給には生食300mL・5％ブドウ糖700mL・KCl20mEqが用いられる。

❷下痢による電解質喪失は主にNaHCO₃(Na⁺25～50mEq/L, HCO₃⁻30～40mEq/L)で下痢1Lに対する水分補給では5％ブドウ糖1,000mL・KCl35mEq・NaHCO₃ 45mEqが用いられる。

10　高Ca緊急時に考慮される薬剤管理

❶生食1日5～6Lの大量投与

❷脱水是正後　ループ利尿薬50～100mg/h
（サイアザイドはCaの尿細管再吸収促進で禁）

❸VD過剰の場合は薬剤中止およびグルココルチコイドで尿中Ca排泄増加。

11　低Ca緊急時に考慮される薬剤管理

❶テタニーの改善にグルコン酸Ca10～20mLをゆっくり静注。

❷低Caでアミラーゼ上昇では急性膵炎の可能性もあるため薬剤性膵炎注意。

12　輸液投与に考慮される薬剤管理

❶緊急輸液

　　ショック(Na欠乏性脱水症) – 血清Na値にかか

低Na緊急時 ──────── わらず生食投与でショック離脱 脳浮腫の危険を取り除く。目標は120〜125mEq/L

アシドーシスの緊急治療目標－pH7.2までの回復

❷維持輸液

1日の体液喪失量を補う

実際の投与量＝

　維持輸液＋欠乏量輸液×安全係数（1/2or1/3）

　（2週間未満は水分，Na，Kに注意。2週間以上はCa，P，微量元素注意）

❸1日当たり予測水分排泄量

水分排泄量＝

　尿量＋不感蒸泄量＋（嘔吐，下痢，出血）－代謝水量

不感蒸泄量 mL＝

　15mL×体重kg＋200×（体温－36.8℃）（成人）

不感蒸泄量 mL＝

　（30－年齢）×体重Kg（15歳以下）

代謝水 mL＝

　5mL×体重Kg/day or 13mL×摂取Kcal/100Kcal/day

6 血液ガス関係

1. 動脈血ガス分析

呼吸困難など呼吸器系の障害があり肺機能障害の重症度を緊急に知る場合,嘔吐・下痢などで体液バランスが崩れている場合,糖尿病など代謝系疾患を合併している場合の急変時などに,動脈血ガス分析が行われます。肺での血液ガス交換機能,酸塩基平衡の異常を迅速に知ることができます。ガス分析では動脈血中のpH,動脈血酸素分圧(PaO_2),動脈血二酸化炭素分圧($PaCO_2$),ヘモグロビン(Hb)を測定し,これらの測定値からHCO_3^-,base excess(B.E.:塩基余剰),酸素含量,酸素飽和度(SO_2)などが計算されます。$PaCO_2$は換気能の指標に,PaO_2は酸素化能の指標に用いられています。鎮静・鎮痛剤による影響を受けますので,採血時の状態を知っておくことも必要です。

基準値 (日本呼吸器学会)	
pH	$7.35 \sim 7.45$
HCO_3^-	$22 \sim 26$ mEq/L
Base excess	$-3 \sim +3$ mmol/L
PaO_2	80 mmHg 以上
$PaCO_2$	$35 \sim 45$ (40) mmHg
SaO_2	95 % 以上

2. 代謝性異常

食物摂取や細胞内代謝で生体は酸に傾きますが,化学的緩衝作用系(重炭酸緩衝系,リン酸緩衝系,Hb 緩衝系,血漿蛋白緩衝系など)では酸・塩基の排出を行わず緩衝作用で酸性化を防ぎ,肺では CO_2 を排出し,腎では HCO_3^- の再吸収と H^+ の排泄を行い狭い範囲の pH を維持しています。この pH 範囲から逸脱するとアシドーシス・アルカローシスの所見がみられるようになります。動脈血ガス分析で酸塩基平衡の異常がどの調節機構の異常で起こっているか知ることができます。pH7.3 以下の低値,pH7.5 以上の高値では原因の追及が行われます。

2-1 代謝性アシドーシス

pH ↓ (7.3要注意 7.25重大), HCO_3^- ↓ (20mM要注意 13mM重大)
(Base excess ↓, 代償性に $PaCO_2$ ↓)

◆ HCO_3^- の濃度は肺による CO_2 の排出と腎による HCO_3^- の再吸収(H^+ の排出)との総和で決定されます。生体の各組織から産生される CO_2 は,H_2CO_3,溶在した形の CO_2(HCO_3^-),ヘモグロビンのアミノ酸とカルバノ結合した形($R-NH-COO^-$)で血中に

存在し運ばれていますが，90％はHCO_3^-です。HCO_3^-は近位尿細管で炭酸脱水素酵素の働きで再吸収されます。腎臓の病変で腎の機能が低下するとHCO_3^-は低下します(代謝性アシドーシス)。呼吸不全によるCO_2上昇のアシドーシスではHCO_3^-の再吸収を盛んにしてpHを元に戻そうとします。pHの変動がCO_2起因なら呼吸性，HCO_3^-起因なら代謝性と区別されますが，代謝性の判定にはBase excess(BE ecf：赤血球を含む細胞外液のbase excess，以下BEと記載)もみます。

◆BEはHCO_3^-以外の塩基もすべて合せた塩基の総量が，正常に比べどのくらい多いか少ないかをみるもので，pH7.4 $PaCO_2$ 40mmHgで0と定義され－3mmol/L以下(塩基不足)では代謝性アシドーシスとみます。HCO_3^-が一次的に減少した初期の代謝性アシドーシスでは過換気によるCO_2のwash outの結果，$PaCO_2$が低下します。$PaCO_2$パターンだけをみると呼吸性アルカローシスかと思えますが，pH・HCO_3^-・BE低下では代償機能が働いた結果$PaCO_2$の低下がみられるのです。

◆PaO_2，$PaCO_2$は肺におけるO_2-CO_2交換状態の重要な指標です。PaO_2は肺胞換気の状態を反映しますが，極端な低値でなければ酸・塩基平衡には直接影響を与えません。しかしPaO_2 35mmHg以下で

は低酸素血症による乳酸アシドーシスの発生が問題となります。また一般的に PaO_2 が 60mmHg 以下になると O_2 吸入などで対処されますが, O_2 吸入で PaO_2 が改善されても $PaCO_2$ が上昇し肺性脳症による意識消失が起こることがあります。これは O_2 吸入により上昇した PaO_2 のために低酸素換気応答が解除され, 低換気が起こり CO_2 が蓄積し $PaCO_2$ が上昇したことによります($PaCO_2$ は肺胞換気量によって規定されるため肺胞換気がわずかに減少しても $PaCO_2$ は大きく上昇します)。したがって O_2 吸入時は低流量で時間をかけて PaO_2 の改善をはかるとともに $PaCO_2$ にも注意が必要です。PaO_2 を低下させるおそれのある薬剤にはブクラデシン Na, ニトログリセリン注, レノグラスチムがあります。

◆代謝性アシドーシスは体外からの酸の獲得, 脂質や糖質の不完全酸化, 無機酸の貯留などによりますが, その原因をアニオンギャップ(AG)との関係も含め分類すると**表1**のようになります(電解質の項の血清クロール参照)。

HCO_3^- の欠乏量を重炭酸 Na や乳酸 Na で補います。

推定 HCO_3^- 欠乏量 mEq＝
　　　(健常時 HCO_3^- － HCO_3^-)× 体重 Kg×0.5
　　　　　　　　　　　　　(計算量の 1/2 を補う)

表1 代謝性アシドーシスの原因(BE 負を示す)

AG 増加	AG 正常
糖尿病性ケトアシドーシス（ケト酸の増加）	下痢(下剤), 小腸瘻
尿毒症	尿管-腸管瘻
乳酸アシドーシス	近位・遠位尿細管アシドーシス
飢餓によるアシドーシス	一部の尿細管・間質性腎炎
敗血症(細菌性ショック)	副腎不全, 低アルドステロン症
種々の有機酸, サリチル酸中毒	塩化アンモニウム
エタノール・メタノール中毒	塩酸, 塩化カルシウム
エチレングリコール中毒	アルギニン・リジンの塩酸塩
パラアルデヒド中毒	アセタゾラミド

2-2 代謝性アルカローシス

> pH ↑ (7.5 要注意 7.55 重大), HCO_3^- ↑ (30mM 要注意 35mM 重大)
> (Base excess ↑, 代償性に $PaCO_2$ ↑)

　細胞外液からの H^+ の喪失や細胞外液への HCO_3^- の負荷のいずれかによって HCO_3^- が増加し, その結果, pH が上昇した状態が代謝性アルカローシスです。代謝性であることを BE＋3mmol/L 以上(塩基過剰)で確認することも必要です。

◆ HCO_3^- が一次的に増加した初期の代謝性アルカロ

表2　代謝性アルカローシスの原因（BE 正を示す）

疾　患	薬　剤
嘔吐	NaHCO₃
胃液吸引	利尿薬
原発性アルドステロン症	甘草
低 K 血症	鉱質コルチコイド過剰
高 Ca 血症	カルベニシリン大量
ミルク・アルカリ症候群	ペニシリン大量
	大量輸血
	K を含まない輸液

ーシスでは代償的に低換気が起こり $PaCO_2$ が上昇します。

単に $PaCO_2$ の上昇だけをみて呼吸性アシドーシスと間違わず，pH，BE，HCO_3^- の上昇がある場合には代償性に低換気が起こり $PaCO_2$ が上昇していると考えなければなりません。一般的に HCO_3^- が 30mM/L 以上では 45〜50mmHg の $PaCO_2$ の上昇がみられます。

代謝性アルカローシスでは血漿 H^+ を補うため細胞内 H^+ が細胞外へ出され，細胞内へ入る陽イオンのうち Na^+ は細胞膜を通過しにくいため K^+ が細胞内へ移動します。

◆臨床的には細胞外液の減少のある代謝性アルカローシス，細胞外液の減少のない代謝性アルカローシ

スがあります。前者はClが欠乏すると不足分だけ尿細管からNa^+がHCO_3^-を伴って再吸収されHCO_3^-の濃度が上昇するもので,これはNaCl投与で改善されます。細胞外液の減少を伴わないものはK^+の著明な喪失やミネラルコルチコイドの過剰状態によるものです。

◆代謝性アルカローシスを起こす疾患と薬剤を**表2**に示します。

3. 呼吸性異常

3-1 呼吸性アシドーシス

pH ↓,$PaCO_2$ ↑(50mmHg 注意 60mmHg 重大)
(代償性に HCO_3^- ↑)

呼吸性アシドーシスは肺胞換気の減少によってCO_2が蓄積し,$PaCO_2$が上昇するためにpHの低下をきたす病態です。

◆呼吸性アシドーシスが起こると腎尿細管ではHCO_3^-の再吸収亢進という代償機能が働きますが,腎の代償作用はH^+排泄亢進によりもたらされるもので,H^+として主にNH_4^+の排泄亢進が起こりHCO_3^-の再吸収が促進され血中のHCO_3^-が上昇し

表3 呼吸性アシドーシスの原因

	疾病	薬剤
急性	急性の肺病変 慢性肺疾患の急性増悪 異物・吐物誤燕の気道閉塞, 脳幹障害による中枢神経病変 ふぐ中毒 破傷風	麻薬・麻酔薬 アルコール 鎮静剤過剰 筋弛緩剤過剰 O_2過剰 (人口呼吸器設定不良)
慢性	慢性肺疾患 原発性低換気(神経・筋異常) うっ血性心不全 甲状腺機能低下	麻薬長期投与 鎮静薬長期投与 睡眠薬長期投与

ます。この代償効果は初期には現れず,効果が最大になり代償性にHCO_3^-が上昇するのに約1日の時間がかかります。そのため呼吸性アシドーシスは腎による代償が十分でない時期とその後に分けられます。前者を急性呼吸性アシドーシス(非代償性呼吸性アシドーシス),後者を慢性呼吸性アシドーシス(代償性呼吸性アシドーシス)と呼んでいます。CO_2上昇が急性か慢性かはpH,HCO_3^-,PaO_2を参考にして判断します。呼吸性アシドーシスを起こす疾患,薬剤を表3に示します。

表4 呼吸性アルカローシスの原因

	疾　病	薬　剤
急性	過換気症候群 低 O_2 血症 肺塞栓 頭部外傷・発熱 （呼吸中枢刺激）	サリチル酸 キサンチン誘導体 β_2-受容体刺激薬 プロゲステロン 過換気（人口呼吸器設定不良）
慢性	低 O_2 血症 代謝亢進状態 （甲状腺機能亢進・発熱） 腹部の病変 中枢神経病変	

3-2　呼吸性アルカローシス

> pH ↑，$PaCO_2$ ↓（30mmHg 要注意　20mmHg 重大）
> （代償性に HCO_3^- ↓）

　呼吸性アルカローシスは肺胞換気の亢進により CO_2 が減少して pH の上昇をきたす病態です。
◆呼吸性アルカローシスが起こると腎尿細管で HCO_3^- の排泄増加，NH_4^+・H^+ 排泄低下という代償機能が働きますが，この代償機能の効果発現には数日の時間が必要です。腎による代償機能が十分でな

い初期の状態を急性呼吸性アルカローシスと呼び,基礎疾患の状態が数日持続し,腎の代償機能が十分に行われている状態を慢性呼吸性アルカローシスと呼びます。

呼吸性アルカローシスを起こす疾患,薬剤を表4に示します。

4. 経皮的動脈血飽和度(SPO_2)

SaO_2(酸素飽和度)が,ガス分析の結果より算出されますが,一般的には経皮的に簡便に測定できるパルスオキシメーターで測定したSPO_2値(基準値95%以上)が用いられ,血液の末梢組織への酸素供給の指標とされています。酸素を運ぶヘモグロビンの色を吸光法により経皮的に測定することで心拍ごとに指先などの抹消組織に送り込まれる動脈血の酸素飽和度を測定します。貧血や心不全の場合には低酸素血症の評価はできませんが在宅酸素療養のセルフモニタリングや呼吸器疾患の病態および治療効果を簡便にモニターするには不可欠です。

5. 副作用の重篤度分類基準(厚生労働省)

副作用の グレード		グレード1	グレード2	グレード3
代謝性 アシドーシス	動脈血 pH	7.35未満 〜7.20以上	7.20未満 〜7.15以上	7.15未満
	症状	—	—	意識障害, 血圧低下, 痙攣, 呼吸障害 (Kussmaul型)
代謝性 アルカローシス	動脈血 pH	7.46以上 〜7.50未満	7.50以上 〜7.60未満	7.60以上
	症状	—	—	痙攣, テタニー, 高血圧, 不整脈
動脈血酸素分圧 PaO_2 (mmHg)		70未満 〜60以上	60未満 〜50以上	50未満 投与前に比 して20以上 の減少
動脈血二酸化 炭素分圧 $PaCO_2$ (mmHg)		—	—	50以上 (低換気) 30以下 (過換気)

👍 one point 臨床情報

1 代謝性アシドーシスを重炭酸 Na で急激に是正すると,急速な pH 上昇でイオン化 Ca が減少し痙攣が発生することがあるので注意。炭酸 Na は体内で $NaHCO_3$ になるため,アシドーシスの補正に役立つ。

2 酸塩基平衡障害時の検査所見

種　類	pH	HCO_3^-	$PaCO_2$	Cl^-	K^+
代謝性アシドーシス	↓	↓	↓	↑→	↑→
代謝性アルカローシス	↑	↑	↑	↓	↓
呼吸性アシドーシス	↓	↑	↑	↓	↑→
呼吸性アルカローシス	↑	↓	↓	→	↓

3 酸素投与下における酸素化能の評価は,PaO_2/FIO_2 ratio の指標がよく用いられている。吸入気酸素濃度(FIO_2)に対する動脈血の比であり,動脈血酸素分圧を吸入気酸素濃度で除したものである。PaO_2/FIO_2 ratio の評価は 350 以上が酸素化能良好で,200〜350 が要注意で,200 いかが酸素化能不良である。吸入気酸素濃度は酸素投与方法とその流量により変動するのでこれを目安にされている。

7 糖尿病関係検査

糖尿病は成因により4つに分類されます。①1型糖尿病は絶対的インスリン欠乏に至る②2型糖尿病はインスリンの分泌低下やインスリン抵抗性のために糖尿病になるタイプ③その他の特定の機序，疾患による糖尿病で薬剤も含みます。④妊娠糖尿病。

1型と2型を鑑別することは治療の方針を決定するうえで重要です。両者の鑑別や治療の方針決定にはインスリン分泌能，インスリン抵抗性の評価が必要のため血清インスリン(IRI)や血中・尿中C－ペプチド(CPR)が測定されます。CPRはプロインスリンの分解産物でインスリンと等モルで膵臓から血中に分泌され，肝臓で分解されずに腎臓で濾過されます。そのためIRIに比べ血中半減期が長く尿中に排泄されるのでインスリン分泌能の有用な指標です。

1. 糖尿病の診断や型判定に用いる検査
(日本糖尿病学会編・著:糖尿病治療ガイド2018-2019, 2018)

● 糖代謝異常の判定区分と判定基準

①早朝空腹時血糖値
　　　　　126 mg/dL 以上
②75gOGTT で 2 時間値
　　　　　200 mg/dL 以上
③随時血糖値
　　　　　200 mg/dL 以上
④HbA1c が 6.5 %以上

①~④のいずれかが確認された場合は「糖尿病型」と判定する。ただし①~③のいずれかと④が確認された場合には,糖尿病と診断してよい。

⑤早朝空腹時血糖値
　　　　　110 mg/dL 未満
⑥75gOGTT で 2 時間値
　　　　　140 mg/dL 未満

⑤および⑥の血糖値が確認された場合には「正常型」と判定する。

● 上記の「糖尿病型」「正常型」いずれにも属さない場合は「境界型」と判定する。

(OGTT:経口ブドウ糖負荷試験　HbA1c:グリコヘモグロビン)

1-1　75gOGTT(75g 経口ブドウ糖負荷試験)

75gOGTT は,糖尿病の存在が疑われる人を対象に,糖尿病の診断およびインスリン分泌パターンを調べる目的で施行されます。検査手順は朝まで10

時間以上絶食後採血,その後,ブドウ糖75gを5分以内に内服させて,負荷前と負荷後30分,60分,120分,180分の血糖とインスリン(IRI),尿糖を測定します。正常型では糖負荷後30分で血糖値がピークになりますが,糖尿病型ではインスリン分泌の遅延反応により血糖値のピークが90〜120分と遅延するため2時間値が重要です。

◆糖負荷試験でのインスリン測定値から糖尿病1型・2型のおよその区別ができます。

1-2 インスリン分泌能

インスリン分泌能を調べる方法に以下の3種があります。① $\Delta IRI/\Delta PG$(insulinogenic index)は75g糖負荷後30分における基礎値からの血糖値の上昇に対するIRI値の上昇の比率でインスリン分泌能の指標となります。糖尿病では0.4以下となり境界型でも0.4以下の場合は糖尿病への進展が高い。② 24時間尿CPR排泄量が$20\mu g$/日以下の場合はインスリン分泌が著明に低下しており1型糖尿病を疑う。③グルカゴン負荷試験などがあります。

1-3 インスリン抵抗性

インスリン抵抗性の簡便な評価法には以下の2種が繁用されています。①高インスリン血症(空腹時

●糖尿病の臨床診断 (日本糖尿病学会編・著:糖尿病治療ガイド 2018-2019, p.23, 文光堂, 2018)

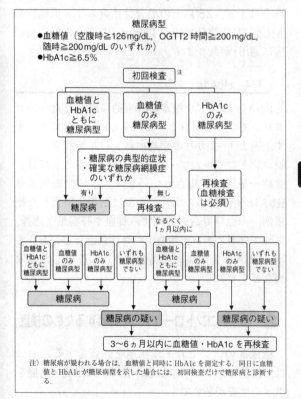

注)糖尿病が疑われる場合は,血糖値と同時に HbA1c を測定する.同日に血糖値と HbA1c が糖尿病型を示した場合には,初回検査だけで糖尿病と診断する.

IRI が 12μU/mL 以上)② HOMA 指数[空腹時血糖(mg/dL)× 空腹時 IRI(μU/mL)/405]が 1.6 以下の場合は正常，2.5 以上の場合はインスリン抵抗性ありと判定(空腹時血糖が 170mg/dL 未満の軽症糖尿病に適用)があります。

1-4 HbA1c

HbA1c はブドウ糖が非酵素的に結合したヘモグロビンで全ヘモグロビンに対する割合(％)で表します。過去 1～2 カ月の平均血糖レベルを反映し，血糖コントロールのゴールドスタンダードとして日常診療や健診に繁用されています。平均血糖値より HbA1c 値が低めの場合は急激に発症・増悪した糖尿病，赤血球寿命の短縮する貧血や肝疾患，透析，エリスロポエチンで治療中の腎性貧血などがあります。HbA1c 値が高めの場合は急速に改善した糖尿病などです。

2. 糖尿病コントロール状態を評価するための検査

糖尿病のコントロール状態を評価をするためには，血糖コントロール状態，合併症の出現・進展を調べる検査が必要です。

血糖コントロールの主な検査

- 血糖検査(空腹時, 食後2時間)
- HbA1c
- グリコアルブミン
- 1,5AG
- 尿糖(空腹時, 食後2時間, 24時間蓄尿)
- 血中ケトン体
- 尿中ケトン体

基準値

HbA1c　　　　4.6 〜 6.2 %
グリコアルブミン　12.4 〜 16.3 %
1,5AG　　　男性 14.9 〜 44.7 μg/mL　女性 12.4 〜 28.8 μg/mL
血中ケトン体　空腹時 28 〜 120 μmol/L
尿中ケトン体(陰性)

2-1 HbA1c

HbA1cは過去1〜2カ月の平均的な血糖レベルを反映しますが, 貧血など赤血球の寿命が短くなるような病気を併発している場合にはHbA1cは低くなります。透析患者さんでは上昇・下降を示すため参考にはなりません。血糖値35 〜 40mg/dLの上昇がHbA1c約1%に相当します。急激な糖尿病の発症・増悪, 急激な血糖値改善ではHbA1Cはすぐに変化しないので, この場合にはグリコアルブミ

表1 血糖コントロール目標

目　標	コントロール目標値 [注4]		
	血糖正常化を目指す際の目標 [注1]	合併症予防のための目標 [注2]	治療強化が困難な際の目標 [注3]
HbA1c(%)	6.0 未満	7.0 未満	8.0 未満

治療目標は年齢，罹病期間，臓器障害，低血糖の危険性，サポート体制などを考慮して個別に設定する。

注1) 適切な食事療法や運動療法だけで達成可能な場合，または薬物療法中でも低血糖などの副作用なく達成可能な場合の目標とする。
注2) 合併症予防の観点から HbA1c の目標値を7％未満とする。対応する血糖値としては，空腹時血糖値 130mg/dL 未満，食後2時間血糖値 180mg/dL 未満をおおよその目安とする。
注3) 低血糖などの副作用，その他の理由で治療の強化が難しい場合の目標とする。
注4) いずれも成人に対しての目標値であり，また妊娠例は除くものとする。

※ 65歳以上の高齢者については「高齢者糖尿病の血糖コントロール目標」を参照

(日本糖尿病学会編・著：糖尿病治療ガイド 2018-2019, p.29, 文光堂, 2018)

ン，1,5AG(1,5 アンヒドログルシトール)などの血糖コントロール指標で判断します。日本糖尿病学会の「血糖コントロール目標」を表1に示します。

2-2　グリコアルブミン

　グリコアルブミンはアルブミンとブドウ糖が結合

した安定な糖化蛋白で全アルブミンに対する割合(%)で表します。過去2週間の平均血糖値を反映し,HbA1cに比べ血糖値の変化に鋭敏に変動します。HbA1cより短期間の血糖コントロールの指標として繁用されています。また赤血球寿命の影響を受けないためHbA1cでは血糖値を反映できない疾患においても有用であることより「血液透析患者の糖尿病治療ガイド2012」ではグリコアルブミンが血糖コントロールの指標として推奨されています。グリコアルブミンが平均血糖値を反映できない場合はアルブミンが漏出するネフローゼ症候群,アルブミン代謝に影響する甲状腺機能異常や肝硬変,ステロイド治療などがあります。

2-3 1,5AG

1,5AGはグルコースの1位の還元体でほとんどが食物由来です。生体内では代謝されず腎尿細管でほとんどが再吸収されますが,尿糖排泄に伴う腎での再吸収阻害により血中濃度が低下します。1,5AGの減少率は尿糖排泄量と高い相関を示します。1〜数日で変動を示すので短期間の血糖コントロール状況を反映します。殊に血糖コントロールが良好な期間での変動幅が大きく,短期間の治療効果のモニタリングに有用です。1,5AGが基準値より著明に低値で

も血糖コントロールが良好なこともあり，どの位増減したかで，血糖コントロールの良し悪しの判断基準にしています。ステロイドやSGLT2阻害薬などで尿糖排泄閾値が低下した場合には1,5AGの減少がみられ，一部の漢方薬には1,5AGが含まれているので注意が必要です。

2-4 食後高血糖

食後高血糖が動脈硬化症の発症・進展を促すとして，2011年国際糖尿病連合の食後血糖管理ガイドラインでは食後血糖値の推奨測定時間を食後1～2時間，管理目標値を160mg/dL未満としています。非肥満軽症2型糖尿病や肥満2型糖尿病で食後の高血糖のみを示す場合があり食後血糖検査が重要視されています。

2-5 尿糖検査

尿糖検査は血糖値が約170mg/dLを超えると糖が尿に漏れ出ることを利用して血糖値が高いことを知らせてくれる簡便な方法です。尿糖検査値の弱点は血液から作られる尿を検体とするので血糖値反映が遅く，尿量などで変動し，また尿細管に障害がある場合は血糖値が低くても陽性になります(腎性糖尿)。しかし，尿検査は容易に繰り返し行え，起床

後第1回の尿,食前・食後の尿などを測定することで夜寝ている間の血糖,食事による変動など1日のうちの高血糖の存在を知る事ができ,糖尿病患者が尿糖試験紙を用いて簡便に自己管理を行うことができます。食前尿は食事をする時間より1〜0.5時間前にトイレで排尿した後の食事前の尿で,食後の尿は食事の前に必ずトイレで排尿しておき食事開始から初めての尿を指します。

2-6 ケトン体

ケトン体は,インスリンが絶対的に不足した時,糖の代わりに脂肪がエネルギーとして利用・代謝された産物の総称でアセトン,アセト酢酸,β-ヒドロキシ酪酸があります。アセトンはアセトン臭を放ち呼気中に排出され易く,後2者は酸であり血液は酸性となり糖尿病の急性合併症のひとつであるケトアシドーシス(DKA)という重篤な症状となる場合があります。血中のケトン体は腎臓で濾過され尿中に排泄されますがβ-ヒドロキシ酪酸は尿細管で再吸収されるのでDKAでは血中β-ヒドロキシ酪酸が増加します。糖尿病治療ガイド2016-2017では高血糖($\geq$300mg/dL),アシドーシス(pH7.3未満)に加えて高ケトン血症(β-ヒドロキシ酪酸の増加)をきたした状態をDKAの定義にしています。尿ケ

トン体は多くの場合尿試験紙法で測定され，DKAや糖利用低下状態のスクリーニング検査として繁用されており，糖尿病患者の自己管理にも利用されています。尿試験紙法ではアセト酢酸とアセトンのみを検出する測定系を用いているため，尿糖も陽性の場合にはDKAを疑いβ-ヒドロキシ酪酸，血糖，動脈血ガス分析，血清電解質などの検査が行われます。尿試験紙法で偽陽性を示す場合はセフェム系抗生物質，SH基をもつ薬剤，エパルレスタット，L-ドパ代謝産物の服用時に認めることがあります。

3. 合併症の主な検査

3-1 急性合併症

高度のインスリン作用不足により高血糖となり急性代謝失調を起こした糖尿病ケトアシドーシス(前頁)や高血糖高浸透圧症候群があります。後者は高齢の2型糖尿病が主に感染症や利尿薬，ステロイドホルモン投与により高血糖をきたした場合に多く認められ，いずれも重度の場合は高血糖昏睡に陥ります。高血糖昏睡は血中に乳酸が高値となりpHが7.3未満となる乳酸アシドーシスでも起こり，全身疾患を有する糖尿病・肝不全・腎不全などやビグアナイドの服用などで認められた報告があります。3

種の高血糖昏睡を識別し早急な治療を要します(one point 情報参照)。

3-2 慢性合併症

①腎症:尿中微量アルブミン,尿蛋白,クレアチン,BUN,CCrなど
②動脈硬化症:脂質検査,血圧,体重,心電図,各種画像検査など
③網膜症:眼底検査など
④神経障害:アキレス腱反射,振動覚など

血糖コントロール不良が長期にわたると細小血管障害の網膜症・腎症・神経障害,大血管障害の動脈硬化症さらに糖尿病足病変などが合併します。高脂血症,脂肪肝,高尿酸血症もよくみられ合併症を助長するため脂質検査に加えて尿酸,肝機能,末梢血球検査などが測定されます。また,血糖コントロールが悪いと肺炎・膀胱炎・腸炎などにかかりやすく重症になるので胸部エックス線や尿路感染症のために尿検査などが行われています(尿検査参照)。
◆糖尿病性腎症の早期発見,進展防止に尿中微量アルブミンが繁用されています。尿蛋白が陰性である時期から陽性となり,腎症の進行を食い止めること

表2 診断基準（日本糖尿病学会・日本腎臓学会糖尿病腎症合同委員会）

測定対象	尿蛋白陰性か，陽性（＋1程度）の糖尿病患者	
必須事項	尿中微量アルブミン	午前中の随時尿30～299mg/gCr（2回以上／3回測定）
参考	顕性蛋白尿	随時尿＞300mg/gCr

表3 蛋白尿・アルブミン尿の評価

	A1	A2	A3	
アルブミン尿	正常	微量アルブミン尿	顕性アルブミン尿	(ネフローゼ)
尿アルブミン排泄量（mg/日）	<30	30～299	≧300	≧2,000
尿アルブミン/Cr比（mg/gCr）	<30	30～299	≧300	≧2,000
蛋白尿	正常	軽度	高度	(ネフローゼ)
尿蛋白排泄量（g/日）	<0.15	0.15～0.49	≧0.50	≧3.5
尿蛋白/Cr比（g/gCr）	<0.15	0.15～0.49	≧0.50	≧3.5
試験紙法での目安	(−)～(±)	(−)～(2+)	(1+)～(3+)	(3+)～(4+)

のできる初期段階が認識できます。**表2**に糖尿病性腎症の早期診断基準を**表3**にCKD診療ガイドラインの蛋白尿・アルブミン尿の評価を示します。

◆動脈硬化症の危険因子である脂質異常を是正するためLDLコレステロール120mg/dL未満(冠動脈疾患ありで100mg/dL未満), HDLコレステロール40mg/dL以上, 中性脂肪150mg/dL未満, non-HDLコレステロール150mg/dL未満(冠動脈疾患ありで130mg/dL未満), の検査値が推奨されています(糖尿病治療ガイド2018-2019, 2018)。この血液検査とともに現在の動脈硬化の状態を各種画像検査で評価されています。

4. 低血糖

血糖値 70 mg/dL 以下　低血糖症

通常70mg/dL以下の血糖値を示し低血糖症状を伴うものを低血糖症といいます。低血糖により交感神経, 副交感神経, 副腎髄質の働きが活発になり発汗, 空腹感, 顔面蒼白, 思考低下, 知覚障害, 手指のふるえ, 性格変化, 記銘力低下, 失語症, 昏睡などがあります。自覚症状のないまま, 昏睡, 脳梗塞様の症状が出現する場合もありますので糖尿病の薬物治療では血糖自己測定を推奨しています。低血糖

をきたす主な原因を下記に上げます。

① 摂食による低血糖

　肥満者や軽症糖尿病患者はインスリン抵抗性を代償するためにインスリンが過剰に分泌されるうえにインスリン反応が遅延するため，食後3～5時間で低血糖を起こすことがあります。胃切除者では食物の小腸への流入が早すぎるため食後に急激なインスリン分泌が起こり低血糖を起こすダンピング症候群が生じやすくなります。アルコール摂取により低血糖が起きる場合もあります。

② 治療薬物による低血糖

　インスリンや経口糖尿病薬で治療中に薬物の種類や量の誤り，食事時間の遅れ，食事量の不足，飲酒，いつもより過剰な運動が誘因となって低血糖が起こることがあります。SU剤の効果は個人差が大きく服薬直後に低血糖を起こす例が認められ，ことに60歳以上で腎障害のある人に低血糖が多く報告されています。重症低血糖は認知機能の低下，心血管疾患の発症を高め，また覚醒せず死に至る場合も報告されています。高齢者は肝・腎機能の低下している場合が多く薬剤代謝の遅延により血中濃度が高くなり，遷延しやすくなっています。さらに認知機能や身体機能の低下が出現し低血糖の前駆症状が自他ともに認め難く重症低血糖を起こしやすくなって

います。そのため日本糖尿病学会は「高齢者糖尿病の血糖コントロール目標」(糖尿病治療ガイド 2016-2017)を作成しインスリン製剤,SU薬,グリニド薬などの使用時には個々の患者に合った柔軟な血糖コントロールを設定し重症低血糖の回避を求めています。

③ 疾患による低血糖

　インスリノーマ,インスリン自己免疫症候群,下垂体機能低下症,副腎機能低下症,甲状腺機能低下症などがあります。インスリン自己免疫症候群は血中にインスリン自己抗体を生じ,インスリン・インスリン抗体結合物が産生され蓄積されます。この抗体結合物から大量のインスリンが遊離し低血糖を生じたことが報告されています。SH基をもつ薬剤(ペニシラミン,グルタチオン,メチマゾール,チオプロニンなど)によってインスリンの遊離が誘発されることがあります。まれな疾患ですが薬剤に注意が必要です。

5. 副作用の重篤度分類基準(厚生労働省)

副作用の グレード		グレード1	グレード2	グレード3
血糖異常 (mg/dL)	血糖値 上　昇	随時血糖 120～200 または 空腹時 120～140 食後 160～200	随時血糖 201～300 または 空腹時 141～200 食後 201～300	随時血糖 301以上
	症　状	—	—	糖尿病 性昏睡
	血糖値 低　下	69～60	59～51	50以下
	症　状	—	めまい,頭痛, 空腹感,イラ イラ感,著明 な発汗等の低 血糖症状	低血糖性昏 睡,痙攣

one point 臨床情報

1 妊娠糖尿病の定義は妊娠中に初めて発見または発症した糖尿病に至っていない糖代謝異常で診断基準は75gOGTT時の空腹時≧92mg/dL, 1時間値≧180mg/dL, 2時間値≧153mg/dLのいずれか1点以上を満たした場合に診断する。

2 尿糖

尿糖試験紙による判定

単位	±	1+	2+	3+	4+	試験紙名
mg/dL	50	150	500	2000		ウリエース
mg/dL	50	100	250	500	1000	ウロペースS
mg/dL	50	100	250	500	2000	ウロペーパーⅢ
g/dL	0.1	0.25	0.5	1	2	ダイアスティックス
%		0.1	0.25	0.5	2以上	テステープ

糖尿病のスクリーニングには空腹時より、食前に排尿し、糖質を十分食べてから最も尿糖が陽性となりやすい食後2時間くらいの尿を用いて試験紙で検出するのが糖尿病の早期発見につながる。尿糖が陰性でも必ずしも糖尿病を否定できるわけでもないので、できれば血糖値やHbA1cも同時に測定するのが好ましい。

3 高血糖昏睡時の検査

	糖尿病性ケトアシドーシス	高血糖高浸透圧症候群	乳酸アシドーシス
乳酸	軽度増加	軽度増加	著明増加
血糖	300～1000mg/dL	600～1500mg/dL	100～600mg/dL
ケトン体	尿中(+)～(3+) 血清総ケトン 3mM以上	尿中(−)～(+) 血清総ケトン 2mM未満	尿中(−)～(2+) 血清総ケトン 2mM未満
HCO_3^-	10mEq/L 以下	16mEq/L 以下	10mEq/L 以下
pH	7.3 未満	7.3～7.4	7.3 未満
浸透圧	正常～300mOsm/L	350mOsm/L 以上	280mOsm/L 未満
Na	正常～軽度低下	150mEq/L 未満	正常
BUN	高値	著明高値	著明増加
遊離脂肪酸	高値	正常	増加傾向

4 糖尿病性昏睡時に考慮される薬剤管理

❶脱水の補正　　生食 500mL/h　3～4 時間

❷血糖の補正　　速効型インスリン 4～12U/h
　　　　　　　　（少量持続注入）
　　　　　　　　血糖 250～300 になると補液は糖含有のものにし，急激に血糖値を下げない。
　　　　　　　　（脳浮腫の危険性）

❸アシドーシスの補正
　　　　　　　重曹液は低Kを増強するため原則とし

ては使用しないがpH7.0以下では20〜40mL投与。

❹電解質特にKの補正

K値を測定し，Kの補給量を決める。
（電解質の項参照）

5 糖尿病の薬物療法

通常，食事療法，運動療法を2〜3カ月続けても，なお目標の血糖コントロールを達成できない場合薬物療法を開始する。

経口血糖降下薬やインスリン製剤を少量からはじめ徐々に増量する。経口血糖降下薬は作用機序の異なるものを併用する。

SGLT2阻害薬は腎臓の尿糖排泄閾値を低下させ尿糖排泄を促進し血糖を降下させるため，尿糖検査は血糖コントロールの評価には使用できない。また尿糖濃度が上昇しているため膀胱炎などの感染症の発症リスクが高いことより試験紙法による尿中白血球検査，尿中亜硝酸塩試験がスクリーニング検査としてよく行われている（P.339参照）。

ビグアナイド剤として過去に発売されていたフェンフォルミンは，乳酸アシドーシスの発症例が見られた。現在は乳酸の酸化を阻害する作用を無くしたビグアナイド剤であるメトフォルミンとブ

図1 薬物療法

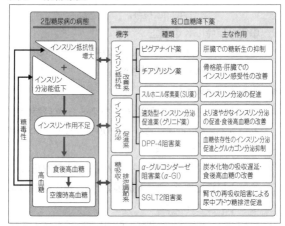

(日本糖尿病学会編・著:糖尿病治療ガイド2018-2019, p.33, 文光堂, 2018)

ホルミンが発売されているが禁忌や注意事項を守ることが推奨されている。

6 耐糖能障害が生じる疾患・薬剤・ホルモン

血糖や耐糖能に与える影響が大きいのはインスリンとインスリン拮抗ホルモン(グルカゴン,カテコラミン,成長ホルモン,コルチゾール)である。インスリン作用低下やインスリン拮抗ホルモン過剰では耐糖能が低下し,糖負荷前,糖負荷後ともに高血糖と

なるが，インスリン作用低下やインスリン拮抗ホルモン過剰が軽度の場合は，糖負荷後または食後の血糖値は上昇するが空腹時血糖値は上昇しない場合が多い。

糖尿病以外にも耐糖能が低下する疾患は多くある。インスリン受容体異常，成長ホルモン単独欠損症や筋ジストロフィーなどの遺伝性疾患，クッシング症候群，褐色細胞腫や甲状腺機能亢進症などの内分泌疾患，その他膵疾患，肝疾患や高脂血症などによっても耐糖能低下がみらる。薬剤にも血糖を上昇させるもの(インターフェロン，副腎皮質ホルモンなど)，血糖降下作用を減弱させるものがある。

MEMO

8 メタボリックシンドローム関連

1. 病態

メタボリックシンドロームは下記の病態を合併する心血管病易発状態を意味します。

1) 内臓脂肪(腹腔内脂肪)蓄積
2) インスリン抵抗性±耐糖能異常
3) 動脈硬化惹起性リポ蛋白異常
4) 血圧高値
5) その他の病態(易炎症性状態と易血栓性状態, 微量アルブミン尿, 高尿酸血症, アディポサイトカイン分泌異常)

◆内臓脂肪の蓄積は, 高血圧, 高TG血症, 低HDL-コレステロール血症, 高血糖を生じ, それぞれが心血管疾患のリスク上昇につながります。またリスクファクターの悪化や直接心血管疾患につながるさまざまな生理活性物質, アディポサイトカイン(遊離脂肪酸, プラスミノゲンアクチベータインヒビター〈PAI-1〉, アディポネクテンなど)の分泌異常をきたすことで心血管病のハイリスク状態となります。インスリン抵抗性はメタボリックシンドロー

日本におけるメタボリックシンドロームの診断基準

内臓脂肪(腹腔内脂肪)蓄積
ウエスト周囲径　　　　　　　男性≧85cm
女性≧90cm
(内臓脂肪面積　男女とも≧100cm^{2}に相当)
上記に加え下記のうち2項目以上
高トリグリセライド血症　　　≧150mg/dL
かつ/または
低HDLコレステロール血症＜40mg/dL
男女とも
収縮期血圧　　　　　　　　　≧130mmHg
かつ/または
拡張期血圧　　　　　　　　　≧85mmHg
空腹時高血糖　　　　　　　　≧110mg/dL

＊CTスキャンなどで内臓脂肪量測定を行うことが望ましい。
＊ウエスト周囲径は立位, 軽呼気時, 臍レベルで測定する。脂肪蓄積が著明で臍が下方に偏位している場合は肋骨下縁と前上腸骨棘の中点の高さで測定する。
＊高TG血症, 低HDL-C血症, 高血圧, 糖尿病に対する薬剤治療をうけている場合は, それぞれの項目に含める。

(メタボリックシンドローム診断基準検討委員会:メタボリックシンドロームの定義と診断基準, 日内会誌 94:797, 2005)

ムの主要コンポーネントと考えられています。簡便なインスリン抵抗性指標の一つとしてHOMA指数(糖尿病のP.138参照)をあげています。血糖値に関しては糖負荷後2時間血糖値が動脈硬化性疾患のリスクとなるとの報告がされていますが, メタボリッ

クシンドロームの診断基準には大きな集団の健康診断の目的のために空腹時血糖とされています。

◆動脈硬化惹起リポ蛋白異常として，メタボリックシンドロームにみられる高TG血症はレムナントリポ蛋白増加，アポB増加，sdLDL〔小型で高比重のLDL〕などを伴っているとされています（脂質関係検査の項参照）。蓄積した腹腔内脂肪に由来する遊離脂肪酸の肝臓内流入増加や高インスリン血症による超低比重リポ蛋白（VLDL）の合成増加，インスリン抵抗性によるリポ蛋白リパーゼ活性低下が成因として考えられています。TGに富むリポ蛋白（VLDL-1）がリポ蛋白リパーゼにより異化を受ける際，その表面組織物からHDLが生成されるため，リポ蛋白リパーゼ活性低下が起こるとHDL生成減少が起こります。またコレステロールに乏しいLDL（sdLDL）が生成されます。sdLDLはLDLレセプターとの親和性が低く肝よりむしろ末梢で代謝され血管壁に取り込まれやすく，LDLより血中滞在期間が長いことから，血管内皮および流血中の活性酸素によって酸化変性されやすい性格を持っています。酸化されたLDLは血管内皮下でマクロファージに捕捉されマクロファージを泡沫化し，アテローム性動脈硬化症の初期病変を形成します。

◆高血圧症も複数の成因からなる病態ですが，高血

圧自体が動脈硬化症疾患のリスクとなります。
◆その他の病態としては以下のようなものがあります。

1) 易炎症性状態と易血栓性状態

　この2つの状態はメタボリックシンドロームにしばしばみられるもので、臨床検査値としては、高感度CRPの上昇、血中PAI-1レベルの増加があります。

2) 微量アルブミン尿

　微量アルブミン尿はメタボリックシンドロームにしばしば出現する徴候です。血管内皮細胞障害を反映すると考えられており、糖尿病の場合には腎障害の予知因子として重要です。

3) 高尿酸血症

　高尿酸血症もメタボリックシンドロームによく見られる検査値異常です。特に高TG血症としばしば合併します。内蔵脂肪蓄積時には尿酸合成が亢進しているという報告があります。

4) アディポサイトカイン

　脂肪細胞から分泌されるアディポサイトカインとして遊離脂肪酸、PAI-1、アディポネクチン、TNF-α、レプチン、レジスチン、アンジオテンシノーゲンなどがあります。内蔵脂肪蓄積や肥満により、これらのアディポサイトカイ

ン分泌異常が起こります。とくに低アディポネクチン血症が重要視されています。アディポネクチンは補体のC1qと相同した構造を持ち,血管の障害部位を修復し肝臓や骨格筋に作用して蓄積した中性脂肪を燃焼させる働きを持っています。

MEMO

8 メタボリックシンドローム関連

 one point 臨床情報

1 高血圧治療ガイドライン2014（日本高血圧学会編）

1）血圧値の分類（成人血圧、単位はmmHg）

	分 類	収縮期血圧		拡張期血圧
正常域血圧	至適血圧	120未満	かつ	80未満
	正常血圧	120〜129	かつ/または	80〜84
	正常高値血圧	130〜139	かつ/または	85〜89
高血圧	Ⅰ度高血圧	140〜159	かつ/または	90〜99
	Ⅱ度高血圧	160〜179	かつ/または	100〜109
	Ⅲ度高血圧	180以上	かつ/または	110以上
	(孤立性)収縮期高血圧	140以上	かつ	90未満

2）降圧目標

	診察室血圧	家庭血圧
若年、中年、前期高齢者患者	140/90mmHg 未満	135/85mmHg 未満
後期高齢者患者	150/90mmHg 未満（忍容性があれば140/90mmHg 未満）	145/85mmHg 未満（目安）（忍容性があれば135/85 mmHg 未満）
糖尿病患者	130/80mmHg 未満	125/75mmHg 未満
CKD患者（蛋白尿陽性）	130/80mmHg 未満	125/75mmHg 未満（目安）
脳血管障害患者 冠動脈疾患患者	140/90mmHg 未満	135/85mmHg 未満（目安）

降圧目標の設定基準が複数ある患者では、高い方の基準を目指す。

9 脂質関係検査

1. コレステロール

基準値

TC	150 ～ 219 mg/dL
LDL-C	70 ～ 139 mg/dL
HDL-C	男性 40 ～ 86 mg/dL
	女性 40 ～ 96 mg/dL
TG	50 ～ 149 mg/dL

脂質異常症診断基準（空腹時採血）*

- LDL コレステロール
  - 140 mg/dL 以上　高 LDL コレステロール血症
  - 120～139 mg/dL　境界域高 LDL コレステロール血症**
- HDL コレステロール
  - 40 mg/dL 未満　低 HDL コレステロール血症
- トリグリセライド
  - 150 mg/dL 以上　高トリグリセライド血症
- Non-HDL コレステロール
  - 170 mg/dL 以上　高 non-HDL コレステロール血症**
  - 150～169 mg/dL　境界域高 non-HDL コレステロール血症**

＊10 時間以上の絶食を「空腹時」とする。ただし水やお茶などカロリーのない水分の摂取は可とする。

**スクリーニングで境界域高 LDL-C 血症,境界域高 non-HDL-C 血症を示した場合には,高リスク病態がないか検討し,治療の必要性を考慮する。
- LDL-C は Friedewald 式(TC−HDL-C−TG/5)または直接法で求める。
- TG が 400mg/dL 以上や食後採血の場合は non-HDL-C(TC−HDL-C)か LDL-C 直接法を使用する。ただしスクリーニング時に高 TG 血症を伴わない場合は LDL-C との差が +30mg/dL より小さくなる可能性を念頭においてリスクを評価する。

(日本動脈硬化学会(編):動脈硬化性疾患予防ガイドライン 2017 年版,日本動脈硬化学会,2017)

◆動脈硬化性疾患の危険因子の指標に総コレステロール値(TC)が使われてきましたが,2007 年以降はLDL-C 値が用いられています。LDL(低比重リポ蛋白)はコレステロールを末梢細胞に運搬する重要な生理的役割を担っていますが,組織で代謝されず血中で高濃度になると冠動脈性疾患(CHD)の危険因子になることが判明しました。また TC(カイロミクロン,VLDL,IDL,LDL,HDL に含まれるコレステロールの総和)には低値が問題となる HDL-C が高く,LDL-C が高くない場合がわが国では多いためです。TC 値は診断基準や管理基準からはずされましたが,LDL-C や non-HDL-C の算出に用いられるため TC の測定は必要です。non-HDL-C は,LDL-C,IDL-C,VLDL-C,レムナントリポ蛋白,small dense-LDL(sdLDL)など動脈

硬化性疾患の原因となるリポ蛋白コレステロールの総量を表します。

1-1 VLDL1

VLDLの中でも大型のVLDL1はインスリン抵抗性があると肝臓で選択的に生成が亢進されます。TGに富むVLDL1はHDL, LDLとの脂質転送を活発に行う結果HDL-Cが低下し，大型で低比重のLDLに比べ動脈硬化惹起性が強いsdLDLが生成します。また冠動脈疾患(CHD)発症例で必ずしもLDL-Cが高値でない場合も多いため，LDL-Cの量だけでなく質が重要視されています。

1-2 sdLDL

sdLDLは小型で高比重のLDLで高TG血症に出現頻度が高くなります。通常のLDLに比べLDLレセプターとの親和性が低下しており，また血中滞在期間が長いので血管内皮と接触する時間が長くなり肝臓より末梢で代謝され血管壁に取り込まれやすくなります。そこで血管内皮および流血中の活性酸素によって酸化変性されやすく，酸化されたLDLは血管内皮でマクロファージに捕捉され，マクロファージを泡沫化し，アテローム性動脈硬化症の初期病変を形成します。

1-3 血中TC

血中TCは肝での生合成,胆道排泄,腸管吸収および血中リポ蛋白代謝と密接に関係しています。

TCが高値を示す原因はコレステロールの合成亢進と異化障害が主なものですが,原発性と続発性があります。原発性は家族性がほとんどです。続発性としては,糖尿病などの糖・脂質代謝異常,甲状腺機能低下症などの内分泌疾患,閉塞性黄疸や脂肪肝などの肝・胆道疾患,ネフローゼなどの腎疾患があります。薬剤性としては胆汁うっ滞を起こす薬剤によることがあります。マニジピン,アシクロビル,フェロジピン,ミコナゾールでもコレステロール上昇の報告があります。

TC低値となる疾患もあります。原発性は低βリポ蛋白血症が主なものです。続発性は肝実質障害や内分泌疾患,栄養障害があります。薬剤性としては高脂血症薬,ホルモン剤,抗生物質など肝実質障害を起こす薬剤でみられます。

1-4 HDL-C

HDL-Cは抹消組織からコレステロールを回収し肝臓に運び異化する役割を担っています。LDL-Cが比較的低値の群でもHDL-Cが低いほど冠動脈疾患の発症頻度が高くなっています。高トリグリセ

リド血症では軽度の HDL-C 低下がよく見られます。20mg/dL 以下の高度の低 HDL-C 血症は肝硬変や腎不全でみられます。

　高 HDL-C 血症は CETP 欠損症,閉塞性黄疸など,薬剤ではステロイド,インスリンなどでみられます。女性での軽度の上昇はエストロゲンが影響していると考えられています。

◆日本動脈硬化学会のリスク区分別脂質管理目標値を表1に,冠動脈疾患発症予測モデルを図1に,LDL-C 管理目標設定のためのフローチャートを図2に,動脈硬化性疾患予防のための生活習慣の改善を表2に,治療薬の薬効別分類を表3に示します。

表1 リスク別脂質管理目標値

治療方針の原則	管理区分	脂質管理目標値（mg/dL）			
		LDL-C	non HDL-C	TG	HDL-C
一次予防 まず生活習慣の改善を行った後，薬物治療の適応を考慮する	低リスク	<160	<190	<150	≧40
	中リスク	<140	<170		
	高リスク	<120	<150		
二次予防 生活習慣の改善とともに薬物治療を考慮する	冠動脈疾患の既往	<100 （<70）*	<130 （<100）*		

＊家族性高コレステロール血症，急性冠症候群のときに考慮する。糖尿病でも他の高リスク病態(非心原性脳梗塞，末梢動脈疾患(PAD)，慢性腎臓病(CKD)，メタボリックシンドローム，主要危険因子の重複，喫煙)を合併するときはこれに準ずる。

・一次予防における管理目標達成の手段は非薬物療法が基本であるが，低リスクにおいても LDL-C が 180mg/dL 以上の場合は薬物治療を考慮するとともに，家族性高コレステロール血症の可能性を念頭においておくこと(同ガイドラインの第5章参照)。
・まず LDL-C の管理目標を達成し，その後 non-HDL-C の達成を目指す。
・これらの値はあくまでも到達努力目標値であり，一次予防（低・中リスク）においては LDL-C 低下率 20～30%，二次予防においては LDL-C 低下率 50% 以上も目標値となり得る。
・高齢者(75歳以上)については同ガイドラインの第7章を参照。

(日本動脈硬化学会(編)：動脈硬化性疾患予防ガイドライン 2017年版, 日本動脈硬化学会, 2017)

図1 吹田スコアによる冠動脈疾患発症予測モデル

危険因子①〜⑧の点数を合算する。 (点数)

①年齢 (歳)	35〜44	30
	45〜54	38
	55〜64	45
	65〜69	51
	70以上	53

②性別	男性	0
	女性	-7

③喫煙*	喫煙有	5

④血圧*	至適血圧 <120かつ <80	-7
	正常血圧 120〜129かつ/または80〜84	0
	正常高値血圧 130〜139かつ/または85〜89	0
	Ⅰ度高血圧 140〜159かつ/または90〜99	4
	Ⅱ度高血圧 160〜179かつ/または100〜109	6

⑤HDL-C (mg/dL)	<40	0
	40〜59	-5
	≧60	-6

⑥LDL-C (mg/dL)	<100	0
	100〜139	5
	140〜159	7
	160〜179	10
	≧180	11

⑦耐糖能異常	あり	5

⑧早発性冠動脈 疾患家族歴	あり	5

①〜⑧の 点数を合計	点

	①~⑧の合計得点	10年以内の冠動脈疾患発症確率	発症確率の範囲 最小値	発症確率の範囲 最大値	発症確率の中央値	分類
吹田スコア（LDLモデル詳細）	35以下	<1%		1.0%	0.5%	低リスク
	36~40	1%	1.3%	1.9%	1.6%	
	41~45	2%	2.1%	3.1%	2.6%	中リスク
	46~50	3%	3.4%	5.0%	4.2%	
	51~55	5%	5.0%	8.1%	6.6%	
	56~60	9%	8.9%	13.0%	11.0%	高リスク
	61~65	14%	14.0%	20.6%	17.3%	
	66~70	22%	22.4%	26.7%	24.6%	
	≧71	>28%	28.1%		28.1%以上	

*高血圧で現在治療中の場合も現在の数値を入れる。ただし高血圧治療の場合は非治療と比べて同じ血圧値であれば冠動脈疾患のリスクが高いことを念頭に置いて患者指導をする。禁煙者については非喫煙として扱う。冠動脈疾患のリスクは禁煙後1年でほぼ半減し，禁煙後15年で非喫煙者と同等になることに留意する。

（日本動脈硬化学会（編）：動脈硬化性疾患予防ガイドライン2017年版，日本動脈硬化学会，2017）

図2 冠動脈疾患予防からみたLDL-C管理目標設定のための吹田スコアを用いたフローチャート

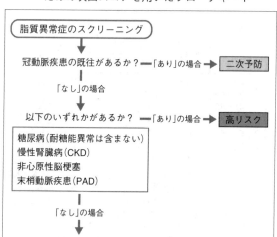

吹田スコアは図1・2に基づいて計算する。

注)家族性高コレステロール血症および家族性Ⅲ型高脂血症と診断される場合はこのチャートは用いずにガイドラインの第5章「家族性コレステロール血症」,第6章「原発性脂質異常症」の章をそれぞれ参照すること。

(日本動脈硬化学会(編):動脈硬化性疾患予防ガイドライン2017年版,日本動脈硬化学会,2017)

表2　動脈硬化性疾患予防のための生活習慣の改善

- 禁煙し，受動喫煙を回避する
- 過食と身体活動不足に注意し，適性な体重を維持する
- 肉の脂身，動物脂，鶏卵，果糖を含む加工食品の大量接種を控える
- 魚，緑黄色野菜を含めた野菜，海藻，大豆製品，未精製穀類の摂取量を増やす
- 糖質含有量の少ない果物を適度に接種する
- アルコールの過剰摂取を控える
- 中等度以上の有酸素運動を，毎日合計30分以上を目標に実施する

(日本動脈硬化学会(編)：動脈硬化性疾患予防ガイドライン2017年版, 日本動脈硬化学会, 2017)

MEMO

表3 脂質異常症治療薬の薬効による分類

分類	LDL-C	TG	HDL-C	non HDL-C	主な一般名
スタチン	↓↓〜↓↓↓	↓	—〜↑	↓↓〜↓↓↓	プラバスタチン, シンバスタチン, フルバスタチン, アトルバスタチン, ピタバスタチン, ロスバスタチン
小腸コレステロールトランスポーター阻害薬	↓↓	↓	↑	↓↓	エゼチミブ
陰イオン交換樹脂	↓↓	↑	↑	↓↓	コレスチミド, コレスチラミン
プロブコール	↓	—	↓↓	↓	プロブコール
フィブラート系薬	↓	↓↓↓	↑↑	↓	ベザフィブラート, フェノフィブラート, ペマフィブラート, クリノフィブラート, クロフィブラート
n-3系多価不飽和脂肪酸	—	↓	—	—	イコサペント酸エチル, オメガ-3脂肪酸エチル
ニコチン酸誘導体	↓	↓↓	↑	↓	ニセリトロール, ニコモール, ニコチン酸トコフェロール
PCSK9阻害薬	↓↓↓↓	↓〜↓↓	—〜↑	↓↓↓↓	エボロクマブ, アリロクマブ
MTP阻害薬*	↓↓↓	↓↓↓	↓	↓↓↓	ロミタピド

*ホモFH患者が適応

↓↓↓↓:-50%以上 ↓↓↓:-50〜-30% ↓↓:-20〜-30% ↓:-10〜-20% ↑:10〜20% ↑↑:20〜30% —:-10〜10%

(日本動脈硬化学会(編):動脈硬化性疾患予防ガイドライン2017年版, 日本動脈硬化学会, 2017)

2. レムナント様リポ蛋白コレステロール(RLP-C)

基準値　7.5 mg/dL 以下

◆RLP-C は小腸や肝で生成されたリポ蛋白(カイロミクロン・VLDL)が血中でリポ蛋白リパーゼにより分解されて生じる中間代謝産物で、カイロミクロンレムナント、VLDL レムナント(IDL)、βVLDL が知られています。

健常者では速やかに代謝されますが、脂質代謝異常が生じると血中に滞留し動脈硬化促進因子となります。RLP-C はこのレムナントリポ蛋白を反映する指標です。

3. 酸化 LDL(MDA-LDL)

基準値		
45 歳未満男性, 55 歳未満女性		46 〜 82 U/L
45 歳以上男性, 55 歳以上女性		61 〜 105 U/L

酸化 LDL はスカベンジャー受容体を介してマクロファージに無制限に取り込まれ、コレステロールが多量に蓄積した泡沫化細胞を形成します。small dense-LDL から酸化 LDL が生成されやすいとい

われています。この泡沫化細胞とともに酸化LDLは動脈硬化症発症の重要な役割を果たしています。LDLが酸化変性を受けると構成成分であるアポ蛋白B-100と脂質がさまざまな変性・構造変化を起こし，不均一な粒子が形成されます。これらの総称が酸化LDLですが，多量に生産され，構造も明確なmalondialdehyde-modifed LDL(MDA-LDL)を代表的な酸化LDLとして測定しています。

4. トリグリセリド(TG)

50 mg/dL以下	低TG血症
150～ 300 mg/dL	軽度高TG血症(VLDL, IDLの増加)
300～ 400 mg/dL	中等度高TG血症(VLDL, IDLの増加)
400～1,000 mg/dL	高度高TG血症(カイロミクロンの増加)
1,000 mg/dL以上	重症高TG血症(カイロミクロンの著明な増加)

基準値 50 ～ 149 mg/dL

TG値は食事の影響が大きく(1.1 ～ 1.6倍)，食後2 ～ 4時間で最高値を示します。検査に際しては，前日の夕食に高脂肪，アルコール類を避け，早朝空腹時(12 ～ 16時間絶食後)に採血したTGが参考になります。TGは血清中ではアポリポ蛋白と結合し，

主にVLDLに存在していますが，一部はIDL，HDLにも存在しています。

◆低TG血症は原発性の無・低リポ蛋白血症が主なものですが，ヘパリンや高脂血症治療薬によるものもまれにあります。

◆軽度〜重症高TG血症も高頻度にみられるのはいずれも家族性(原発性)のものですが，インスリン抵抗性症候群，甲状腺機能低下症，ネフローゼ，糖尿病，急性膵炎，薬剤(コルチコステロイド，テストステロン，サイアザイド，β-ブロッカー，経口避妊薬)などによる続発性のものがあります。

◆高TG血症の大部分はIDLあるいはRLP-Cに代表される高レムナント血症であり，small dense LDLも増加しています。しかも高TG血症は低HDL-C血症，高血圧あるいは耐糖能異常を合併しメタボリックシンドロームを呈することが多く，特に食後高脂血症ではこの傾向が著明になり，冠動脈疾患の危険因子としても重要です。

5. リポ蛋白

リポ蛋白の種類と特徴

種類	比重	成分比%					主要アポ蛋白
		TG	CE	FC	PL	蛋白	
CM (カイロミクロン)	<0.951	85	5	2	6	2	B48, E
VLDL (超低比重リポ蛋白)	0.951〜1.006	55	12	7	18	8	B100, E C_1, C_2, C_3
IDL (中間比重リポ蛋白)	1.006〜1.019	24	33	13	12	18	B100, E
LDL (低比重リポ蛋白)	1.019〜1.063	10	37	8	22	23	B100
HDL$_2$ (高比重リポ蛋白)	1.063〜1.125	5	18	4	29	42	A_1, A_2, A_3
HDL$_3$ (高比重リポ蛋白)	1.125〜1.210	4	12	3	23	58	A_1, A_2

CE：コレステロールエステル, FC：フリーコレステロール, PL：リン脂質

　カイロミクロン(CM), VLDL, IDL, LDL, HDLに分けられるリポ蛋白は，水に溶けない脂質が，周囲をアポリポ蛋白やリン脂質に囲まれて，ミセルを形成して血中に存在する脂質と蛋白の複合体です。脂質含量が多いとその比重は低くなり，蛋白含量が多いと比重は高くなります。その比重によってリポ

蛋白は種類分けされて脂質異常症の分類に応用されました。どのリポ蛋白が上昇しているか判明すれば病型がわかり高脂血症の日常診療に有用となっています。

腸管から吸収されたリポ蛋白CMはリポ蛋白リパーゼ(LPL)によりCMレムナント(レムナントリポ蛋白とは, CMやVLDLのようにTGに富むリポ蛋白の代謝過程で生じるリポ蛋白で, 通常は速やかに代謝されて血中より消失しますが, 何らかの障害によりこれが蓄積した状態を高レムナント血症と呼びます。レムナントリポ蛋白は酸化などの変性を受けやすい)となり肝に取り込まれます。肝はVLDLを分泌し, VLDLはLPLによりVLDLレムナントとなり, 肝性リパーゼ(HTGL)やLPLによりLDLとなります。そして末梢組織のLDL受容体により取り込まれます。末梢組織からはHDLが逆転送で肝のHDL・LDL受容体に再び取り込まれます。LDL受容体に異常がありLDLが上昇するのがIIa型, さらにVLDLも上昇するのがIIb型になります。肝でVLDLの産生が亢進しているのがIV型, LPL活性が全くなく, CMが上昇するのがI型になります。LPL活性が若干あり, CMレムナント, CM, VLDLが上昇した場合がV型, VLDLレムナント(IDL)が上昇したのがIII型になります。表

表3 脂質異常症の分類

Type	コレステロール mg/dL	トリグリセリド mg/dL	リポ蛋白分類
Ⅰ 型	< 260	> 1,000	カイロミクロン
Ⅱa 型	> 300	< 150	LDL
Ⅱb 型	> 300	150 ~ 300	VLDL, LDL
Ⅲ 型	350 ~ 500	350 ~ 500	IDL, β-VLDL
Ⅳ 型	< 260	200 ~ 1,000	VLDL
Ⅴ 型	> 300	> 1,000	カイロミクロン VLDL

(Fredrickson 分類)

3の脂質異常症の分類は，食事療法や脂質異常症治療薬の適応を決めるのにも用いられています。
◆老年者の脂質異常症タイプについての厚生省特定疾患研究班(1998)の研究では，成人男性の高脂血症のタイプはⅣ＞Ⅱa＞Ⅱb，女性はⅡa＞Ⅱb＞Ⅳの順に多いとされていますが，加齢により老年者男性ではⅡa＞Ⅳ＞Ⅱbと変化します。女性では加齢による変化はみられないとされています。

6. その他の脂質

6-1 遊離脂肪酸(FFA)

基準値 140 ~ 850 μEq/L

　FFA の主たる供給源は脂肪組織で，ホルモン感受性リパーゼ(HSL)やリポ蛋白リパーゼにより産生されます。日常検査ではありませんが，糖尿病のケトアシドーシスや心筋梗塞後の不整脈時に測定されます。異常高値は LPL が TG を水解して FFA が遊離してきた場合です。その他 FFA はリポ蛋白の水解や肝臓で合成されます。VLDL が LPL の作用を受けて LDL に転換する過程でも FFA が遊離します。内蔵脂肪蓄積型肥満のような脂肪細胞が多い状態では脂肪細胞よりの FFA の遊離が増加して，高 FFA 血症を呈します。FFA もインスリン抵抗性惹起因子のひとつであることと，血中の FFA の 30％以上はオレイン酸とパルミトオレイン酸であるため飽和脂肪酸／単価不飽和脂肪酸の比が増加することにより高血圧や耐糖能異常などの危険因子となります。糖尿病ではインスリンの作用不足により HSL が活性化され FFA が増加し糖の取り込みが減弱します。また FFA の増加は心筋梗塞時の不整脈

発生の原因になります。テオフィリン, L-ドパ, α1-ブロッカー, カフェイン, 甲状腺ホルモンやグルココルチコイド投与でもFFAは増加します。低下させる薬剤としてはグルコース, 乳酸, β-ブロッカー, インスリン, プロスタグランジンE_1, ニコチン酸・クロフィブラート系薬剤があります。

6-2 リポ蛋白(a) 〔Lp(a)〕

基準値 40 mg/dL 以下

リポ蛋白(a)〔Lp(a)〕の構造はLDLのアポB-100に, 糖蛋白に富んだアポ(a)がS-S結合しています。Lp(a)は酸化されやすく, 酸化LDLに相当すると考えられています。

虚血性心疾患の危険因子で病変枝数が多いほどLp(a)が高値を示します。エストロゲン投与で低下します。

10 膵・外分泌機能検査

1. アミラーゼ

基準値

血清アミラーゼ　　37 ～ 125 U/L
部分尿アミラーゼ　65 ～ 700 U/L

- **血清アミラーゼ　165 U/L 以上** ┐ 膵炎，膵管内圧上昇
- **尿アミラーゼ　　700 U/L 以上** ┘ の可能性

アミラーゼ(AMY)は膵液および唾液中に多く含まれる分子量5.5万～6.2万の糖質分解酵素で血中半減期が2～4時間と短く腎臓から容易に排出されます。血中・尿中 AMY は代表的な膵疾患スクリーニング検査です。尿 AMY は尿の濃縮，嘔吐・下痢などの脱水状態では高濃度を示すので判定には注意が必要です。高値が認められた場合には，AMY を産生している組織(膵・唾液腺など)に炎症による組織破壊や，分泌液の流出障害，アミラーゼ産生腫瘍があることが考えられます。高 AMY 血症の場合，アイソザイムを測定することで膵型，唾液腺型(唾液・腸・卵巣・肺)と識別することができます(**表1**)。

急性膵炎を疑う場合は緊急に膵型 AMY の測定

表1 血中アミラーゼ値の異常を示す疾患

高アミラーゼ血症	
1) 膵型アミラーゼ増加	急性・慢性膵炎，慢性膵炎再燃期，膵癌，薬物（膵刺激ホルモン，サイアザイド系，ステロイドなど）
2) 唾液腺アミラーゼ増加	唾液腺疾患，アミラーゼ産生腫瘍
3) 膵・唾液腺両型アミラーゼ増加	慢性腎不全
低アミラーゼ血症	
1) 膵アミラーゼ減少	膵疾患による膵実質の損傷，重症糖尿病
2) 唾液腺アミラーゼ減少	唾液腺摘出，照射後

を行います。急性膵炎では血清アミラーゼは発症直後より上昇し24時間前後で最高値に達し，1週間以内に正常化する場合が多くみられます。血中AMYは半減期が短いため異常高値の間に測定が間に合わない場合も多く，急性膵炎の中にはAMY値が上昇しない症例や重症度と比例しない報告がみられます。尿アミラーゼは血清アミラーゼよりやや遅れて上昇し上昇率も高く持続時間も長いので発病初期の血清検査を逃した時にも役立ちます。

臨床的にみた膵炎の病態と血中・尿中アミラーゼの値とは必ずしも平行しません。特に薬物性膵炎などでは症状と検査所見の解離がしばしばみられます。

アミラーゼの尿中排泄は腎機能と平行関係にあり，腎不全では高アミラーゼ血症がみられます。急性膵炎ではこの腎機能との平行関係が失われ，アミラーゼの腎におけるクリアランスが亢進することがあり，アミラーゼ・クレアチニンクリアランス比 [ACCR(%) = (尿中 AMY × 血中 CRE) / (血中 AMY × 尿中 CRE) × 100]（ACCR 正常値 1.0 ～ 4.7 %）の上昇がみられます。高 AMY 血症にもかかわらず尿 AMY が高値でない場合は腎機能障害やマクロアミラーゼ血症などがあります。マクロ AMY は血中の AMY が免疫グロブリンに結合し高分子化するため腎クリアランスが低下することより ACCR が著しい低値を示します。

$$ACCR(\%) = \frac{尿中アミラーゼ濃度}{血中アミラーゼ濃度} \times \frac{血中クレアチニン濃度}{尿中クレアチニン濃度} \times 100$$

2. 膵リパーゼ, エラスターゼ1, ホスホリパーゼA_2

基準値

リパーゼ	11 ～ 53 U/L
エラスターゼ1	300 ng/dL 以下
ホスホリパーゼA_2	130 ～ 400 ng/dL

軽度高値(基準値の3倍未満) 急性膵炎, 慢性膵炎, 膵癌, 腎不全

異常高値(基準値の3倍以上) 急性膵炎, 膵癌

◆膵リパーゼは膵腺房細胞で合成される酵素で, TGのα位脂肪酸エステルの加水分解を行う消化酵素です。血中の酵素活性は膵の炎症, 膵管閉塞により上昇し, 異常高値持続期間はAMYよりも長く, 7～10時間持続します。急性膵炎の診断指標として血中AMYよりも感度, 特異度ともに優れています。急性膵炎診断のガイドラインでは膵特異性の高いリパーゼなどの測定を推奨しています。

◆エラスターゼは結合組織成分のエラスチンを分解するセリンプロテアーゼで, 膵臓の腺房細胞内にプロエラスターゼとして存在し, 膵液として分泌された後, トリプシンにより活性化されます。急性膵炎の診断, 経過観察時に異常高値が他の膵酵素より長く持続することで繁用されています。

◆ホスホリパーゼはリン脂質・グリセロホスフォリピッドのエステル結合を切る酵素で、膵型と膜型があります。膵型のホスホリパーゼ A_2 は膵で合成され、膵液中に分泌し、消化酵素として働きます。血中の半減期はエラスターゼ1についで長く異常高値が続きますが、測定が RIA 固相法と迅速な測定が困難で急性膵炎の診断には適しません。しかし測定値は重症度と相関し臨床症状に伴って変動し経過観察に有用です。

◆これらの酵素は膵特異性が高く、その値の上昇は膵実質細胞から血中への酵素の逸脱を意味します。腎不全による血中貯留の可能性がなければ、膵炎や膵癌などによる膵障害を疑いますが、胆石、胆道疾患、腹膜炎のように膵に影響を与える病態を除外することも必要です。

急性膵炎の原因には、アルコール、胆石、代謝・栄養障害(高 Ca 血症による膵管内結石、脂質異常症、ビタミン D 過剰)、薬剤(副腎皮質ステロイドなど)があります。急性膵炎時には白血球、CRP の上昇や血小板の低下もみられますので、それらも参考に、薬剤起因がないかをチェックする必要があります。

3. PFDテスト

基準値	73.4～90.4％
73.4％以下	膵外分泌障害の可能性（慢性膵炎，膵癌，膵石症，肝機能障害，吸収不良症候群など）

　PFDテストは，ベンチロミド(PFD内服液)を服用後，膵外分泌酵素であるα-キモトリプシンにより分解され，アミノ安息香酸(PABA)となって小腸から吸収され，肝で抱合を受けて尿中に排泄され，その尿中排泄量を測定することで膵外分泌機能を知ろうとする検査です。小腸の吸収能，肝・腎機能にも影響を受けるため精度は悪いのですが，簡易に実施できるため，慢性膵炎で膵外分泌機能低下が疑われる場合や慢性膵炎の膵外分泌機能の経過観察に用いられています。

　検査実施時に注意することは，消化酵素剤のキモトリプシン含有製剤やカモスタットメシル酸塩などの酵素阻害薬，利胆薬の投与は，検査実施3日前より休薬することです。PABA反応陽性を示す薬剤にはアセトアミノフェン，スルピリン，アミノアンチピリンの含有製剤，パスカルシウム，イソニアジ

ド，プロカインアミド，アネステジンなどがありますが，PFD服用前の尿を測定することで薬剤の影響の有無がわかります。PFD投与禁忌としては高度の腎機能低下(血清クレアチニン 2mg/dL 以上)，急性膵炎・急性肝炎の急性期，妊婦があります。またPFD内服液中にはアルコールが含まれているため，アルコールに過敏な患者には顔面紅潮，動悸などの副作用を起こすことがあり注意が必要です。

以上のような臨床検査が日常よく遭遇する急性膵炎，慢性膵炎，膵癌の診断や病態把握に各種画像検査とともに採用されています。

MEMO

one point 臨床情報

1 急性膵炎臨床診断基準
（厚生労働省難治性膵疾患に関する研究班 2008 年改訂）

●診断基準

> 1) 上腹部に急性腹痛発作と圧痛がある。
> 2) 血中，または尿中に膵酵素の上昇がある。
> 3) 超音波，CT または MRI で膵に急性膵炎に伴う異常所見がある。

上記 3 項目中 2 項目以上を満たし，他の膵疾患および急性腹症を除外したものを急性膵炎と診断する。ただし，慢性膵炎の急性発作は急性膵炎に含める。膵酵素は膵特異性の高いもの（膵アミラーゼ，リパーゼなど）を測定することが望ましい。

●急性膵炎の重症度判定基準

（厚生労働省難治性膵疾患に関する研究班 2008 年改訂）
1) 予後因子：原則として発症後 48 時間以内に特定することとし，以下の各項目を 1 点として，合計したものを予後因子の点数とする。

> 1. Base excess≦−3 mEq/L またはショック
> 2. PaO2≦60 mmHg(room air)または呼吸不全
> 3. BUN≧40 mg/dL（または Cr≧2.0 mg/dL）または乏尿

4. LDH≧基準値上限の2倍
5. 血小板数≦10万/mm^3
6. 総Ca値≦7.5 mg/dL
7. CRP≧15 mg/dL
8. SIRS診断基準*における陽性項目数≧3
9. 年齢≧70歳

*SIRS診断基準項目
(1) 体温>38℃または<36℃
(2) 脈拍数>90回/分
(3) 呼吸数>20/分　　PaCO$_2$<32mmHg
(4) 白血球数>12,000/mm^3 もしくは<4,000/mm^3 または>10%幼若球出現
・予後因子が3点以上を重症, 2点以下を軽症と判定

2) 診断

　急性膵炎の診療においては, 早期に診断し早期に治療を開始することが重要。腹痛は90%近い患者に認めるが, 腹痛のない無症状の急性膵炎患者がいることにも留意する必要がある。消化器症状のある症例では, 鑑別診断として急性膵炎を念頭におくことが大切。問診, 理学所見, アミラーゼ, リパーゼなどの血液検査, 腹部単純レントゲン撮影, 腹部超音波検査, CTなどの画像所見から, 急性膵炎の診断を迅速に行う。

11 その他の生化学検査

1. 血清蛋白とその分画

基準値 6.7 〜 8.3 g/dL

- 血清総蛋白(TP),アルブミン,グロブリン

TP 6.0 g/dL 以下	アルブミン著減(低蛋白血症)
TP 6.0〜6.5 g/dL	アルブミン減少を考える
TP 8.0〜9.0 g/dL	γ-グロブリン増加を考える
TP 9.0 g/dL 以上	M蛋白増加を考える(高蛋白血症)

分画		基準値%	検査値と推定病態
アルブミン		60.2 〜 71.4	↓肝硬変・肝障害,慢性炎症,ネフローゼ ↑脱水,熱中症
グロブリン	α_1	1.9 〜 3.2	↓急性肝障害,低蛋白血症 ↑急性慢性炎症
	α_2	5.8 〜 9.6	↓肝障害,低蛋白血症 ↑急性炎症,ネフローゼ
	β	7 〜 10.5	↓慢性肝障害
	γ	10.6 〜 20.5	↓先天性・後天性低γ-グロブリン血症 ↑肝硬変・肝障害・慢性肝炎,膠原病,悪性腫瘍

◆血清中には80種類以上の蛋白が存在し,そのすべてが弱アルカリ性の溶液中では陰性に荷電してい

ます。弱アルカリ性溶液で電気泳動を行ないますと全ての成分が陽極側へ移動しますが電気的荷電の強さと粘性に応じて5つのグループに分画されます。陽極側に移動するほど強い陰イオン荷電を有し粘性の低い分子量の小さい蛋白分画になります。はじめにアルブミン分画が陽極側へ移動し次いでグロブリン分画の α_1, α_2, β, γ の順に移動します。この5つの分画は%で表示されます。

◆血清蛋白分画は腎疾患(ネフローゼ症候群),肝疾患(肝硬変),悪性M蛋白血症(骨髄腫),免疫不全,蛋白分画欠損などが疑われるときに必要な検査で,各分画は病態特有の増減があり,診断や病態把握に役立ちます。特徴的な病態が鑑別されている場合,TP・アルブミン・グロブリンの経過を追うことで病態の推移が判断できます。簡便法としてアルブミンとグロブリンの比A/G(基準値1.5〜2.5)で推移をみます。

◆TPは血清中の総タンパク量で栄養状態や全身状態の良否を判断するスクリーニング検査ですが,アルブミン分画が約60%, γ-グロブリン分画が約20%とTPの大部分を占めているため,実際にTPの増減として認識されるのは主としてアルブミン・γ-グロブリン量が変動する場合です。多くの場合,増加はグロブリンの増加,低下はアルブミンの低下

でみられます。蛋白のほとんどが肝臓で合成され，肝疾患でグロブリンが増加し，腎疾患で蛋白，アルブミンの減少が多くみられることから肝・腎疾患などの病態把握のために TP と併せて血清蛋白分画も検査されます。

◆低蛋白血症の原因は蛋白素材の不足(摂取不足，吸収障害)蛋白の体外喪失(蛋白尿，失血等)蛋白の体腔内漏出，蛋白合成障害・異化亢進，血液の希釈があります。低蛋白血症をみた時は投与されている輸液量と尿量，Ht・Hb・赤血球数などを参考にし血液の希釈がないかを確かめることが必要です。蛋白合成障害は肝障害が進行すると起こり TP，アルブミンが低値になります。

◆高蛋白血症の原因は脱水，γ-グロブリン分画の増加する悪性 M 蛋白血症などが考えられます。高蛋白血症をみたときには利尿薬過剰投与や，下痢による水分喪失で脱水症状がないかを確かめることが必要です。Ht・Na・Cl が高値を示す場合には脱水が考えられます。

◆TP 濃度に影響を与える薬剤としては，インスリン，男性ホルモン，蛋白同化ホルモン，成長ホルモン，抗生物質大量投与が TP 上昇を，抗腫瘍薬，免疫抑制薬，副腎皮質ホルモンが TP を低下させます。

2. 栄養アセスメント蛋白

● プレアルブミン，レチノール結合蛋白

基準値

プレアルブミン　　　　22 ～ 40 mg/dL
レチノール結合蛋白　　男性 2.7 ～ 6.0 mg/dL
　　　　　　　　　　　女性 1.9 ～ 4.6 mg/dL

　従来，栄養状態の把握に用いられてきたアルブミンは血中半減期が 17 ～ 23 日と長いため数日前の栄養状態の反映は不可能です。そのため，半減期が 2 日のプレアルブミン(トランスサイレチン)，1/2 日のレチノール結合蛋白が栄養状態をリアルタイムに反映する栄養アセスメント蛋白として繁用されています。アルブミン，プレアルブミンは炎症によっても減少するため，CRP も同時に測定する必要があります。

one point 臨床情報

1 分画の主な蛋白成分

項　目	成　　分
A	アルブミン，プレアルブミン
α_1-G	α_1-アンチトリプシン，α_1-酸性糖蛋白，α_1-酸性糖リポ蛋白
α_2-G	ハプトグロビン，α_2-マクログロブリン，セルロプラスミン
β-G	トランスフェリン，β-リポ蛋白，C_3
中間(β-γ)	CRP
γ-G	IgG，IgA，IgM，IgD，IgE

2 蛋白異常時に考慮される薬剤管理

- アルブミン↓　　　　　薬剤蛋白結合率注意
- α_1-糖蛋白↑ or ↓　塩基性薬剤の用量注意
- アルブミン投与　　　アルブミン期待値
  　　　　　　　　　　3.0g/dL 以上（急性）
  　　　　　　　　　　2.5g/dL 以上（慢性）

アルブミン投与量 g＝
（アルブミン期待値 g/dL－実測値 g/dL）×
　　　　　　　　　　　　(0.4× 体重 kg)×2

3. 血清尿酸

基準値
[男性] 3.7 ～ 7.0 mg/dL
[女性] 2.5 ～ 7.0 mg/dL

- 高尿酸血症・痛風・腎不全, 白血病
  高尿酸血症　7.1 mg/dL 以上

尿酸は核酸の構成成分であるプリン体の最終代謝産物です。1日の尿酸産生量は約700mgで約500mgが尿中に排泄され, 残りの約200mgは糞便中などに排泄され一定の血中濃度を保っています。血清尿酸値の上昇は①腎臓からの排泄低下(腎機能障害, 尿酸分泌低下または再吸収増, 薬剤)②食事からの大量摂取, 細胞の崩壊, プリン体新合成の亢進(白血病, 骨髄腫など)③腸からの排泄低下が原因です。血清濃度7.0mg/dL以上では性・年齢を問わず過飽和状態となり組織に尿酸塩が沈着します。尿酸塩は関節滑膜に沈着して炎症反応を中心とした病態を引き起こし痛風関節炎を発症し, また腎臓に沈着して痛風腎を発症します。高尿酸血症は, 高血圧, 糖尿病, 肥満などメタボリックシンドロームと関連性が高く, 腎障害, 心血管イベントのリスクファクターとなる可能性が高いことより, 高尿酸血

表1 尿中尿酸排泄量と尿酸クリアランスによる病型分類

病　型	尿中尿酸排泄量 (mg/kg/時)		尿酸クリアランス (mL/分)
腎負荷型	>0.51	および	≧7.3
尿酸排泄低下型	<0.48	あるいは	<7.3
混合型	>0.51	および	<7.3

(日本痛風・核酸代謝学会ガイドライン改訂委員会 編：高尿酸血症・痛風の治療ガイドライン第3版, 診断と治療社, 2018)

症・痛風の治療ガイドライン第3版(2019年改訂)では高尿酸血症の是正を広く推奨しています。尿中尿酸排泄量と尿酸クリアランスの病型分類では，尿酸産生過剰型(10%)，尿酸排泄低下型(60%)，混合型(30%)に大別されます。

◆高尿酸血症起因薬剤としては表2に示すようなものがあります。

　日本痛風・核酸代謝学会のガイドライン(2018年)に記載されている高尿酸血症の治療方針を図1に記載します。

◆低尿酸血症の場合は原因の精査が必要ですが，アロプリノール投与による場合がよくみられますので注意が必要です。特に慢性腎不全患者への投与時は中毒症候群や骨髄抑制を起こすため副作用チェックが必要です。

表2 高尿酸血症起因薬剤

薬	剤
サイアザイド系・ループ利尿薬	ナテグリニド
β ブロッカー	シロスタゾール
$\alpha \cdot \beta$ ブロッカー	レノグラスチム
アゼルニジピン	フルクトース
ピラジナミド	キシリトール
エタンブトール	イノシン
ピモベンダン	マンニトール
テオフィリン	サリチル酸
オメプラゾール	エタノール
ランソプラゾール	ワルファリン
カルシトリオール	ミゾリビン
ニセリトロール	シクロスポリン
ニコモール	腎毒性薬剤
	抗悪性腫瘍薬

図1 高尿酸血症の治療方針

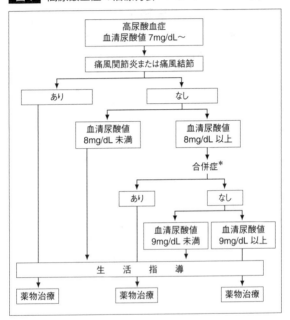

* 腎障害，尿路結石，高血圧，虚血性心疾患，糖尿病，メタボリックシンドロームなど
(日本痛風・核酸代謝学会ガイドライン改訂委員会 編：高尿酸血症・痛風の治療ガイドライン第3版，診断と治療社，2018)

・尿酸降下薬には尿酸排泄促進薬と尿酸生成抑制薬があるが，尿酸排泄低下型高尿酸血症には尿酸排泄促進薬，尿酸産生過剰高尿酸血症には尿酸生成抑制薬を選択することが原則となる。
・治療目標血清尿酸値は6 mg/dL以下にすることが重要。

👍 one point 臨床情報

1 高尿酸血症が産生過剰か排出低下かの病型分類簡便法

随時尿で尿中尿酸と Cr を測定し尿酸/Cr 比をみる。

≦0.5 －－ 尿酸排泄低下型
＞0.5 －－ 尿酸産生過剰型

2 高尿酸血症治療薬

排泄型：ベネシッド®, パラミヂン®, ユリノーム®
生成抑制型：ザイロリック®, フェブリク®
　　　　　　ウリアデック®, トピロリック®

3 高尿酸血症時に考慮される薬剤管理

❶尿酸排泄剤投与時には尿路結石の発現に注意し, 尿のアルカリ化薬を併用する(pH6.0 以下では尿酸は排泄されないため, 食事による改善がなければ尿アルカリ化薬が必要となる)。

❷尿酸排泄剤投与時は摂水量を多くし, 1日尿量 2L くらいになるようにする。(副作用の尿路結石予防)

❸中等度以上(Ccr, GFR 30mL/分/1.73m² 未満または血清 Cr 2.0mg/dL 以上)の腎機能障害には尿酸生成抑制薬を選択する。

❹ザイロリック® 投与時の食事の過度の蛋白制限では活性代謝産物のオキシプリノールの腎クリアラン

スが低下しAUCが増加する。また腎不全時のザイロリック® 過剰投与はオキシプリノールが大量に蓄積し中毒症を起こす。

❺腎機能に応じたアロプリノールの使用量目安(mL/min)

Ccr>50	100〜300mg/day
30<Ccr≦50	100mg/day
Ccr≦30	50mg/day

❻副次的に尿酸降下作用を有する薬剤としてフェノフィブラート,ロサルタンが尿酸トランスポーターのURATIを阻害して尿酸排泄効果を発揮する。

❼ユリノーム® とパラミヂン® は,ワルファリンの血中濃度を増加させるため併用には注意する。

❽近年上市された尿酸生成抑制薬であるフェブキソスタット,トピロキソスタットは,胆汁排泄経路でも代謝され,アロプリノールよりも腎障害の軽減が認められ,安全な使用が期待されている。

4. アンモニア窒素

5-1 アンモニア窒素　80μg/dL 以上

基準値

全血　　30 ~ 80 μg/dL

重症肝障害時の尿素生成能低下，尿毒症
門脈−体循環シャント（肝硬変など），薬物，
先天性尿素サイクル酵素欠損症

血中のアンモニア（NH_3）は食物由来のアミノ酸が腸内細菌により脱アミノ化され，腸管から体内に吸収された NH_3 と体内でアミノ酸が脱アミノ化されて生じた NH_3 を含みます。NH_3 は毒性が強いため速やかに肝臓の尿素回路で無毒の尿素に変換されます。腎ではアンモニウム塩として尿中に排泄されます。尿素のほとんどが腎臓から排泄されます。重症肝機能障害や尿素サイクルの異常による NH_3 処理能力の低下が起こると血液中の NH_3 は増加します。また肝硬変や門脈—体循環シャントでは NH_3 を多く含む門脈血が肝を通らずに直接体循環に流入することにより血中濃度が増加します。NH_3 は毒性が強く特に中枢神経に影響を及ぼし意識障害を生じさせます。NH_3 の測定は意識障害や振戦などの神経

症状を呈する疾患の鑑別に有用です。特に肝性脳症を伴う肝硬変や劇症肝炎の病態把握には重要な検査です。肝性脳症では，血中アンモニア値の増加に加え，分岐鎖アミノ酸(BCAA)が低下し芳香族アミノ酸(AAA)が増加するので，フィッシャー比(BCAA/AAA)の低下がみられます。高アンモニア血症を増悪させる因子として便秘，高蛋白食，消化管出血，腎障害，感染症，利尿薬投与などがあります。血中アンモニアを増加させる薬剤としてはバルプロ酸や鎮静剤，α-グルコシダーゼ阻害剤，アミノ酸含有製剤で，アンモニアを遊離させる傾向のある薬剤や，肝障害を起こしやすいテトラサイクリン，低K血症を起こしやすいサイアザイド・フロセミドなどがあります。NH_3の測定前は安静，空腹を要します。

one point 臨床情報

1 高アンモニア血症時に考慮される薬剤管理

血中アンモニア濃度と昏睡度とは必ずしも比例しないので注意。

```
低蛋白食    10％グルコースの点滴
消化管浄化  ラクツロース 60mL＋微温湯 60mL
           の浣腸
           難吸収性抗生物質投与
アンモニア代謝改善剤
           L-アルギニン，L-グルタミン，
           L-グルタミン酸，ラクチトール，
           ラクツロース
分枝鎖アミノ酸製剤
           肝不全用アミノ酸輸液
```

アルカローシスでは尿細管からアンモニアの再吸収が促進されるので，フィッシャー比の高いアミノ酸は塩酸塩であるため pH が低いが，過量は BUN の上昇をきたすので副作用として高アンモニア血症をきたす。BUN/Cr 比を参考にアミノ酸の過量に注意。

利尿薬　　　脱水等浮腫の増悪改善（電解質注意）

5. 筋関連酵素

基準値
CK　[男性] 62 ～ 287 U/L
　　　[女性] 45 ～ 163 U/L
AST　10 ～ 40 U/L
LD　115 ～ 245 U/L

- クレアチンキナーゼ(CK)
- AST(GOT)
- 乳酸脱水素酵素(LD)

⎫ 高値　狭心症,
⎬　　　急性心筋梗塞
⎭　　　筋障害の可能性

5-1 CK

CKはエネルギーの貯蔵や代謝上重要な役割(クレアチン+ATP ⇌ クレアチンリン酸+ADPを触媒する)を果たす酵素で骨格筋や心筋,脳に多量に存在し,それらの障害時に血中活性が上昇します(脳は高度障害時)。心筋梗塞では発症後3～4時間で高値を示し,24～36時間で最高値となり,4～5日後には正常値にもどります。同時にアイソザイムを測定して心筋由来のCK-MB(基準値6％以下)の％が総活性の10％を超える場合には心筋障害を考えます。また筋原性のミオパチー特に筋ジストロフィーで著明に上昇し,強直性ジストロフィーや多発性筋炎でも上昇します。心筋傷害(壊死)のマー

カーにはさらにCK-MB，心筋トロポニンIおよびT(高感度心筋トロポニンI，T)，心筋ミオシン軽鎖，ミオグロビン，心臓由来脂肪酸結合蛋白(H-FABP)が用いられます。

① トロポニンは筋肉を構成する蛋白質の一つであり，心筋トロポニンI(Caが存在しない状態で筋収縮作用を阻害)心筋トロポニンT(トロポニン複合体とトロポミオシンを結合)は心筋に特異的な蛋白質です。心筋トロポニンI(基準値0.04ng/L以下)，心筋トロポニンT(基準値0.014ng/mL以下)は心筋特異性と異常値を示す期間が長いため，CKやCK-MB(CKアイソザイム)で検出できない不安定狭心症の微小心筋障害や心不全患者の潜在性心筋障害を診断できます。

② 心筋ミオシン軽鎖(基準値2.5ng/mL以下)の血中濃度の経時的変動は障害を受けた心筋組織の壊死過程を反映します。

③ ミオグロビン(心筋障害 基準値 65ng/mL以下)はヘム蛋白の一種で主として心筋や骨格筋に存在し，心筋および骨格筋障害(血中・尿中ミオグロビン高値)の存在診断に用いられます。

④ H-FABP(基準値6.2ng/mL以下)は心筋細胞に豊富に存在する低分子可溶性蛋白です。FABPには臓器特異的なアイソフォーム(心筋型，肝臓型，

小腸型)があり,心筋型は主として心筋細胞脂質に局在し,心筋細胞へのエネルギー供給に重要な働きを担っています。ミオグロビンより心筋特異性が高く,トロポニンより早急に急性心筋梗塞の診断が行え,急性冠症候群患者のリスク層別化に有用とされています。

⑤ 脳性ナトリウム利尿ペプチド(BNP:基準値18.4pg/mL 以下)も心筋虚血の範囲と程度を反映する「心筋ストレス」のマーカーとして利用されています。

5-2 AST

AST は心筋,肝臓,骨格筋,腎臓に多く存在し,心筋梗塞,骨格筋疾患などが予想されるときのスクリーニング項目です。AST には 2 種類のアイソザイムがあり,細胞質性の AST を ASTs,ミトコンドリア性の AST を ASTm と呼びます。ASTm(基準値 7U/L 以下)が増加している場合は肝障害,心障害の重篤なサインとなります。

5-3 LD

LD は多くの臓器や組織に分布し疾患特異性が低いが,細胞の障害を高感度に反映します。他の日常検査と組み合わせることで種々の疾患の早期発見に

つながります。アイソザイムLD_1(基準値21～31％)が高い時には心筋梗塞が疑えます。心筋梗塞発症6時間後から上昇し始め，24～27時間で最高値となり以後は10～14日間異常値が続くため，長時間経過した場合は大切な指標となります。

CK・LDHの値は筋障害を起こす薬物の副作用防止のために軽度の上昇にも注意が必要です。

MEMO

one point 臨床情報

1. CK低下 － SLE, 甲状腺機能亢進, ステロイド治療

2. CKアイソザイム
   CK-MM ↑(基準値 93〜99％) 骨格筋障害
   CK-MB ↑(基準値 6％以下) 急性心筋梗塞,
   　　　　　　　　　　　　　　心筋障害
   CK-BB ↑(基準値 2％以下) 脳外傷の急性期,
   　　　　　　　　　　　　　　酸素欠乏

3. CKは生理的変動が大きく, 筋運動により数千単位まで上昇し, 1〜2日は影響が残る。幼児は成人の約2倍高値を示す。

4. 筋肉注射, カウンターショックなどでもCK上昇がみられます。

5. 心筋梗塞のattack直後はCK正常であることが多い。急性期は心電図による鑑別が必要である。しかし心内膜下梗塞や微小梗塞では心電図は陽性とならないため, この際にはCK, CK-MBの方が有用である。発症約6時間で上昇する炎症マーカーCRPが発症と病態把握に有用であり, 白血球も発症30分で上昇する。

6. LDアイソザイム
   LD_1 ↑(基準値 21〜31％) 心筋梗塞, 悪性貧血

LD₂ ↑（**基準値** 28～35％） 心筋梗塞，筋ジストロフィー，多発性筋炎，慢性骨髄性白血病，悪性貧血

LD₃ ↑（**基準値** 21～26％） 筋ジストロフィー，多発性筋炎，慢性骨髄性白血病，悪性腫瘍

LD₄ ↑（**基準値** 7～14％） 悪性腫瘍，慢性肝炎

LD₅ ↑（**基準値** 5～13％） 急性肝炎，肝硬変，悪性腫瘍

7 発症からの経過時間別にみた各心筋バイオマーカーの診断精度

	<2時間	2～4時間	4～6時間	6～12時間	12～24時間	24～72時間	>72時間
ミオグロビン	○	○	○	○	○	△	×
H-FABP*	○	○	○	○	○	△	×
心筋トロポニンI, T*	×	△	◎	◎	◎	◎	◎
高感度心筋トロポニンI, T	◎	◎	◎	◎	◎	◎	◎
CK-B	×	△	◎	◎	◎	△	×
CK	×	△	○	◎	◎	△	×

◎：感度，特異度ともに高く診断に有用。　○：感度は高いが特異度に限界あり。　△：感度，特異度ともに限界あり。　×：診断に有用でない。　＊ 全血迅速診断が可能

（循環器病の診断と治療に関するガイドライン2012年度合同研究班報告．ST上昇型急性心筋梗塞の診療に関するガイドライン2013年改訂版．URL http://www.j-circ.or.jp/guideline/pdf/JCS2013_kimura_h.pdf（2019年2月閲覧））

6. 線維化関連酵素

- ● ヒアルロン酸
  - 基準値 50 ng/mL 以下
  - 高値 慢性肝炎➡肝硬変
- ● Ⅲ型プロコラーゲンN末端ペプチド(PⅢP)
  - 基準値 0.3〜0.8 U/mL
  - 高値 線維化進行
- ● Ⅳ型コラーゲン・7S(7Sコラーゲン)
  - 基準値 6 ng/mL 以下
  - 高値 肝線維化の程度

線維化マーカーは各種の疾患で変動することが知られており,特に肝線維化病態の把握によく用いられています。

◆生体内結合織にはムコ多糖が広く分布しており,このムコ多糖に共通する成分が,ヒアルロン酸です。ヒアルロン酸は硝子体や関節液などに多く存在し,主として線維芽細胞で合成されリンパを介して血中に移行し,肝類洞内皮細胞で分解されます。関節リウマチでは関節組織での合成・分泌が亢進して血中に移行するので関節炎の活動性の指標に用いられています。肝硬変では肝線維化に伴う線維芽細胞

による合成と肝類洞内皮細胞の機能低下による分解障害により,血中ヒアルロン酸が増加します。そのため慢性肝炎から肝硬変への移行をとらえる指標として有用です。

◆コラーゲンは結合組織の細胞を埋める物質の一つでⅠ～Ⅳ型に分類されます。Ⅳ型コラーゲンは基底膜に存在し肝の線維化,基底膜の損傷や新生時に血液中に遊出してきます。他のコラーゲンより血中濃度が肝の線維化を反映しやすく線維化の進展度を把握する有用な指標です。Ⅳ型コラーゲンは腎糸球体基底膜やメサンギウム基質の主要構成成分であり,血管障害を伴う糖尿病,動脈硬化症でも上昇します。7SコラーゲンはⅣ型コラーゲンのN末端の7S領域の部分で蛋白分解酵素の影響を受けず安定であるのでⅣ型よりも線維化を鋭敏に反映します。PⅢPはⅢ型コラーゲン分子が作られるときに遊離されるペプチドでコラーゲン合成を反映するので,肝線維化の程度,線維化進展の活動性の指標になります。血中濃度は肝炎の活動性とよく一致して推移し肝癌を合併すると著明に増加します。また,関節リウマチの活動期,肺線維症でも高値になります。

慢性肝炎のインターフェロン療法の効果予測にも線維化マーカーが利用されます。

one point 臨床情報

1 慢性肝疾患での線維化の診断は肝生検によるが、非侵襲的に疾患の状態を把握できるためPⅢP, 7Sコラーゲンが利用される。

2 PⅢP, 7Sコラーゲンは慢性活動性肝炎, アルコール性肝障害, 肝細胞癌でも上昇するが, 肝硬変, 肝細胞癌での異常率は90%以上。

3 PⅢPは肺線維症, 関節リウマチ, 甲状腺機能亢進症, 腫瘍での上昇が, 7Sコラーゲンは肺癌, 糖尿病, 慢性腎炎, 妊娠での上昇が報告されている。

4 現在糖尿病性腎症の早期診断指標として尿中アルブミンが利用されているが, 尿中Ⅳ型コラーゲンも早期から上昇を示し, 病期の進行とともに高値になることが報告されている。

5 線維症を引き起こす可能性のある薬物として, アルコール, アミオダロン, イソニアジド, クロルプロマジン, トルブタミド, メチルドパ, メトトレキサートが知られている。

12 ホルモン関連検査

1. 甲状腺ホルモン関係

基準値

FT₄　0.90 ～ 1.70 ng/dL
FT₃　2.30 ～ 4.30 pg/mL
TSH　0.50 ～ 5.00 μIU/mL

- FT₄ or FT₃ 上昇
  または両方
- TSH 低下

→ 甲状腺機能亢進症, バセドウ病の可能性

- FT₄ 低下
- TSH 上昇

→ 原発性甲状腺機能低下症, 無痛性甲状腺炎, 甲状腺薬過剰の可能性

- FT₄ 上昇
- TSH 低下

→ 亜急性甲状腺炎の可能性

- 抗甲状腺マイクロゾーム抗体 陽性
- 抗サイログロブリン抗体 陽性

→ 慢性甲状腺炎(橋本病)の可能性

上記の検査のみで病態を診断できるものではなく, T₃・T₄自己抗体, 抗TSH受容体抗体, シンチ

グラムなどを行って診断されます。

◆主な甲状腺ホルモンはサイロキシン(T_4)とトリヨードサイロニン(T_3)で甲状腺濾胞および濾胞細胞内において,チロシンとヨードから生合成され,サイログロブリン上に多数のT_3,T_4が結合した状態で貯蔵されています。分泌の際はT_3とT_4がサイログロブリンから切断され,遊離T_3(FT_3)遊離T_4(FT_4)として血中に入りサイロキシン結合蛋白(TBG)と結合し,その約 0.03 ％がFT_3やFT_4として血中に存在します。

TBG の増減に影響されず,末梢組織で甲状腺ホルモン作用を発揮する遊離型(FT_4・FT_3)の測定が甲状腺機能の指標となっています(T_4・T_3,TBG が必要な疾患あり)。

◆血中のFT_4・FT_3の濃度は視床下部—下垂体—甲状腺系によって一定のレベルに保つよう調節されているため,測定に際しては甲状腺刺激ホルモン(TSH)の測定も併せて行われます。

◆甲状腺中毒症の代表的な疾患はバセドウ病で女性に多くみられます。外来性甲状腺中毒症としては,甲状腺機能低下症の治療時の甲状腺ホルモン剤の過剰投与や,食物によるものがあります。

◆薬剤師にとってバセドウ病の治療に用いられるチアマゾール(MMI)やプロピルチオウラシル(PTU)

の投与量,副作用をチェックするうえで検査値を知ることが必要です。妊婦以外では主に MMI が使用されますが,減量に際し,急激な減量での筋肉障害などを防ぐためにトリヨードサイロニン(T_3)の内服が併用されることがあります。この際には FT_4 で甲状腺機能をモニターし,T_3 の投与量は TSH で調節します。

MMI, PTU による副作用として多いのは蕁麻疹などのアレルギーで,白血球減少,無顆粒球症,血小板減少症もみられます。発症が急激で致死的なこともあるので,発熱・咽頭痛・出血傾向などがみられた場合は医師に至急連絡するよう指導が必要で

表1　FT_3, FT_4 に影響する薬剤

アミオダロン	鉄剤
エチオナミド	ドパミン
カルバマゼピン	フェノバルビタール
コレスチラミン	プロピルチオウラシル
サリドマイド	プロプラノロール
ジフェニルヒダントイン	ヨード製剤*
水酸化アルミニウム	リチウム
大量のグルココルチコイド	リファンピシン
チアマゾール	

*ヨードを高用量に含有する製剤は甲状腺機能亢進症の人では悪化させることがある。

す。また甲状腺機能亢進時には併用薬剤の体内動態が変化します。プロプラノロールでは吸収・分布容積・肝代謝の増加と蛋白結合の減少,ジゴキシンでは分布容積・糸球体濾過の増加,ワルファリンでは蛋白結合の減少,インスリンでは肝代謝亢進などがみられますので,併用薬の投与量に注意が必要です。FT_4,FT_3 に影響を及ぼす薬剤を**表1**に示します。

◆甲状腺機能低下症は薬剤によって誘発されることがあります。可能性のある薬剤を**表2**に示します。

表2 甲状腺機能低下症を誘発し得る薬剤

(重篤な副作用疾患別対応マニュアル:厚生労働省H21年より抜粋)

A) 甲状腺ホルモンの合成・分泌を抑制する薬剤 抗甲状腺薬(プロピルチオウラシル,チアマゾール),ヨード剤,ヨード含有医薬品,アミオダロン,炭酸リチウム,インターフェロン α・β・γ,インターロイキン-2,顆粒球・マクロファージコロニー刺激因子(GM-CSF),エチオナミド,パラアミノサリチル酸,サリドマイド,スニチニブリンゴ酸塩
B) TSHの合成・分泌を抑制する薬剤 ドパミン塩酸塩,ドブタミン塩酸塩,副腎皮質ホルモン(グルココルチコイド),酢酸オクトレオチド
C) 甲状腺ホルモンの代謝を促進する薬剤 フェノバルビタール,リファンピシン,フェニトイン,カルバマゼピン

D)	**甲状腺ホルモン結合蛋白を増加させる薬剤** エストロゲン(卵胞ホルモン), クエン酸タモキシフェン, 酢酸ラロキシフェンなど(selective estrogen receptor modulator), 5-フルオロウラシル
E)	**甲状腺ホルモンの吸収を阻害する薬剤** コレスチラミン, コレスチミド, 水酸化アルミニウムゲル, 沈降炭酸カルシウム, グルコン酸カルシウム, ポリカルボフィルカルシウム, 硫酸鉄など, スクラルファート, 活性炭(球形吸着炭・薬用炭), 塩酸セベラマー, ポラプレジンク, 酢酸ラロキシフェン, シプロフロキサシン
F)	**その他** ・Highly active anti-retroviral therapy(HAART療法):核酸系逆転写酵素阻害剤, 非核酸系逆転写酵素阻害剤, プロテアーゼ阻害剤を数種類組み合わせるカクテル療法 ・性腺刺激ホルモン放出ホルモン誘導体(酢酸ブセレリン, 酢酸ナファレリン, 酢酸リュープロレリン, 酢酸ゴセレリン) ・経腸栄養剤 ・メシル酸イマニチブ

one point 臨床情報

1 甲状腺ホルモンの測定は，臨床的には甲状腺ホルモン作用が過剰であるか，過少であるかの判断のためにされるが，甲状腺ホルモンの測定だけでは甲状腺ホルモンの作用の程度を把握できない(フリーのホルモンは総ホルモンの 0.1 %以下で単独では指標とならない)。TBG，TSH も同時に測定することで推定する。ただし TBG 濃度が変化する場合は FT_4 値から病態を判定できない(T_3, T_4 の分泌は負のフィードバックに支配・血清中の大量の TBG の存在・活性化ホルモン T_3 は末梢では T_4 から産生，これらの3つが標的ホルモン測定値を変えることができる。一方，これらの相互関係が一定の範囲に入っていると標的ホルモンがどのような値をとってもホルモン分泌は正常と考える)。

TBG に影響を及ぼす薬剤としてはアンドロゲン製剤，蛋白同化ホルモン，大量のグルココルチコイドなどが低値を，エストロゲン製剤，クロフィブラートなどが高値を示すことが知られている。

2 バセドウ病の診断ガイドライン

(日本甲状腺学会 2013 年改訂)

a) 臨床所見

❶頻脈，体重減少，手指振戦，発汗等の甲状腺中毒所見

❷びまん性甲状腺腫大
❸眼球突出または特有の眼症状

b）検査所見
❶遊離 T_4，遊離 T_3 のいずれか一方または両方高値
❷ TSH 低値（0.1μU/mL 以下）
❸抗 TSH 受容体抗体（TRAb，TBII）陽性
または刺激抗体（TSAb）陽性
❹放射線ヨード（またはテクネシウム）甲状腺摂取率高値，シンチグラフィでびまん性

1）バセドウ病

a）の1つ以上に加えてb）の4つを有するもの

2）確からしいバセドウ病

a）の1つ以上に加えて，b）の1，2，3を有するもの

3）バセドウ病の疑い

a）の1つ以上に加えて，b）の1と2を有し遊離 T_4，遊離 T_3 高値が3カ月以上続くもの

付記
1．コレステロール低値，アルカリフォスファターゼ高値を示すことが多い。
2．遊離 T_4 正常で遊離 T_3 のみが高値の場合が稀にある。
3．眼症状があり，TRAb または TSAb 陽性であるが，

遊離 T4 および TSH が正常の例は euthyroid Graves disease または,euthyroid opthalmopathy といわれる。
4. 高齢者の場合,臨床症状が乏しく甲状腺腫が明らかでないことが多いので注意する。
5. 小児では学力低下,身長促進,落ち着きのなさ等を認める。
6. 遊離 T3(pg/mL)遊離 T4(ng/dL)比は無痛性甲状腺炎の除外に参考となる。
7. 甲状腺血流測定,尿中ヨウ素の測定が無痛性甲状腺炎との鑑別に有用である。

3 慢性甲状腺炎(橋本病)の診断ガイドライン
(日本甲状腺学会 2013 年改訂)

---

a) 臨床所見
　❶びまん性甲状腺腫大
　　ただしバセドウ病など他の原因が認められないもの
b) 検査所見
　❶抗甲状腺マイクロゾーム(または TPO)抗体陽性
　❷抗サイログロブリン抗体陽性
　❸細胞診でリンパ球浸潤を認める
1) 慢性甲状腺炎(橋本病)
　a)および b)の 1 つ以上を有するもの

付記
1. 他の原因が認められない原発性甲状腺機能低下症は慢性甲状腺炎(橋本病)の疑いとする
2. 甲状腺機能異常も甲状腺腫大も認めないが抗マイクロゾーム抗体およびまたは抗サイログロブリン抗体陽性の場合は慢性甲状腺炎(橋本病)の疑いとする
3. 自己抗体陽性の甲状腺腫瘍は慢性甲状腺炎(橋本病)の疑いと腫瘍の合併と考える
4. 甲状腺超音波検査で内部エコー低下や不均一を認めるものは慢性甲状腺炎(橋本病)の可能性が強い

4 甲状腺機能亢進・低下時に考慮される薬剤管理

1) 抗甲状腺薬での治療には寛解導入まで長時間を要し,服用開始3カ月くらいまでは副作用の可能性大。
2) 抗甲状腺薬の投与はTSHの正常化まで。
3) 甲状腺ホルモン投与時,甲状腺ホルモンの著しい低下者,高齢者,虚血性心疾患や肝障害合併者では,甲状腺ホルモン値を急速に回復させると,不整脈,心筋梗塞,肝障害の危険あり。
4) 甲状腺疾患がなくてもポビドンヨード含嗽剤(スプレー式)長期使用で吸収蓄積があり,ヨードからホルモンを作るステップに抑制がかかり機能低下を起こすことあり。
5) 甲状腺疾患者では,ポビドンヨード含嗽剤,ヨー

ド含有製剤(造影剤,鎮咳剤,アミオダロン),健康食品プルーンエキス製品によるヨード過剰の甲状腺中毒症の報告例あり。

MEMO

2. 副甲状腺ホルモン

基準値	intact PTH(I-PTH)	10 ～ 65 pg/mL
	Whole PTH	8.3 ～ 38.7 pg/mL

● 副甲状腺ホルモン

異常高値	原発性副甲状腺機能亢進症 続発性副甲状腺機能亢進症 (慢性腎不全, ビタミンD欠乏症)
異常低値	副甲状腺機能低下症 (特発性・術後性・低Mg血症など) 原発性副甲状腺機能亢進症以外の高Ca

◆PTHは副甲状腺から生成・分泌して骨,腎臓,腸管に作用しCaとPの代謝を調節しています。その分泌は高Ca血症では低下し,低Ca血症では上昇するので,高PTH血症の原因には副甲状腺自体に異常がある場合(原発性副甲状腺機能亢進症)と血中Ca濃度に異常がある場合(続発性)があります。PTH値を判断する場合,PTHが正常上限内であっても高Ca血症があれば原発性甲状腺機能亢進症の可能性を,また正常下限内であっても低Ca血症があればPTH分泌の抑制による可能性を考えます。
◆血中Ca濃度によるPTH分泌の変動は薬物が関

与することが多くみられます。骨疾患ではビタミンD_3やカルシトニンなどの薬物が長期に投与されるため血清Ca濃度が変動します。薬物の投与量との関連で血清Ca値とともにPTH値に注意が必要です。

　カルシトニン，ビスフォスフォネートは血清Caを低下させPTH分泌を亢進させることがあります。抗がん剤や抗生物質など腎尿細管障害を起こす薬物により腎尿細管でのCa再吸収が低下した結果PTHの分泌亢進が起こることがあります。

　ビタミンD_3による高Ca血症やビタミンA中毒，サイアザイドによる遠位尿細管でのCa再吸収亢進などでPTH分泌が抑制されることもあります。

　PTHの異常値がみられた場合には薬物の検索が必要ですが，反対にビタミンD_3の投与時など定期的に血清CaやPTHを測定することも必要です。

◆血清Caに異常が認められるとき，副甲状腺機能異常が疑われるとき，骨疾患が認められるときなどには，PTHの測定がすすめられます。

one point 臨床情報

1 PTHは小腸でのCa⁺⁺・Pの吸収促進,血清Ca上昇,P低下,尿細管のCa⁺⁺再吸収促進,腎からのPの排泄,骨からのCa⁺⁺・Pの遊離促進の働きがあるため,PTH上昇時には高Ca血症,低P血症が,PTH低下時には低Ca血症,高P血症がみられる。

2 続発性副甲状腺機能亢進症

慢性腎不全になると,腎でのCa吸収低下,P排泄低下,活性化ビタミンD_3の作用低下が生じる。この活性化ビタミンD_3の作用低下により腸管からのCaの吸収低下が生じる。その結果,血中Caの低下によるPTH分泌を促進する続発性副甲状腺機能亢進症を呈する。低Ca血症や高Ca血症などで二次的に起こる続発性のPTH異常には薬物が関係することが多く,PTHの測定はCa代謝異常の診断に非常に重要である。

3 血中には数種のPTH分解産物が存在しHS-PTHやintactPTHはこれらも含んだPTH測定値である。腎不全時には分解産物が蓄積するのでPTH測定値の評価には注意が必要。whole PTHはPTH分解産物を含まない測定値でintactPTHの約70%の値である。

3. プロラクチン

基準値
[男性] 4.29 〜 13.69 ng/mL
[女性] 閉経前 4.91 〜 29.32 ng/mL
　　　閉経後 3.12 〜 15.39 ng/mL

高値	下垂体腺腫, 薬剤性高プロラクチン血症, 原発性甲状腺機能低下症, 腎不全, クッシング病, 先端巨大症など
低値	下垂体前葉機能低下症, 薬剤性(ドパミン作動薬)

　プロラクチンは乳腺の発育と乳汁分泌に関係するホルモンで，脳下垂体好酸性細胞で生合成される分子量約 22,000 のポリペプチドです。その分泌は視床下部から分泌されるプロラクチン放出ホルモン(PRH)により亢進し，プロラクチン分泌抑制因子(PIF)によって，優位に抑制的な調節を受けています。PIF の主体は視床下部で産生されるドパミンです。またエストロゲンが，下垂体細胞に直接作用してプロラクチン分泌を促進することも明らかになっています。

　高プロラクチン血症の原因としては，プロラクチン産生下垂体腫瘍，視床下部・下垂体系の障害によ

るドパミン産生・転送不全,ドパミンの生成や作用を阻害する薬剤投与,エストロゲン投与やエストロゲンの増加をきたす疾患が考えられます。ドパミンに関係する薬剤が多数あるため,薬剤性高プロラクチン血症の発生頻度が高くなっています。それらの薬剤を表3に示します。薬剤によるプロラクチン分泌低下としては,ドパミン作動薬(L-ドパ,ブロモクリプチンなど)副腎皮質ステロイドなどの投与があります。プロラクチンの検査値の判定に際しては,必ず薬剤の副作用がないかチェックすることが必要です。

高プロラクチン血症の自覚症状では,女性患者では無月経や月経異常の出現により早期に自覚でき,70〜80％に乳汁漏出が認められます。男性では女性化乳房,乳汁漏出,性欲低下症が起こります。薬剤性の場合には休薬により数週間で徐々に正常化します。

プロラクチンは下垂体前葉からの卵胞刺激ホルモン(FSH),黄体形成ホルモン(LH)分泌を抑制することにより排卵を抑制します。産後授乳を続けると月経の再開が遅れるのは,プロラクチン分泌が亢進していることによります。プロラクチンは閉経後に低値となります。

表3 下垂体—視床下部系に影響を及ぼす薬剤(高プロラクチン)

女性化乳房を生じる薬剤	乳汁分泌を起こす薬剤
ホルモン剤	
エストロゲン製剤 ゴナドトロピン製剤 蛋白同化ステロイド LHRH	エストロゲン
ドパミン拮抗薬	
スルピリド，ドンペリドン，メチルドパ，メトクロプラミド，レセルピン 脳内セロトニンを増加させる薬剤 SSRI, SNRI, クロピプラミン，アミトリプチリン	アミトリプチリン，イミプラミン，クロルプロマジン，スルピリド，ドンペリドン，メチルドパ，メトクロプラミド，レセルピン
精神神経用剤	
ジアゼパム，フェニトイン	クロルジアゼポキシド，ハロペリドール，プロクロルペラジン，ペルフェナジン
抗リウマチ薬	
オーラノフィン，ペニシラミン	
抗結核薬	
INA，エチオナミド	
皮膚科用剤	
エトレチナート，プレガバリン	
その他	
カテコールアミン阻害・拮抗薬，神経遮断剤，Ca拮抗薬，カプトプリル，スピロノラクトン，ジゴキシン，シメチジン，ケトコナゾール，メトロニダゾール，フルタミド	MAO阻害薬，オキサトミド，シメチジン，ファモチジン，ラニチジン，ロキサチジン，ベラパミル

4. アルドステロン・レニン

基準値

血漿アルドステロン 随時 35.7 ～ 240 pg/mL
臥位 29.9 ～ 159 pg/mL
立位 38.9 ～ 307 pg/mL
血漿レニン活性 臥位 0.3 ～ 2.9 ng/mL/hr
立位 0.3 ～ 5.4 ng/mL/hr

● 血漿アルドステロン(PAC)

高値 (200 pg/mL 以上)	原発性・続発性アルドステロン症, 腎血管性高血圧症, 薬剤性高値など
低値 (30 pg/mL 以下)	アジソン病, 低レニン性低アルドステロン症, 薬剤など

● 血漿レニン活性(PRA)

高値 (3.0 ng/mL/hr 以上)	レニン産生腫瘍, 腎血管性高血圧症, 悪性高血圧症, バーター症候群, 薬剤など
低値 (0.5 ng/mL/hr 以下)	原発性アルドステロン症および他のミネラルコルチコイド過剰, 薬剤など

血中アルドステロンの濃度測定は高血圧の原因検索や血清電解質，pHに異常(アルドステロン過剰で代謝性アルカローシス，欠乏では代謝性アシドーシス)がみられた場合に，その病態を明らかにするために行われます。

血漿レニン活性は二次性高血圧症の原因診断や，本態性高血圧症における降圧剤の選択，各種浮腫疾患の病態の把握，水・電解質異常の鑑別診断や病態把握のために，アルドステロンと同時に測定されます。

◆アルドステロンは副腎皮質の球状層より分泌されるミネラルコルチコイドの1つで，生理作用は水・電解質の恒常性維持(腎のNa^+再吸収の増加と，$K^+$$H^+$の排泄促進)や血圧調節が主な作用です。

アルドステロンはACTH，レニン-アンジオテンシン系による制御を受けています。アルドステロンの作用に拮抗する薬剤によりアルドステロンの分泌は増加します。またレニン-アンジオテンシン系に影響する薬剤もレニン基質を増加することで間接的にアルドステロンの分泌を増加させます。アルドステロンの分泌が増加すると，Naの再吸収が促進されるためにKの排泄が促進され低K血症(約半数の人)が起こります。甘草の成分のグリチルリチンはコルチゾールの不活性化酵素を阻害し血中コルチ

ゾールが鉱質コルチコイド受容体に結合して，アルドステロン作用を過剰に発現させます。これが偽アルドステロン症(one point 臨床情報参照)です。またACE阻害薬やアンジオテンシンⅡ拮抗薬はアルドステロンの分泌を低下させ，Na再吸収低下，Kの再吸収増加により高K血症を起こします。

血中アルドステロン濃度は年齢(加齢で低下)，体位(立位で2～5倍増加)，日内変動(早朝高く夕方低い)，食塩摂取(減塩で2～4倍増加)，性周期(黄体期，妊娠で増加)，薬剤投与など種々の条件によって変動しますので，検査時には条件を一定にする必要があります。血中アルドステロン測定に際しては，病態を鑑別するために，血漿レニン活性，血清K，コルチゾールなども一緒に測定されます(原発性アルドステロン症では低レニン低K血症など)。

アルドステロン低値でレニン活性も低い場合には，高齢者，糖尿病や痛風によるものも考慮に入れる必要があります。血中アルドステロン高値・低値をきたす薬剤を**表4**に示します。

◆レニンは腎傍糸球体細胞で産生される酵素で，血中に分泌されると肝由来のアンジオテンシノーゲン(レニン基質)に作用してアンジオテンシンⅠ(AⅠ)を生成し，それがアンジオテンシン変換酵素(ACE)によりアンジオテンシンⅡ(AⅡ)，さらにアンジオ

表4　血中アルドステロンに影響する薬剤

高　値	低　値
フロセミド	ACE阻害薬
サイアザイド系	アンジオテンシンⅡ受容体拮抗薬
スピロノラクトン	β-ブロッカー
メトクロプラミド	グリチルリチン
スルピリド	甘草含有製剤
エストロゲン製剤	

テンシンⅢ（AⅢ）に変換されます。AⅡ・AⅢは血管平滑筋の収縮による昇圧とともに，副腎皮質からのアルドステロン分泌を刺激し，循環血液量が増加，さらに昇圧されます．したがってレニン・アンジオテンシン系の活性の指標としては血中AⅡ濃度が合理的なのですが，測定法の問題もあって，一般的にはレニン活性が汎用されています．

　レニン活性は年齢（加齢で低下），体位（立位で2〜3倍増加），日内変動（早朝高く，夕方低い），塩分制限（減塩で増加，高食塩で低下），性周期（黄体期・妊娠3カ月以上で増加），薬剤投与など種々の因子に影響されますので，一定の条件での検査が必要です．特にレニン分泌に影響する薬剤は2週間くらい中止する必要があります．

　レニン活性を増加・低下させる薬剤を**表5**に示

表5 レニン活性を増加・低下させる薬剤

増 加	低 下
利尿薬	β-ブロッカー
カルシウム拮抗薬	交感神経抑制薬
血管拡張薬	プロスタグランジン合成阻害薬
ACE阻害薬	ミネラルコルチコイド
AT₁受容体拮抗薬	ヘパリン
β-刺激薬	ジゴキシン
麻酔薬	甘草
プロスタグランジン製剤	
経口避妊薬	
エストロゲン製剤	
グルココルチコイド	

します。

◆原発性アルドステロン症は、近年注目され、高血圧患者さんのうち200万〜400万人が推定され、2次性高血圧症の中で最も頻度が高い疾患となっています。しかし、原発性アルドステロン症について、日本内分泌学会(2009)と日本高血圧学会(2009)でガイドラインに相違があり、現在統一にむけて検討されています。前者のガイドラインの中の「一般医家向けの原発性アルドステロン症の診断の手引き」では初診高血圧患者さんの未治療者、降圧薬服用中症例(利尿薬、アルドステロン拮抗薬、β-遮断薬服用

は他の降圧薬に変更して)全例にPAC, PRAを同時に測定し, PAC/PRA比＞200の場合およびカプトリル負荷試験も行って, PAC/PRA比＞200の場合には専門医療機関に紹介するようにとされています.
(参考　日本内分泌学会雑誌86巻増刊号2010, 内分泌甲状腺外会誌29(12)2012)

MEMO

👍 one point 臨床情報

1 レニン・アルドステロン系の検査値よりの推定疾患

	レニン↑	レニン→ or ↓
アルドステロン ↑	続発性アルドステロン症 (悪性高血圧症 腎血管性高血圧症 Bartter 症候群 循環血漿量減少 浮腫・ネフローゼ・ 肝硬変・心不全)	原発性アルドステロン症 (糖質コルチコイド反応性 アルドステロン症 アルドステロン産生腫瘍 アルドステロン産生副腎癌)
アルドステロン ↓	アジソン病	偽性アルドステロン症(薬剤) デオキシコルチコステロン 産生腫瘍 糖尿病性腎症 腎盂腎炎,慢性腎炎

2 グリチルリチンは漢方薬の甘草以外にも,健康食品・お茶・食品や一般食品の添加物としても使用されているため,薬剤とそれらの重複にも注意。

3 偽アルドステロン症は高血圧,低K血症,代謝性アルカローシス,低K性ミオパチーなどの原発性アルドステロン症様の症状・所見を示すが,PACがむしろ低下を示す症候群。甘草・グリチルリチン含有医薬品の服用で生じるものが多いが,ミネラルコルチコイド作用を有する他の医薬など多くのものがある。

(重篤副作用疾患別対応マニュアル 偽アルドステロン症,厚生労働省,H18年)

5. 血清コルチゾール・副腎皮質刺激ホルモン(ACTH)

基準値

血清コルチゾール　6.24 〜 18.0 μg/dL
ACTH　　　　　　 7.2 〜 63.3 pg/mL

ACTH \ コルチゾール	高値 (20 μg/dL以上)	低値 (4 μg/dL以下)
高値 (63.3 pg/mL以上)	下垂体腺腫 (Cushing病) 異所性ACTH産生腫瘍 うつ病, 発熱, 妊娠, 低栄養状態, ストレス	Addison病 先天性副腎皮質過形成 ACTH不応症
低値 (7.2 pg/mL以下)	副腎性Cushing症候群(副腎腺腫, 副腎癌など) コルチゾール投与	視床下部, 下垂体障害 (Sheehan症候群 視床下部周辺瘍 下垂体腺腫, 脳炎 など) ACTH単独欠損症

　血中コルチゾールの検査は視床下部-下垂体-副腎系の機能評価や病態の鑑別に用いられますが, その解釈には同時に血中ACTH値が不可欠です。副腎皮質そのものの異常(原発性)または視床下部からコルチトロピンリレーシングホルモン(CRH),

ACTHの分泌異常などを鑑別します。

◆コルチゾールの主な作用は炎症の抑制,脂肪・蛋白分解,糖新生,免疫抑制,抗ストレスですが,脳下垂体からのACTHによって制御されていますので,深夜に最低となり早朝に高値を示す日内変動があります。副腎皮質ホルモンの長期投与後,急激な減量や中止で制御機構に異常をきたし副腎不全を起こします。ステロイド剤投与が測定に大きな影響をするのはもちろんですが,フロセミド,プロプラノロールも見かけ上のコルチゾール高値をつくります。

　ステロイドホルモン離脱の際にはコルチゾール値をチェックし,減量の指標とします。コルチゾール測定前にはステロイド剤服用(塗布,吸入,点鼻薬含む)の中止が必要です。妊娠中は増加したエストロゲンにより血中コルチコステロイド結合グロブリンが増加するため,コルチゾール値は増加します。

◆ACTHは副腎皮質細胞膜上のACTH受容体に結合し,糖質・鉱質コルチコイド,副腎アンドロゲンの合成分泌を増加させます。その他,色素沈着増加作用,脂肪分解作用,インスリンや成長ホルモン(GH)分泌刺激作用,ステロイド代謝抑制作用などがあります。

　ACTHを評価する場合はACTH分泌に影響する

表6 ACTH 分泌に影響する薬物

ACTH 増加	ACTH 低下
視床下部・下垂体に作用 　コルチコレリン，デスモプレシン 　インスリン，ドンペリドン 　セロトニン分泌刺激薬・再取り込み阻害薬 　テオフィリン，フィゾスチグミン 副腎皮質に作用 　ミトタン，アミノグルテチミド 　メチラポン，トリロスタン 　ケトコナゾール	視床下部・下垂体に作用 　ブロモクリプチン，カベルゴリン 　オクトレオチド，ドパミン 　オキシトシン，バルプロ酸Na 　シプロヘプタジン，ナロキソン 　グルココルチコイド，レセルピン 　ピレンゼピン，ピオグリタゾン 副腎皮質に作用 　テトラコサクチド

副腎機能障害時には，アスパラK®，アゾルガ®，アデムパス® は使用禁忌。

薬物の投与がないかチェックすることも必要です（表6）。

13 骨代謝マーカー

基準値

DPD	30〜44歳女性	2.8〜7.6 nmol/mmolCr
NTX	30〜44歳女性	9.3〜54.3 nmolBCE/mmolCr
CTX	30〜44歳女性	40.3〜301.4 μg/mmolCr
TRACP-5b	20〜44歳女性	120〜420 mU/dL

(日本骨粗鬆症学会:骨粗鬆症における骨代謝マーカーの適正使用ガイド 2018年版より作成)

● 骨吸収マーカー

尿中 DPD (nmol/mmolCr)	男性 >5.6 閉経前 >7.6 閉経後 >13.1	骨粗鬆症, 骨転移 (骨量減少リスク大)
尿中 NTX (nmolBCE/mmolCr)	男性 >66.2 閉経前 >54.3 閉経後 >89.0	骨粗鬆症, 骨転移 (骨量減少リスク大)
尿中 CTX (μg/mmolCr)	男性 >299.0 閉経前 >301.4 閉経後 >508.5	骨粗鬆症 (閉経後の骨吸収リスク大)
血清 TRACP-5b (mU/dL)	男性 >590 閉経前 >420 閉経後 >760	代謝性骨疾患, 骨転移 (骨吸収リスク大)

DPD:デオキシピリジノリン
NTX:I型コラーゲン架橋 N-テロペプチド
CTX:I型コラーゲン架橋 C-テロペプチド
TRACP-5b:酒石酸抵抗性酸ホスファターゼ

> **基準値**
> BAP 　[男性] 3.7 〜 20.9 μg/L
> 　　　　[閉経前女性] 2.9 〜 14.5 μg/L
> 　　　　[閉経後女性] 3.8 〜 22.6 μg/L
> intact PINP [男性] 19.0 〜 83.5 μg/L
> 　　　　　　[閉経前女性] 17.1 〜 64.7 μg/L
> 　　　　　　[閉経後女性] 21.9 〜 79.1 μg/L
>
> ● 骨形成マーカー
>
> | | | |
> |---|---|---|
> | 血清 BAP | 高値 | 原発性骨粗鬆症(特に閉経後),転移性骨腫瘍など(骨芽細胞活性化) |
> | 血清 intact PINP | 高値 | 骨代謝亢進疾患,原発性・続発性骨粗鬆症など(I型コラーゲン量を反映) |
>
> BAP:骨型アルカリホスファターゼ
> PINP:I型プロコラーゲンN末端ペプチド

　骨の新陳代謝は,骨吸収(骨の破壊)と骨形成(骨の再生)のバランスの上に成り立っていて,骨粗鬆症は骨吸収が骨形成を上回る状態です。骨粗鬆症の管理において骨代謝マーカーの測定は,薬剤効果を骨折の判定,骨量定量よりもはるかに早い時期にとらえることができます。

◆DPDはコラーゲンのヒドロキシピリジニウム架橋物質で，線維原性コラーゲンの細胞外の成熟中に形成され，成熟コラーゲンの分解の際に放出されます。食餌性コラーゲンや肝による代謝の影響を受けないため優れた骨吸収マーカーといわれています。尿中ではDPDは遊離成分とペプチド結合型として存在します。測定は遊離型を測定しています。原発性副甲状腺機能亢進症，甲状腺機能亢進症でも高値を示します。

◆NTXは破骨細胞が骨吸収をする際に，分解され尿中に排泄されたⅠ型コラーゲンのα_2鎖のピリジノリン架橋を含むN末端断片のテロペプチドを測定しています。

NTXは骨吸収面積と相関するといわれ，骨吸収の亢進した代謝性骨疾患の病態を簡便に判定できます。原発性副甲状腺機能亢進症でも高値を示します。

◆CTXは骨の主要構成成分であるⅠ型コラーゲン分子C末端側の架橋構造を含む骨吸収産物の1つで，光学異性体，α型β型があります。β型は本来α型である骨組織中コラーゲン分子から時間経過に伴って非酵素的に生成されるため，甲状腺機能亢進症など急速に骨吸収をきたす疾患ではβ-CTXは低く，成熟した骨の分解を反映するため閉経後骨粗鬆症のように骨吸収が緩徐に進行する疾患のマー

カーになります。

◆TRACP-5b は酒石酸抵抗性酸性ホスファターゼのアイソフォームで、破骨細胞による骨吸収の際に血中に放出されるので、破骨細胞数を反映します。血清を用いた検査のため腎機能の影響を受けにくく、尿サンプルで骨吸収活性の評価ができない透析患者などにも有用です。またPTH製剤の効果判定も可能です。

◆BAP は ALP の骨特異性アイソザイムで、骨芽細胞の発達の過程で滲出された活性の高い骨芽細胞の生成物で、類骨形成および石灰化作用に重要な役割を果たしています。BAP は骨芽細胞の細胞膜に局在し、そのC末端部分が骨芽細胞から切断され、血中に放出されます。そのため骨芽細胞の活性を表す指標となります。

◆intact PINP はI型プロコラーゲンがプロテアーゼの作用を受けてC末端とN末端が切断され、中央部分がI型コラーゲンとして線維に組み込まれます。残りのN末端の産物を測定することで、骨形成に使用されたI型コラーゲン量を推測します。したがって骨形成を反映する指標となります。

骨粗鬆症診療における骨代謝マーカーの適正使用ガイド(2018年版)および骨粗鬆症の予防と治療ガイドライン(2015年版)の薬物治療関連の図(1〜3)

図1 骨粗鬆症の薬物治療における骨代謝マーカー測定

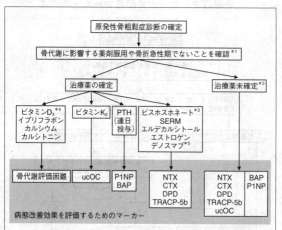

*1: ビスホスホネート,デノスマブ服用者は少なくとも3カ月,その他の骨粗鬆症治療薬は1カ月間骨代謝マーカーへの影響がある。テリパラチド治療については3カ月との考えがある。骨折発生時には24時間以内であれば骨折の影響は少ない。
*2: 長期(3〜5年)ビスホスホネート治療中の患者は,骨吸収マーカーとBAP あるいはP1NPを測定(健康保険で制限がある場合あり。レセプトへの説明が必要)
*3: 吸収マーカーと形成マーカーを1種類測定する。
*4: エルデカルシトールを除く。
*5: Eastell R, et al : J Bone Miner Res, 26 : 530-537, 2011

(日本骨粗鬆症学会 骨粗鬆症の予防と治療ガイドライン作成委員会 編:「骨粗鬆症の予防と治療ガイドライン2015年版,ライフサイエンス出版,2015」)

を記載します。

図2 骨粗鬆症治療薬の選択時における骨吸収マーカーと骨形成マーカーの測定

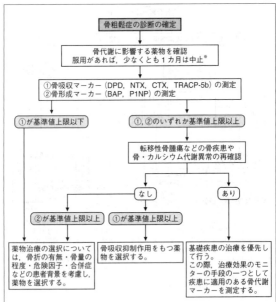

※ビスホスホネートでは少なくとも3カ月の中止後。
ビスホスホネート製剤(エチドロン酸・アレンドロン酸・リセドロン酸・ミノドロン酸・イバンドロン酸・ゾレドロン酸), SERM(ラロキシフェン・バゼドキシフェン), 抗RANKL抗体薬(デノスマブ), 女性ホルモン薬(エストラジオール・エストリオール), カルシトニン薬(エルカトニン・サケカルシトニン), 活性型ビタミンD_3製剤(エルデカルシトール)が骨吸収抑制作用をもつことが知られている。

(日本骨粗鬆症学会骨代謝マーカー検討委員会 編:「骨粗鬆症診療における骨代謝マーカーの適正使用ガイド2018年版」)

図3 骨吸収マーカーを用いた骨吸収抑制薬の治療効果判定

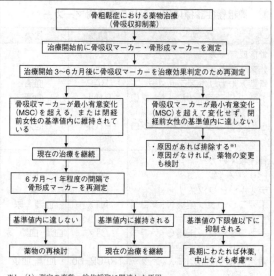

※1 (1) 測定の変動，検体採取に関連した原因
　　　・治療開始時と測定時刻が異なっている
　　　・長期にわたる測定のための誤差（季節変動，患者の状態の変化など）
　　　・測定間隔が短すぎた
　　　・測定を依頼した検査センターが変更になった
　　(2) 不十分な服薬状況
　　　・食事とのタイミング（ビスホスホネート薬）
　　　・服薬に対する不良なコンプライアンス
　　(3) 続発性骨粗鬆症を惹起する他の疾患の合併
　　(4) 最近発生した骨折が存在する
※2 委員会の意見

(日本骨粗鬆症学会骨代謝マーカー検討委員会 編：「骨粗鬆症診療における骨代謝マーカーの適正使用ガイド 2018 年版」)

one point 臨床情報

1 骨粗鬆症診療に用いられる骨代謝マーカー

マーカー	略語	検体
骨形成マーカー		
オステオカルシン	OC	血清
骨型アルカリホスファターゼ	BAP	血清
Ⅰ型プロコラーゲン-N-プロペプチド	P1NP	血清
Ⅰ型プロコラーゲン-C-プロペプチド	P1CP	血清
骨吸収マーカー		
ピリジノリン	PYD	尿
デオキシピリジノリン	DPD	尿
Ⅰ型コラーゲン架橋N-テロペプチド	NTX	血清・尿
Ⅰ型コラーゲン架橋C-テロペプチド	CTX	血清・血漿・尿
酒石酸抵抗性酸ホスファターゼ-5b	TRACP-5b	血清・血漿
Ⅰ型プロコラーゲン-C-テロペプチド	1CTP	血清
骨マトリックス関連マーカー		
低カルボキシル化オステオカルシン	ucOC	血清
ペントシジン	—	血漿・尿
ホモシステイン	HCY	血清・尿

(日本骨粗鬆症学会骨代謝マーカー検討委員会 編:「骨粗鬆症診療における骨代謝マーカーの適正使用ガイド2018年版」をもとに作成)

2 続発性骨粗鬆症の原因となる薬剤には抗けいれん薬，コルチコステロイド，メトトレキサート，シクロスポリン，ヘパリンなどがある。

3 ステロイド性骨粗鬆症の管理と治療のガイドライン(2014年改訂)のポイント

(日本薬剤師会雑誌，第67巻，第2号，p.179-184, H27.2.1)

骨折予測因子(年齢，ステロイド投与量，腰椎骨密度，既存骨折)をスコア化し，スコア≧3を薬物療法，スコア<3を経過観察としている。

●薬物療法の推奨

第1選択薬として推奨：アレンドロネート，リセドロネート

第1選択薬が禁忌で使用できない，早期不耐容，あるいは効果不十分のときの代替薬：イバンドロネート，アルファカルシドール，カルシトリオール，遺伝子組換えテリパラチド

現在推奨するだけの有効性に関するデータ不足：エチドロネート，ミノドロン酸，エルデカルシトール，テリパラチド，メナテトレノン，ラロキシフェン，バセドキシフェン，デノスマブ

4 骨粗鬆症治療薬の有効性評価一覧

分類	薬物	骨密度	椎体骨折	非椎体骨折	大腿骨近位部骨折
カルシウム薬	L-アスパラギン酸カルシウム	B	B	B	C
	リン酸水素カルシウム	B	B	B	C
女性ホルモン薬	エストリオール	C	C	C	C
	結合型エストロゲン[#1]	A	A	A	A
	エストラジオール	A	B	B	C
活性型ビタミンD₃薬	アルファカルシドール	B	B	B	C
	カルシトリオール	B	B	B	C
	エルデカルシトール	A	A	B	C
ビタミンK₂薬	メナテトレノン	B	B	B	C
ビスホスホネート薬	エチドロン酸	A	B	C	C
	アレンドロン酸	A	A	A	A
	リセドロン酸	A	A	A	A
	ミノドロン酸	A	A	C	C
	イバンドロン酸	A	A	B	C
SERM	ラロキシフェン	A	A	B	C
	バゼドキシフェン	A	A	B	C
カルシトニン薬[#2]	エルカトニン	B	B	C	C
	サケカルシトニン	B	B	C	C
副甲状腺ホルモン薬	テリパラチド(遺伝子組換え)	A	A	C	C
	テリパラチド酢酸塩	A	A	A	C
抗RANKL抗体薬	デノスマブ	A	A	A	A
その他	イプリフラボン	C	C	C	C
	ナンドロロン	C	C	C	C

#1：骨粗鬆症は保険適用外　　#2：疼痛に関して鎮痛作用を有し，疼痛を改善する(A)

薬物に関する「有効性の評価(A, B, C)」
骨密度上昇効果：A　上昇効果がある　　B　上昇するとの報告がある　　C　上昇するとの報告はない

骨折発生抑制効果(椎体,非椎体,大腿骨近位部それぞれについて):
A 抑制する B 抑制するとの報告がある C 抑制するとの報告はない

(日本骨粗鬆症学会 骨粗鬆症の予防と治療ガイドライン作成委員会 編:「骨粗鬆症の予防と治療ガイドライン 2015 年版,ライフサイエンス出版,2015」)

5 癌の骨転移のマーカー

DPD(乳癌,肺癌,前立腺癌)
NTX(乳癌,肺癌,前立腺癌)
ICTP(乳癌,肺癌,前立腺癌)
TRACP-5b(乳癌,肺癌,前立腺癌)
PICP(前立腺癌)

> ICTP:I 型コラーゲン C 末端テロペプチド
> PICP:I 型コラーゲン C 末端ペプチド

MEMO

14 出血・凝固・線溶系関係

1. 出血傾向

1-1 出血時間

　出血から止血への過程は血小板，内因系凝固因子，外因系凝固因子，血管などが関わっています。皮膚の観察から出血傾向を知ることができます。赤い1mm位の点状斑が多数でるときは血小板数の減少や血小板機能異常症，5mm以上の紫斑がみられるか関節出血や筋肉内出血は内因系凝固因子異常を疑います。また血小板数減少で斑状出血，歯肉出血，鼻出血，性器出血などが生じます。軽い外傷で血が止まりにくい患者さんの薬剤副作用を疑う場合Duke法による出血時間検査の基準値が5分以内であることが参考になります。重篤な出血傾向をしめすDIC(播種性血管内凝固)が種々の基礎疾患を持たれた患者さんに起こります。血液凝固能が亢進して細小血管内に多数の血栓が生じて臓器障害が起こります。血小板，凝固因子が消費され低値となった上に血栓を溶解するために線溶系が活性化され出血傾向が更に高まるDIC状態になることがあります。

　血小板数減少は化学療法，放射線治療，重症肝疾患，白血病などで起こります。血小板機能は主に粘

着能・凝集能で調べます。機能異常症には先天性血小板異常症と後天性血小板異常症，抗血小板薬投与などがあります。日常遭遇するのは薬剤性機能異常です（血液一般検査の血小板の項を参照）。抗血栓療法のクロピドグレルは血小板凝集能抑制作用により，アスピリンは血小板の活性化抑制作用により血栓形成を抑制します。

2. 血液凝固機構因子関連

2-1 活性化部分トロンボプラスチン時間（APTT）

基準値 24.3 〜 36.0 sec

40秒以上の延長	
先天性疾患	血友病（Ⅷ，Ⅸ因子欠乏） Ⅱ・Ⅴ・Ⅹ・Ⅺ・Ⅻ因子欠乏など
後天性疾患	肝障害，播種性血管内凝固症候群（DIC），薬剤，ビタミンK欠乏症，後天性血友病など

2-2 プロトロンビン時間(PT)

基準値

PT	10.5 ～ 13.5 sec
PT 活性	70 ～ 130 %
PT-RATIO	0.85 ～ 1.15

13秒以上の延長(PT活性70％以下)

先天性疾患	Ⅱ・Ⅴ・Ⅶ・Ⅹ因子欠乏など
後天性疾患	肝障害, VK欠乏症, DIC, 薬剤など

図1に示すように血液凝固機構は内因性あるいは外因性機構により開始され, 第Ⅹ因子の活性化からは共通性機構に移行し, フィブリン析出をして完結します。

APTTは内因性凝固因子(Ⅱ, Ⅴ, Ⅷ, Ⅹ, Ⅸ, Ⅺ, Ⅻ, 高分子キニノゲン, プレカリクレイン)およびフィブリノゲン(Ⅰ)の欠乏, 低下がみられる場合に凝固時間が延長します。また, 分娩後の異常蛋白血症などでこれらの凝固因子に対して阻止物質(抗凝血素)ができる場合も凝固時間が延長します。血友病(Ⅷまたは Ⅸ 因子の低下)などの先天性凝固因子欠乏症, 異常フィブリノゲン血症, 循環抗凝血素, ループスアンチコアグラント(抗リン脂質抗体症候群)などの検出に用いられます。

図1　血液凝固機構

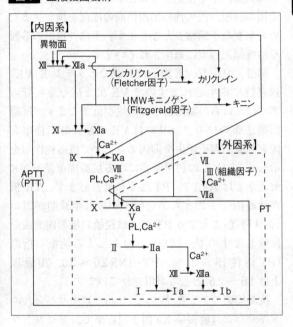

PTは外因性凝固因子（Ⅱ，Ⅴ，Ⅶ，Ⅹ）およびフィブリノゲンの欠乏，低下，質の異常などで凝固時間が延長し，プロトロンビン活性が低下します。先天性凝固因子異常の検出，DIC の診断，抗凝固療法や肝障害の指標に用いられます。（肝機能検査参照）

APTT と PT を組合せて検査を行うと欠乏ある

いは異常因子を推定することができ，先天性出血性素因の診断，後天性の出血傾向の原因を検索するための重要な予備検査となります。出血性疾患の診断や治療経過観察に繁用されています。

第Ⅱ，Ⅶ，Ⅸ，Ⅹ因子は肝臓でビタミンK(VK)依存性に産生されますのでVK欠乏症や重症肝障害ではこれらの凝固因子の産生が低下します。抗凝固療法薬のワルファリンはVKの還元酵素作用を阻害し凝固因子産生を抑制することで抗血栓作用を示します。VKの利用障害による抗凝固療法やVK欠乏症ではAPTT，PTともに延長します。VK依存性凝固因子のうち第Ⅶ因子が最も半減期が短い(約4時間)ことよりPT検査は鋭敏に抗凝固療法を反映しますので，ワルファリンによる治療の指標(PT活性15〜25％，PT-INR 2.0〜3.0，70歳以上は1.6〜2.6)として繁用されています。

抗凝固薬のアピキサバン，リバーロキサバン，エドキサバンは直接第Xa因子阻害薬で，ダビガトランはトロンビン直接阻害薬ですが，モニターする方法がまだ確立されていません。ダビガトランは出血による死亡例が報告されておりCcr<30mL/分が禁忌基準です。

2-3 フィブリノゲン

基準値 200 ～ 400 mg/dL

　フィブリノゲンは肝臓で作られトロンビン(IIa)により不溶性の線維蛋白のフィブリンとなり血栓を作り止血を行う重要な役割を持ちます。出血傾向や血栓傾向のある場合のスクリーニング検査として有用です。フィブリノゲンは肝臓で作られる急性相反応蛋白であるため感染症などの炎症性疾患、悪性腫瘍で増加し、妊娠で増加傾向を示します。先天性フィブリノゲン異常症、DICなどで、また肝の合成能障害のため肝硬変や劇症肝炎で低値を示します。

2-4 トロンボテスト(TTO)

基準値 70％以上(抗凝血薬治療域 10 ～ 20 ％)
40％以下　II, VII, IX, X因子異常

　トロンボテストは試薬にフィブリノゲン, 第V因子を添加して外因系凝固因子の内、VK依存性凝固因子(第II, VII, X因子)の活性低下を感度良く測定するように工夫されてあり、更にワルファリンの治療域(10～30％)で精度が高くなるように調整されて

います。従来はワルファリン療法に繁用されてきましたが、近年はPT測定によるPT-INRが推奨され広く用いられており利用が少なくなっています。

2-5　ヘパプラスチンテスト(HPT)

基準値	70〜130 %
60 %以下	Ⅱ, Ⅶ, Ⅹ因子異常

ヘパプラスチンテストは試薬にフィブリノゲン、第Ⅴ因子を添加して外因系凝固因子のうち第Ⅱ、Ⅶ、Ⅹ因子の凝固活性を測定します。肝細胞で産生される凝固因子はフィブリノゲン、第Ⅱ、Ⅴ、Ⅶ、Ⅸ、Ⅹでありそのうち第Ⅱ、Ⅶ、Ⅹ因子は血中半減期が短いためヘパプラスチンテストはPTよりもより直近の肝の合成能を反映する肝機能検査として有用です。

2-6 トロンビン・アンチトロンビンⅢ複合体(TAT), フィブリンモノマー複合体(FMC), プロトロンビンフラグメント F_{1+2} (F_{1+2})

基準値	
TAT	3.0 ng/mL 以下
FMC	6.1 μg/mL 以下
F_{1+2}	69〜229 pmol/L
高値	DIC, 血栓塞栓症, 心筋梗塞, 脳梗塞, ATⅢ製剤投与
低値	ワルファリン投与, ヘパリン投与などによる抗凝固状態

凝固反応の最終に産生されるトロンビンは血中で瞬時にアンチトロンビンⅢ(ATⅢ)と結合しTATを形成しつつ逐次活性を失い血中から除去されるので測定ができません。TATの血中半減期は3〜15分であるため測定が可能です。TATの血中濃度の増加はトロンビンの生成を反映し凝固亢進を意味しDICの早期診断指標になります。ATⅢは肝臓で産生されるため肝癌, 肝硬変で低値を示します。

◆ATⅢは血中の凝固因子阻害作用を有します。その作用は血管内皮細胞から出るヘパリン様物質と複合体を作り, トロンビンやその他の活性化凝固因子

(IXa, Xa, XIa, XIIa)と結合し凝固活性を失活させます。ATⅢの異常低値は血栓症の原因となり，凝固亢進を示唆します。肝硬変では産生能が低下します。ATⅢは，血管内凝固や血栓形成に対して防御作用があり薬剤としてDICに利用されています。

◆プロトロンビンフラグメント F_{1+2} は第X因子がプロトロンビンに作用し，α-トロンビンとフラグメント1・2に分解したものです。したがって F_{1+2} の増加はプロトロンビンの分解を直接的に示し凝固が亢進していることを表します。

血液凝固障害をきたす薬剤を表1に示します。

表1 血液凝固障害をきたす薬剤

薬　剤	
アスパラギナーゼ	抗生物質長期投与
アナストロゾール	ゴセレリン
インターフェロンα	コレスチラミン
ウロキナーゼ	セツキシマブ
エストリオール	チアマゾール
エルトロンボパグ	トルバプタン
ガベキサートメシル酸塩	ナファモスタットメシル酸塩
カリウム過剰	パクリタキセル
クロルプロパミド	ベバシズマブ
抗うつ薬	ヘパリン
抗けいれん薬	ワルファリン
	H_2-ブロッカー
	NSAIDs

3. 線溶系マーカー

3-1 フィブリノゲン・フィブリン分解産物(FDP),FDP-D ダイマー

基準値

FDP　　　　　　　　4 μg/mL 以下
FDP-D ダイマー　　　1.0 μg/mL 未満

高値
DIC, 血栓性血小板減少性紫斑病
溶血性尿毒性症候群, 各種血栓症
脳出血・血腫の吸収期
胸水・腹水・血性心のう液貯留
血栓溶解療法中(UK, t-PA)

◆FDP は線溶系分子マーカーの代表的検査で, フィブリノゲンまたはフィブリンが線溶活性をもつプラスミンの作用により切断されて生成します。FDP はフィブリノゲン由来の一次線溶とフィブリン由来の二次線溶の両者の混合物を捉えています。

◆FDP-D ダイマーは二次線溶を捉える代表的な検査です。凝固過程の最終産物であるフィブリノゲンにトロンビンが作用するとフィブリンモノマーとなり, フィブリンモノマーは重合してフィブリンポリマーになります。フィブリンポリマーはトロンビン

で活性化された第XIII因子とCa^{2+}の作用で架橋され安定化フィブリンポリマーとなりますが，これにプラスミンが作用してFDP-Dダイマーが生成されます。したがってD-ダイマーは安定化フィブリンにプラスミンが作用する二次線溶亢進時のみ生成されますので，生体内にフィブリン血栓が存在した証明になります。凝固亢進で血栓形成が主体となり多臓器不全を引き起こすタイプと線溶亢進が主体で出血傾向を起こすDICのタイプでは二次線溶とともに一次線溶も活発になります。線溶亢進が主体で出血傾向を起こすタイプではFDPは増加しますがD-ダイマーは低値です。いずれのタイプでもフィブリノゲン，FDPの定量測定が重要でフィブリノゲンの減少はDICによる消費を示唆します。

◆血流速度が遅い部分での血栓形成は血液凝固因子が主体となるため，血栓溶解療法に用いられるウロキナーゼ製剤，t-PA製剤，蛇毒製剤の効果を判定するためのモニタリング検査としても有用です(動脈硬化などの血流速度の速い部分の血栓形成は，動脈硬化性プラークに関連するため抗血小板薬が使用されます)。

3-2 プラスミノゲン(PLg), α_2-プラスミンインヒビター(α_2-PI)

基準値

PLg 活性　75～125 %
α_2-PI　　85～115 %

低値　DIC(消費亢進)重症肝障害(産生低下)
　　　　血栓溶解療法後

◆プラスミノゲンは肝で産生される蛋白で,活性ⅩⅢ因子,プラスミンアクチベータによって活性化されてプラスミンとなりフィブリンを分解してFDPを産生します。DICの場合は線溶亢進により消費されて減少します。またウロキナーゼ大量投与によっても消費されて減少します。

◆α_2-PIはプラスミンの阻害因子で,止血時フィブリン塊に結合してプラスミンに対する防御作用を示します。DICや血栓溶解療法時には線溶の活性化により生じたプラスミンと反応して消費されるため血中濃度が低下します。α_2-PIを測定することで線溶亢進の有無や程度がわかります。α_2-PIは血小板が活性化すると放出し,また肝で生成されるため,重症肝疾患では産生が低下します。

3-3 プラスミン・α₂-PI 複合体（PIC）

基準値	0.8 μg/mL 以下
高値	DIC，DIC 準備状態，血栓性疾患，肝硬変，重症感染症，悪性腫瘍，血栓溶解療法時

◆PIC は，プラスミンと α₂-PI が結合したもので，プラスミンは α₂-PI と結合体を作ることにより不活性化されます。α₂-PI の処理能力以上にプラスミンが生成されると，フィブリン・フィブリノゲンを分解したり，出血傾向を生じます。線溶亢進時には PIC 値が高値になり線溶活性化の指標になります。線溶優位型の DIC では PIC は高値を示し凝固優位型の DIC では軽度の増加を示します。DIC の補助診断や血栓溶解療法のモニタリングとして用いられます。

one point 臨床情報

1 一次止血障害と二次止血障害による出血傾向の比較

	血管・血小板異常 (一次止血障害)	凝固因子欠乏 (二次止血障害)
多発部位と症状	皮膚粘膜点状出血 消化管出血	皮下・筋肉内出血(血腫) 関節内出血
出血の持続	短	遷延性(再出血)

2 血小板機能異常は主に粘着能・凝集能低下による。

3 血小板減少は骨髄での血小板産生障害,消費・破壊亢進による血小板寿命短縮が原因(正常では脾に20〜30％の血小板が貯留しているが脾の腫大などで破壊亢進する)。

4 EDTAを使用した末血では,血小板凝集を起こし,見かけ上血小板減少を起こすことがあり検査報告書コメント欄を参照する。

5 蛋白性凝固因子のうちⅢ(細胞膜上),Ⅷ(肝・脾の食細胞系)以外は肝で産生される。そのうちⅡ・Ⅶ・Ⅸ・ⅩはビタミンK依存性。

6 血液成分製剤ではⅤ・Ⅷがなくなる。

7 PT, APTT の関係

PT	APTT	欠乏凝固因子
延長	正常	VII
正常	延長	VIII, IX, XI, XII
延長	延長	I, II, V, X

8 国際標準(化)比 INR

$INR = (PR)^{ISI}$

INR は PR(被検血漿 PTsec／正常血漿 PTsec)の ISI(international sensitivity index)乗で算出される経口抗凝固薬治療指標として標準化された標記方法。WHO の国際標準化された組織トロンボプラスチン試薬を基準(ISI1.0)として各試薬の感度を定め，国際的に互換性があるようにした基準。

9 線溶系障害に基づく出血傾向

	プラスミノゲンアクチベータ亢進による線溶亢進（一次線溶亢進）	血管内凝固に続発する線溶亢進（二次線溶亢進）
原因	血栓溶解療法	DIC
FDP	上昇	上昇
血小板数	正常	低下
AT III	正常	低下
出血時間	正常	延長

10 一次線溶と二次線溶

一次線溶は凝固反応が起こっていない血中でフィブリノゲンが溶け出す異常な状態で,アナフィラキシーショック,アシドーシス,極度のストレス,肝疾患などでみられる。二次線溶は固まった血液であるフィブリン血栓を溶かす作用をいう。生体は二次線溶により血管にできたフィブリン血栓を溶かし血管をスムーズに開通させる。

11 DIC 診断基準

DIC の診断基準には旧厚生省,国際血栓止血学会,日本救急医学会による3種があるが,それぞれ問題点が指摘されてきたため日本血栓止血学会が検討を重ね診断基準を確定した。新基準では原疾患によって診断アルゴリズムを使い分けること,アンチトロンビン,可溶性フィブリンまたはトロンビン-AT 複合体を組み合わせて診断効率を改善するなどが推奨されている。

日本血栓止血学会 DIC 診断基準 2017 年版

項目	基本型	造血障害型	感染症型
血小板数 (×10^4/μL)	12 <　　　　0点 8 < ≦12　　1点 5 < ≦8　　 2点 ≦5　　　　3点 24時間以内に 30％以上の減少 　　　　　+1点	—	12 <　　　　0点 8 < ≦12　　1点 5 < ≦8　　 2点 ≦5　　　　3点 24時間以内に 30％以上の減少 （※1）　+1点
FDP (μg/mL)	< 10　　　　0点 10 ≦ < 20　1点 20 ≦ < 40　2点 40 ≦　　　 3点	< 10　　　　0点 10 ≦ < 20　1点 20 ≦ < 40　2点 40 ≦　　　 3点	< 10　　　　0点 10 ≦ < 20　1点 20 ≦ < 40　2点 40 ≦　　　 3点
フィブリ ノゲン (mg/dL)	150 <　　　　0点 100 < ≦150　1点 ≦100　　　 2点	150 <　　　　0点 100 < ≦150　1点 ≦100　　　 2点	—
プロトロ ンビン 時間比	< 1.25　　　　0点 1.25 ≦ < 1.67　1点 1.67 ≦　　　 2点	< 1.25　　　　0点 1.25 ≦ < 1.67　1点 1.67 ≦　　　 2点	< 1.25　　　　0点 1.25 ≦ < 1.67　1点 1.67 ≦　　　 2点
アンチトロ ンビン (%)	70 <　　0点 ≦ 70　　1点	70 <　　0点 ≦ 70　　1点	70 <　　0点 ≦ 70　　1点
TAT, SF または F1+2	基準範囲上限の 2倍未満　　0点 2倍以上　　1点	基準範囲上限の 2倍未満　　0点 2倍以上　　1点	基準範囲上限の 2倍未満　　0点 2倍以上　　1点
肝不全 （※2）	なし　　 0点 あり　　-3点	なし　　 0点 あり　　-3点	なし　　 0点 あり　　-3点
DIC 診断	6点以上	4点以上	5点以上

注）
- （※1）：血小板数 >5万/μL では経時的低下条件を満たせば加点する（血小板数 ≦5万では加点しない）。血小板数の最高スコアは3点までとする。
- FDP を測定していない施設（D-ダイマーのみ測定の施設）では，D-ダイマー基準値上限2倍以上への上昇があれば1点を加える。ただし，FDP

- も測定して結果到着後に再評価することを原則とする。
- FDP または D-ダイマーが正常であれば，上記基準を満たした場合であっても DIC の可能性は低いと考えられる。
- プロトロンビン時間比：ISI が 1.0 に近ければ，INR でも良い(ただし DIC の診断に PT-INR の使用が推奨されるというエビデンスはない)。
- プロトロンビン時間比の上昇が，ビタミン K 欠乏症によると考えられる場合には，上記基準を満たした場合であっても DIC とは限らない。
- トロンビン-アンチトロンビン複合体(TAT)，可溶性フィブリン(SF)，プロトロンビンフラグメント 1+2(F1+2)：採血困難例やルート採血などでは偽高値で上昇することがあるため，FDP や D-ダイマーの上昇度に比較して，TAT や SF が著増している場合は再検する。即日の結果が間に合わない場合でも確認する。
- 手術直後は DIC の有無とは関係なく，TAT，SF，FDP，D-ダイマーの上昇，AT の低下など DIC 類似のマーカー変動がみられるため，慎重に判断する。
- (※2)肝不全：ウイルス性，自己免疫性，薬物性，循環障害などが原因となり「正常肝ないし肝機能が正常と考えられる肝に肝障害が生じ，初発症状出現から 8 週以内に，高度の肝機能障害に基づいてプロトロンビン時間活性が 40 % 以下ないしは INR 値 1.5 以上を示すもの」(急性肝不全)および慢性肝不全「肝硬変の Child-Pugh 分類 B または C(7 点以上)」が相当する。
- DIC が強く疑われるが本診断基準を満たさない症例であっても，医師の判断による抗凝固療法を妨げるものではないが，繰り返しての評価を必要とする。

(日本血栓止血学会 DIC 診断基準作成委員会；DIC 診断基準 2017 年版，血栓止血誌 2017；28(384))

15 固形腫瘍の検査

I 腫瘍マーカー

腫瘍マーカーは早期癌では陰性であることも多く，進行癌でも陰性の場合もあり，また癌でないのに陽性であることがあります。多くのマーカーが，がんの補助診断としてがんの進行度の診断や治療効果の判定に利用されています。

1. 胃・大腸・膵の腫瘍マーカー

基準値

CEA	5.0 ng/mL 以下
CA19-9	37.0 U/mL 以下
NCC-ST-439	男性 4.5 U/mL 未満 女性(49歳以下) 7.0 U/mL 未満 女性(50歳以上) 4.5 U/mL 未満
STN	45 U/mL 以下
DUPAN-2	150 U/mL 以下
Span-1	30 U/mL 以下

● CEA	5.1 ng/mL 以上	胃癌・大腸癌の可能性
● CA19-9	38 U/mL 以上	
● NCC-ST-439	7 U/mL 以上	
● STN	46 U/mL 以上	膵癌の可能性
上記にプラス		
● DUPAN-2	151 U/mL 以上	
● Span-1	31 U/mL 以上	

1-1 CEA（癌胎児性抗原）

CEAは大腸癌，直腸癌，膵臓癌など消化器系癌，肺癌，乳癌など多くの種類の癌で血中に上昇してきます。そのため単独で癌の診断にはなりませんが手術，化学療法などの治療効果の判定に有用です。悪性腫瘍が無い消化器疾患，糖尿病，慢性肝障害，慢性肺疾患など，また喫煙・加齢により上昇を認めることがありますが，多くは軽度上昇です。

1-2 CA19-9

CA19-9は膵がんをはじめ各種消化器系のがん，卵巣がん，大腸がんで血中に上昇し，腫瘍の進行度をよく反映するので治療効果の判定に有用です。慢性膵炎，悪性腫瘍が無い消化器疾患，糖尿病，慢性肝障害，婦人科疾患などでも上昇が見られますが軽

度上昇の場合が多いです。膵の正常および化生導管細胞や胆道系の細胞にも豊富に存在し，その障害により上昇するといわれています。CA19-9 はルイス A(Lea)の血液型糖鎖にシアル酸が結合したシアロムチンとして存在します。ルイス遺伝子を持たないルイス血液型 Le^{a-b-} の人(日本人5～10％)ではがんになっても CA19-9 が産生されないため注意が必要です。そこで CA19-9 の前駆体で膵癌，胆道癌で高値になる DUPAN-2 が開発されました。ルイス抗原陰性者では CA19-9 は低値に測定され陰性化する欠点がありますが，これを補うマーカーとして利用されています。

1-3 NCC-ST-439

NCC-ST-439 は胃癌細胞株 St-4 をヌードマウスに免疫して作られたモノクローナル抗体で，NCC-ST-439 が認識するシアル酸を持つ2型糖鎖抗原です。膵・胆道・大腸・胃癌，乳癌のマーカーとして用いられています。感度は良好ですが，偽陽性率も高いといわれています。

1-4 STN

STN はヒツジ顎下腺ムチンを免疫抗原として得られたマウスモノクローナル抗体 TKH-2 により認

識される母核糖鎖抗原で,卵巣癌や消化器癌で高値を示し,良性疾患では低値を示すため,癌特異性が高く,卵巣癌や胃癌再発例の補助診断,経過観察に有用です。しかしABO血液型によって影響され,AB型・B型で高くO型で低いため,健常人のAB・B型で中等度高値を示すことがあります。

1-5 Span-1

Span-1はヒト膵癌細胞株SW1990を免疫抗原として作成されたモノクローナル抗体が認識する抗原(シアリルルイスAとシアリルルイスC抗原)で高分子ムチン様蛋白質です。良性疾患での偽陽性率が低く,膵癌,肝・胆道癌で高い陽性率を示します。特異性の高い癌の診断,治療後の経過観察に有用です。

2. 肝の腫瘍マーカー

基準値

AFP	10 ng/mL 以下
AFP-L3分画	10.0 %未満
PIVKA-Ⅱ	40 mAU/mL 未満

● AFP	11 ng/mL 以上	
● AFP-L3分画	15 %以上	肝細胞癌の可能性
● PIVKA-Ⅱ	40 mAU/mL 以上	

2-1 AFP（癌胎児性抗原）

AFPは胎児肝細胞で産生され，胎児血中に存在する糖蛋白です。肝臓がん，胃がん，卵巣嚢腫瘍などで血中濃度が上昇します。血中濃度が高値であると強く肝癌を疑い，増加傾向にあると画像検査や他の腫瘍マーカーを用い腫瘍を探します。トランスアミナーゼが高値の慢性肝炎，肝硬変でも陽性になることがあります。

2-2 AFP-L3分画

AFP-L3分画は，AFP糖鎖をレクチン親和性電気泳動により3分画された3番目の分画で，その分画比率が肝細胞癌で増加します。AFP総濃度より特異性が高く，慢性肝炎，肝硬変から肝細胞癌の発生を早期診断できます。

2-3 PIVKA-II

PIVKA-IIとはビタミンK(VK)欠乏のために凝固因子活性を示さない異常凝固第II因子で，肝細胞癌患者ではVKの欠乏が無くても血清中に高率に見出されることから，AFPと組み合わせて，肝細胞癌の指標としています。PIVKA-IIは閉塞性黄疸やアルコール性肝障害，摂取不足によるVK欠乏，ワルファリンやごくまれにN-MTT基をもつ

セフェム系抗菌薬投与(腸内細菌叢の抑制による VK の産生障害や VK サイクルの阻害)などによっても陽性を示します。

3. 肺の腫瘍マーカー

基準値	
SCC	2.5 ng/mL 以下
CYFRA21-1	3.5 ng/mL 以下
SLX	38 U/mL 以下
NSE	16.3 ng/mL 以下
proGRP	81pg/mL 未満

- ● SCC　　　　2.6 ng/mL 以上 ┐肺扁平上皮癌の
- ● CYFRA21-1　3.6 ng/mL 以上 ┘可能性
- ● SLX　　　　39 U/mL 以上　　肺腺癌の可能性
- ● NSE　　　　16.4 ng/mL 以上 ┐小細胞肺癌の
- ● proGRP　　81.1 pg/mL 以上 ┘可能性

3-1 SCC

SCC は子宮頸癌から抽出された蛋白で扁平上皮に多く存在します。子宮頸癌,原発性肺癌,皮膚癌,食道癌などで血中濃度が上昇します。血中半減期が約 2 日と短いため腫瘍摘出後の判定や治療経過観察に有用です。唾液や皮膚表面に多量に存在する

ため検体汚染に注意が必要で，喫煙で陽性を示すことがあります。

3-2 CYFRA21-1

CYFRA21-1は上皮細胞のサイトケラチンのフィラメント蛋白で扁平上皮に多く存在しています。肺の扁平上皮癌・腺癌，婦人科疾患のがんで血中濃度が上昇します。腫瘍摘出術や化学療法の効果判定に有用です。SCCと異なり喫煙の影響を受けず，唾液や表皮に存在しないため皮膚疾患での偽陽性は認めないと報告されています。

3-3 SLX

SLXは高分子ムチン型の糖蛋白質で2型糖鎖抗原です。各種腺癌で高値となるため肺腺癌に用いられますが，慢性炎症性肺疾患でも上昇することがあります。

3-4 NSE

NSEは解糖系酵素で神経組織，神経内分泌細胞，赤血球などに存在します。肺小細胞癌や神経内分泌腫瘍で血中濃度が上昇します。特に肺小細胞癌で高い値を示し特異性の高いマーカーとして病態の把握に有用です。

3-5 proGRP

proGRPは神経内分泌顆粒に含まれるガストリンリレーシングペプチド(GRP)の前駆体で、小細胞肺癌への特異性が高く、NSEに比較して、早期に陽性になること、健常者との差が大きく、再発時の上昇が高いことより病状の進行状態の把握に利用されています。

4. 乳癌のマーカー

基準値

BCA225	160 U/mL 以下
HER2 蛋白	15.2 ng/mL 以下
CA15-3	25.0 U/mL 以下

● BCA225	161 U/mL 以上	原発乳癌の可能性
● NCC-ST-439	7 U/mL 以上	乳癌の転移・再発の可能性
● HER2 蛋白	15.3 ng/mL 以上	HER2発現乳癌の転移・再発の可能性
● CA15-3	25.1 U/mL 以上	乳癌の転移・再発の可能性

4-1 BCA225

BCA225は乳癌細胞株T47Dを免疫原として作られた2種類のモノクローナル抗体が認識するムチン型の糖蛋白で、乳癌に対する特異性が高く、再発乳

癌で効率に陽性率が上昇します。術後のモニタリングや治療効果の判定に用いられています。

4-2　HER2 蛋白

HER2 蛋白は種々の腫瘍において高頻度に過剰発現しており，特に乳癌患者の約 25 ％に認められます。血中にも出現し再発乳癌で高い陽性率を示すことから血清 HER2 蛋白測定は乳癌における術後あるいは再発乳癌のモニタリングに有用です。免疫組織化学染色にてスコアが 3＋であれば分子標的治療薬のトラスツズマブ投与適応判定となります。

4-3　CA15-3

CA15-3 はヒト乳脂肪球膜に対するモノクローナル抗体と乳癌肝転移細胞から得られたモノクローナル抗体で検出される糖鎖抗原です。原発性乳癌では血中濃度の上昇を認めませんが，再発性乳癌，転移性乳癌では高値を示します。治療効果をよく反映するため化学療法や手術後の経過観察，再発のモニターとして有用です。

5. 卵巣の腫瘍マーカー

基準値

CA125	35.0 U/mL 以下
CA602	63 U/mL 以下
CA72-4	10.0 U/mL 以下
GAT	13.6 U/mL 未満

- CA125　　35.1 U/mL 以上
- CA602　　64 U/mL 以上
- STN　　　45 U/mL 以上　　　卵巣癌の可能性
- CA72-4　 10.1 U/mL 以上
- GAT　　　13.6 U/mL 以上

5-1　CA125

CA125は卵巣がんの腹水細胞を培養し、これをヌードマウスに免疫して作成したモノクローナル抗体で検出される糖鎖抗原(癌性糖鎖コア蛋白抗原)です。卵巣がん(ムチン性腫瘍を除く)をはじめ婦人科腫瘍の診断に用いられています。ことに卵巣がんで高値を示し腫瘍の大きさと血中濃度が良く相関することより病期や治療効果の判定に有用です。

5-2　CA602

CA602はCa125と同様の糖鎖コア蛋白であり、

漿液卵巣癌で高値を示し他の臨床的有用性は CA125 と同様です。

5-3　CA72-4

CA72-4 は乳癌の肝転移細胞膜成分に対する抗体と結腸癌培養細胞から産生された抗原に対する抗体の 2 種類の抗体によって検出されるがん関連糖鎖抗原です。卵巣がん，大腸がん，乳癌，胃がん，膵がんで陽性率が高く，卵巣がんにおいて CA125 では検出できないムチン性腫瘍でも血中濃度が上昇します。偽陽性率は低く癌特異性が高いことより各臓器に応じた腫瘍マーカーと併用することが推奨されています。

5-4　GAT

GAT は癌関連ガラクトース転移酵素で，卵巣癌患者の腹水中から発見された癌関連イソ酵素です。血中 GAT は卵巣癌での上昇率は約 70 ％で，良性腫瘍では陽性率が低く，癌特異性が高いとされ，内膜性嚢胞との鑑別，卵巣癌の補助診断，卵巣癌の治療のモニタリングとして利用されています。

6. 子宮の腫瘍マーカー

- CA602　　64 U/mL 以上　┐ 子宮体癌の可能性
- CA72-4　 10.1 U/mL 以上 ┘ (陽性率は低い)
- CA125　　35.1 U/mL 以上　子宮頸部腺癌の可能性
- SCC　　　2.6 ng/mL 以上　子宮頸部扁平上皮癌の可能性

　CA125, CA602, CA72-4, STN, GAT は子宮頸癌に対しては陽性率が低く臨床的意味は少ないですが，CA125 のみ頸部腺癌(扁平上皮癌は低い)には約 50 ％の陽性率を示すとされています。子宮体癌についても陽性率は低いのですが，子宮外進展(筋層浸潤 1/2 以上リンパ節転移など)を伴うⅢ期以上の病態で CA125, CA602 の陽性率や測定値が上昇する報告がみられますので，腫瘍の進展の予測や治療効果の指標に採用される場合があります。SCC は子宮頸部扁平上皮癌の診断や治療効果の指標によく利用されています。

7. 前立腺の腫瘍マーカー

基準値

PSA 4.00 ng/mL 以下

● PSA 4～10 ng/mL　グレーゾーン(早期前立腺癌,前立腺肥大, 急性前立腺炎)

● PSA 10 ng/mL 以上　早期～進行性前立腺癌の可能性

PSAはセリンプロテアーゼの一種(組織カリクレインファミリーhK3)で, 血中のPSAは主としてα_1-アンチキモトリプシン(ACT)と複合体ACT-PSAを形成しており抗体で認識されます。PSAは前立腺組織のみに存在し, 前立腺癌では血中PSA値が著明に上昇します。total PSAはACT-PSAとfree PSAの両者を測定していますが, 癌ではACT-PSAのtotal PSAに占める割合が高いことが知られています。測定限界が高感度0.01ng/mL, 超高感度0.001ng/mLの測定ができるようになっています。これらは診断よりも術後のモニタリングに使用されています。前立腺癌での転移は90％以上が骨転移とされていますので, 骨転移が疑われる場合は血清Ⅰ型コラーゲンCテロペプチド(ICTP基準値4.5ng/mL以下)の測定が必要です。加齢とと

もに PSA 値も上昇しますが癌では PSA の上昇速度は年間 0.75ng/mL を超えることが多いとされています。

II 抗悪性腫瘍薬の投与適用判定に使われる遺伝子検査

抗悪性腫瘍薬の治療の前には，腫瘍の特異的遺伝子変異を検出し個々の患者にあった効率的で効果的な抗がん剤の選択を行います。

1. EGFR 遺伝子

基準値　遺伝子変異・増幅・発現増加を認めない

EGFR(上皮成長因子受容体)はチロシンキナーゼ型膜貫通受容体蛋白の一種で正常細胞では細胞の増殖・分化・組織形成でシグナル伝達の役割を果しています。腫瘍細胞では EGFR 遺伝子の変異により過剰活性化され細胞増殖，アポトーシス抑制，血管新生，転移などに関与します。非小細胞肺癌，腎癌，乳癌，卵巣癌で高頻度に発現しています。EGFR 遺伝子変異陽性の非小細胞性肺癌でチロシン

キナーゼ阻害薬(ゲフィニチブ, エルロニチブ)に対して反応性が高いことより, 非小細胞性肺癌に対するこれらの分子標的治療の感受性, 耐性の予測にEGFR遺伝子検査が行われています。

2. K-ras遺伝子

> **基準値** 遺伝子変異を認めない

　K-ras遺伝子は正常細胞ではEGFRのシグナル伝達経路に関与するGTP結合タンパク質をコードし細胞の増殖・分化・アポトーシスに関与します。K-ras活性はGTPaseにより厳密に制御されていますが, K-ras遺伝子に変異が生じるとGTPase活性が低下し過剰なシグナルが癌細胞の増殖を促します。K-ras遺伝子の変異は膵腺癌, 大腸癌, 非小細胞肺癌で高頻度に認められます。K-ras遺伝子変異を認める大腸癌では抗EGFR抗体薬(セツキシマブ)での治療効果は期待できません。K-ras遺伝子変異によりGTPaseが抑制されシグナル伝達の活性化が持続して抗EGFR薬の作用を抑制するといわれています。K-ras遺伝子変異を認める肺癌ではチロシンキナーゼ阻害薬に対して多くの場

合，治療抵抗性を示します。

3. HER2 遺伝子

> **基準値** 遺伝子増幅を認めない

　HER2 遺伝子は EGFR の役割を果たす膜貫通型受容体チロシンキナーゼ(HER2 蛋白)をコードし正常細胞では細胞内シグナル伝達経路の調節に関与していますが，乳癌，卵巣癌，子宮癌，胃癌，唾液腺腫瘍では遺伝子の過剰発現が認められ，その場合予後が不良であると報告されています。HER2 蛋白に対する分子標的治療薬トラツズマブの投与適応判定には免疫組織化学染色(IHC)により HER2 陽性細胞が 10 % 以上存在する(スコア 3 +)か遺伝子増幅があることを確認する必要があります。

4. c-Kit 遺伝子

> **基準値** 変異を認めない

　c-Kit 遺伝子はチロシンキナーゼ活性を有する膜

貫通型受容体(KIT 蛋白)をコードします。KIT 蛋白はリガンドである幹細胞因子と結合して細胞の増殖・分化を誘導します。c-Kit 遺伝子の変異は消化管間出腫瘍(GIST),肥満細胞性腫瘍,胚細胞性腫瘍,急性骨髄性白血病などで認められます。変異 c-Kit 遺伝子によりコードされた変異 c-Kit 蛋白は幹細胞因子が存在しなくても過剰な細胞増殖の刺激を伝達し異常な細胞増殖を引き起こします。c-Kit 遺伝子変異陽性 GIST は分子標的治療薬イマチニブ,スニチニブの適用になりますが,その効果は c-Kit 変異部位により異なります。

MEMO

one point 臨床情報

1 AFPは,全国原発性肝癌追跡調査(2009)によると,15mg/mLをカットオフ値とした場合,肝細胞癌患者では62.9％が陽性と報告されている。

2 CEA異常をきたす疾患

肝炎,肝硬変,閉塞性黄疸,膵炎,潰瘍性大腸炎,胃潰瘍,糖尿病,膠原病,慢性肺疾患,甲状腺機能低下症,腎不全,加齢,長期喫煙

3 PSAの測定上の問題点

1）PSAは採血後,常温の保存で活性低下。
2）急性尿閉,急性前立腺炎ではPSAが上昇するので,数日おいて再検査が必要。
3）PSAは加齢とともに上昇するので年齢階層別に正常値を定め,グレイゾーンの癌診断効率を上げようとする検討がされている。

正常日本人男性の年齢層別PSA

年齢	n	PSA (ng/mL)		
		範囲	平均	中央値
30〜49	32	0.0〜 1.8	0.8	0.7
50〜59	180	0.2〜 9.3	1.2	0.8
60〜69	860	0.1〜35.1	1.6	1.0
70〜79	348	0.0〜46.3	2.1	1.1
80〜89	60	0.0〜13.9	1.8	1.2

16 免疫・血清検査

1. アレルギー検査

1-1 多項目アレルゲン特異的IgE検査

アレルギー性疾患は好塩基・肥満細胞の表面上に結合したIgE抗体とアレルゲンとの反応を介して,細胞内から遊離する化学伝達物質の作用によって惹起されるため,IgE抗体が重要な役割を果たします。そのためアレルゲン特異IgE抗体の測定はアレルギーの診断にかかせない検査です。多項目アレルゲン特異的IgE検査はアレルゲンに対する特異的IgE抗体を一度に多数検査できるため,アレルゲンのスクリーニングに適しています。

血清中IgE濃度はIgG濃度の約10万分の1とい

表1 判定基準

判定	MASTクラス	ルミカウント(LC)
陰性	0	0.0～1.39
疑陽性	1	1.40～2.77
陽性	2	2.78～13.4
	3	13.5～58.0
	4	58.1～119
	5	120～159
	6	160～200

う微量であるため，感度の高い測定法が必要です。

多目的アレルゲン特異的IgE検査法として，多くのメーカーが試薬を発売しておりますが，陽性，疑陽性のクラス分けが異なります。ここでは特異的IgEMAST33について記載します。(表1，表2)

表2 アレルゲン一覧

コナヒョウヒダニ，ハウスダスト，ネコ皮屑，イヌ皮屑，オオアワガエリ，ハルガヤ，カモガヤ，ブタクサ混合物，ヨモギ，スギ，ヒノキ，ハンノキ，シラカンバ，ペニシリウム，クラドスポリウム，カンジダ，アルテルナリア，アスペルギルス，ラテックス，ソバ，小麦，ピーナッツ，大豆，米，マグロ，サケ，エビ，カニ，チェダーチーズ，ミルク，牛肉，鶏肉，卵白

*厚生労働省により，食品の原材料表記を定められた特定原材料7品目(エビ，カニ，卵，小麦，そば，落花生，乳)すべてが含まれている。

1-2 皮膚テスト

- プリックテスト・スクラッチテスト
  膨疹5mm以上・発赤15mm以上または対照の2倍以上　陽性
- 皮内テスト
  膨疹直径9mm以上または発赤直径20mm以上　陽性

皮膚反応によるアレルゲン検査には，表面を瘙破してプリック用アレルゲンエキスを点下するプリックテスト，スクラッチテストと，皮内反応用アレルゲンエキスを皮内に注射する皮内反応があります。皮膚組織に少量の抗原を投与し，Ⅰ型アレルギー反応の出現の有無によってIgE抗体を検出する方法です。

　プリックテスト・スクラッチテストに用いる市販の抗原液(ハウスダスト，花粉類など)にはフェノールやグリセリンを含んでいるものがありますので，テスト時にはそれらに対する非特異反応にも注意が必要です。

　皮内テストはプリックやスクラッチよりも感度が高いため，抗原液は100倍薄いものを用います。皮内テストは個人差もあるため陰性コントロール(生食・希釈液)や陽性コントロール(ヒスタミンなど)との比較判定が必要な場合もあります。

　皮膚テストによる反応は肥満細胞から脱顆粒で遊離されたヒスタミン，ロイコトリエン，血小板活性化因子などの化学伝達物質が末梢血管を拡張させて起こる発赤や，血管の透過性亢進による細胞間浮腫の膨疹が主体です。したがって即時型アレルギー反応を抑制する薬剤により皮膚テストは抑制されます。皮膚テストを行う前には β 刺激薬，テオフィ

リン製剤，抗アレルギー薬は前日夕食後より中止し，抗ヒスタミン薬，ステロイド剤は24時間前より中止することが皮膚テストを正確にします。

2. 遅延型アレルギー検査

2-1　試験管内検査（リンパ球芽球化反応試験）

薬剤によるリンパ球刺激テスト（DLST）
高値　薬剤性遅延アレルギーの起因薬剤
基準値　陰性

　薬物性肝障害，薬剤性アレルギーの原因薬剤を追究するために行う検査です。薬物性肝障害者や薬物性アレルギー者の血液中には薬剤を異物と認識する感作リンパ球が存在し，同じ薬剤を再投与すると，感作リンパ球は薬剤を認識し，芽球化，分裂，分化を起こします。LST（リンパ球刺激試験）はリンパ球の増殖反応を中心にして免疫応答性を総体として検討する検査です。DLST（薬剤リンパ球刺激試験）の陽性率は50〜90％ですが，比較的簡便なためⅣ型アレルギー起因薬剤の検索に利用されています。

　SI値（刺激係数）1.8未満を陰性と判断し，最大SI値により判定しますが，薬剤による抗原刺激には至

適濃度があり，複数の希釈濃度を設定しても偽陽性となる場合があります。またDLST陽性で感作が成立していても必ずしも薬剤性アレルギーの原因薬剤として確定できないこともあります。

薬剤投与後に生じた紅斑丘疹型・多形紅斑型・紅皮症型・湿疹型・皮膚粘膜眼症候群型・中毒性表皮壊死型・苔癬型など細胞性免疫を主な機序とする薬疹の診断に使用します。ステロイド薬，抗腫瘍薬，免疫抑制薬，プロスタグランジン製剤などが併用されている場合，DLSTは陰性になりやすく，NSAIDsは陽性になる場合があります。接触性皮膚炎の原因物質の診断に皮膚テストのクローズドパッチテストも用いられますが固体感作の危険性を考えると試験管内検査が安全です。

検査機関に検査を依頼する場合はCPD（赤血球保存液）入り容器に血液10mL（2薬剤以上1薬剤増すごとに血液5mL必要）を無菌的に採取し，混和後室温保存で24時間以内に，被検薬剤1回投与量を添えて依頼します。

3. 過敏症状の重篤度分類基準(厚生労働省)

副作用のグレード		グレード1	グレード2	グレード3
皮膚症状		局所性の発疹(局所性の紅斑・丘疹等)瘙痒	広範囲に分布する発疹(全身性の紅斑, 紫斑, 水疱等)	皮膚粘膜眼症候群, 中毒性表皮壊死症, 紅皮症(剥脱性皮膚炎), ウェーバー・クリスチャン症候群, SLE様症状[注1], 強皮症, 天疱そう様病変
		(光線過敏症, 固定疹, びらん・潰瘍, 色素沈着等)		
全身症状	発熱	発熱[注2][注3]	—	—
	アレルギー	—	—	ショック, アナフィラキシー様症状[注4]
		血管浮腫(顔面浮腫, 眼瞼浮腫等喉頭部以外)[注3]		血管浮腫(喉頭浮腫)
	血管炎	—	—	過敏性血管炎[注5]
局所症状		関節痛[注3] リンパ節腫脹[注3]		

注1) SLE様症状については, 全身症状についても考慮すること。
注2) 発熱は, いわゆる Drug fever をいう。
注3) グレード1か, グレード2かの判断は, 担当医師等の判断によるものとする。
注4) アナフィラキシー様症状とは, 呼吸困難, 全身紅潮, 血管浮腫(顔面浮腫, 喉頭浮腫等), 蕁麻疹のうち複数の症状を合わせ発現した全身的で重篤な症状またはアレルギー性と考えられる急性で重篤な呼吸困難のうち, 血圧低下を伴わない場合をいう。
注5) グレード2か, グレード3かの判断は, 担当医師等の判断によるものとする。

one point 臨床情報

1 アレルギー反応の分類

分類	抗体	抗原	皮膚反応	主な疾患
I型 (即時型)	IgE	外来性抗原 ハウスダスト, ダニ 花粉, 真菌 薬剤	12～20分 で最大の発 赤と膨疹	アナフィラキシー ショック アレルギー性鼻炎 じんま疹 気管支喘息
II型 (細胞障害型)	IgG IgM	外来性抗原 薬剤 自己抗原	なし	不適合輸血 薬剤性溶血性貧血 自己免疫性溶血性 貧血 血小板減少症
III型 (免疫複合体型 アルサス型)	IgG IgM	外来性抗原 細菌, 異種蛋白 薬剤 自己抗原	3～8時間 で最大の紅 斑と浮腫	血清病 SLE 糸球体腎炎
IV型 (遅延型)	感作 T細胞	外来性抗原 細菌, 真菌 薬剤 自己抗原	24～72時 間で最大の 紅斑と硬結	接触性皮膚炎 薬物性肝障害
			2週間以上	薬剤性過敏症症候群 スティーブンス・ ジョンソン症候群 中毒性表皮壊死症

(宮本昭正 監:臨床アレルギー学改訂第3版, 南江堂, 2007より作成)

アレルギー反応にはI型～IV型のタイプがある。I型は即時型といわれ15～30分でアレルギーを起こす。

抗原に特異的なIgE抗体が産生されマスト細胞

などに結合して免疫応答を誘発しやすい状態になる。再び抗原が侵入すると抗原抗体反応が起こり，アレルギー症状が誘発される。素因的に IgE 抗体を産生しやすい体質が関係するといわれ，IgE 高値の既往歴者には薬剤過敏症や薬剤アレルギーに特に注意する必要がある。

Ⅱ型は細胞障害型といわれ，細胞表面上の抗原に対する抗体が反応した上に活性化した補体が作用して細胞を障害する。Ⅲ型は遅発型といわれ，あらかじめ抗原と結合した抗体が免疫複合体を形成して組織に結合し，その結果として細胞を障害する。Ⅳ型は遅延反応といわれ，抗原で感作されたＴ細胞が再び同じ抗原に接触するとリンホカインを放出し，リンホカインが炎症反応を起こして生じる。

2 薬剤性過敏症症候群(DIHS)は，スティーブンス・ジョンソン症候群(SJS)，中毒性表皮壊死症(TEN)と並ぶ重症型の薬疹で，発熱を伴って全身に紅斑丘疹や多形紅斑がみられる。

DIHS は薬物アレルギーと潜伏感染したヒトヘルペスウイルス-6(HHV-6)の再活性化が複合して生じる。臨床検査値としては白血球上昇(初期減少)と好酸球増多，異型リンパ球出現，肝・腎障害，CRP 上

昇．初期にはIgG・IgM・IgAの減少を認めるが，発症後3～4週間でHHV-6 IgG抗体価が上昇する。

　DIHSでは口腔内，口唇に軽度のびらんを認めることはあるが，出血を伴うような重篤な変化はない。DIHSでときに皮膚に水疱形成を認めるが，皮膚病理検査を行うことでSJS・TENと鑑別できる。原因と考えられる医薬品にはカルバマゼピン，フェニトイン，フェノバルビタール，ゾニサミド，アロプリノール，サラゾスルファプリジン，ジアフェニルスルホン，メキシレチン，ミノサイクリンなどがある。
（厚生労働省重篤副作用疾患別対応マニュアル：薬剤性過敏症症候群，H19.6）

3　抗生物質投与時の皮内テストは中止されたが，アナフィラキシーの危険がまったくないわけではない。十分な薬歴調査で薬物アレルギーの有無を確認するとともに，点滴開始時は患者観察を十分に行うよう医師や看護師への提言が大切。

4　**薬剤リンパ球刺激試験（DLST）の基準値・異常値**
　　基準値は使われる刺激抗原の種類によって大きな差がみられる。検査結果の多くは刺激係数（SI）として表される。

$$\mathrm{SI} = \frac{抗原刺激下の細胞増殖(cpm)}{抗原非存在下の細胞増殖(cpm)}$$

健常人の末梢血中には薬剤に感作されたリンパ球はほとんどないので薬剤を抗原とした場合の芽球化反応のSI値も2を超えることはない。

経験的に2以上が異常値とされている。

MEMO

4. リウマトイド因子(RF), 抗シトルリン化ペプチド(CCP)抗体, マトリックスメタロプロテイナーゼ(MMP-3)

基準値

RF 定性	陰性
RF 定量	15 IU/mL 以下
抗 CCP 抗体	4.5 U/mL 未満
MMP-3	男性 36.9 ～ 121 ng/mL
	女性 17.3 ～ 59.7 ng/mL

- RF 定性　　陽性　　　　　　　関節リウマチ
- RF 定量　　16 IU/mL 以上　　全身性エリテマトーデス
- 抗 CCP 抗体　4.5 U/mL 以上
- MMP-3　　高値　　　　　　　全身性強皮症などの可能性

関節リウマチ(RA)は早期発見,早期治療が必要とされていますが,発症1年未満のRAのRF・抗CCP抗体陽性率は,発症1年以上のRAに比べて低く約60%です。MMP-3を測定することで,特異度が77～92%に上昇すると報告されています。

RAのフォローアップに繁用されている検査はCRP,血沈(ESR)で,疾患活動性を反映します。

◆RA患者血清中には自己のIgGFc部分と反応する自己抗体(RF)が存在しています。RFはすべてのIgクラスに存在します。従来IgM-RAが測定され

てきましたが，他の自己抗体と比較して特異性は低く，抗CCP抗体と同時に測定することが必要です。近年，開発されたIgG-RA測定系はIgM-RA測定系に比べ陽性率は低いですが特異性が高く活動性をよく反映するとの報告があります。

◆抗CCP抗体は上皮組織のケラチン結合蛋白中のアルギニンがシトルリンに置き換えられたペプチド（RA疾患の血清中に多く含まれる）をS-S結合で人工的に環状化したものを抗原として測定します。抗CCP抗体の感度はRFと大差ないといわれていますが，特異度が90%位と極めて高いためRAの診断には重要です。

◆MMP-3は関節滑膜で産生される蛋白分解酵素（軟骨を融解）で，関節滑膜が増殖することで特異的に分泌されるMMP-3が軟骨破壊を正確に反映します。ただし滑膜炎を起こすような膠原病や各種関節炎などの疾患でも高値例がみられるため，単独での有用性は低く，RF，抗CCP抗体とあわせて評価することが必要です。

◆アメリカ／ヨーロッパリウマチ学会2010改訂のRAの分類基準では，関節所見，血清学的検査，急性期反応，滑膜炎の持続期間をスコア化し6以上満たす例をdefinite RAとしていますが，血液検査の部分を下記に抜粋します。

血清学的検査	
RF, 抗 CCP 抗体　陰性	スコア 0
RF, 抗 CCP 抗体のいずれかが低値陽性	スコア 2
（低値陽性：基準値上限超, 上限の 3 倍以内）	
RF, 抗 CCP 抗体のいずれかが高値陽性	スコア 3
（高値陽性：基準値上限の 3 倍超）	

急性期反応	
CRP, ESR ともに正常	スコア 0
CRP, ESR いずれかが高値	スコア 1
（ESR：赤沈基準値　男性 2～10 mm/1 時間 女性 3～15 mm/1 時間以内　Westergren 法）	

◆日本リウマチ学会から専門医向けに RA 診療ガイドライン(2014)が発行されています。その中の薬剤に関する部分を以下に記載します。

　従来型抗リウマチ薬(csDMARDs)の中ではサラゾスルファピリジンのみ強い推奨で, その他は弱い推奨となっています。NSAIDs は「臨床症状改善を目的として投与する」ことが重要であるとされ, 低用量ステロイドの全身投与は臨床症状の改善には有用であるが, 関節リウマチ病変の進行を抑制するわけではないので, 有害事象の発現リスクを検討したうえで推奨するとされています。

　メトトレキサート(MTX)は現在の関節リウマチの中心的な薬剤とされ,「MTX 以外の csDMARDs

不応性RA患者に対して投与を推奨，MTX不応性RA患者に対してcsDMARDs追加併用療法を推奨（ただしリスクとベネフィットを考慮），MTX1回投与，分割投与のいずれも推奨，MTX投与時には葉酸併用を推奨する」となっています。MTXをはじめ免疫抑制作用を有するDMARDsはリンパ球の減少を来し，日和見感染を起こしやすくニューモシスチス肺炎を発症することが報告されています。これにより予後不良の間質性肺炎の一因になるといわれています。末梢血中の白血球数の変動ことにリンパ球の減少($700/\mu L$以下)，CRPの上昇，KL6の上昇，LDHの上昇に注意を払い感染症の早期発見に努めます。
(参考　日本薬剤師会雑誌，第67巻，8号，1141-1144, H27.8)

◆RFはRAで陽性率が高い(80%)が特異性は低く他の膠原病などでも陽性になりますSLE(29%)，全身性硬化症(51%)，肝硬変(54%)，慢性肝炎(37%)，急性肝炎(29%)，結核(10%)。健常人でも0.3〜5%の陽性率，高齢者では20%の陽性率が報告されています。またRAでも終生陽性を認めない症例も少なくありません。

one point 臨床情報

1 RF 陽性率例

関節リウマチ	79.6%
全身性エリテマトーデス	28.9%
全身性硬化症	50.6%
肝硬変	53.8%
慢性肝炎	36.7%
急性肝炎	28.9%
結核	9.6%
健常者	0.3%

2 関節リウマチが強く疑われるのに RF 陰性

　関節炎があって，関節リウマチが強く疑われるのに，RF が陰性の場合がある。この場合はセロネガティブ関節リウマチ，早期の関節リウマチ，リウマチ熱，変形性関節症，痛風，ライター症候群，ベーチェット病，強直性脊椎炎，回帰性リウマチなどの病態が考えられる。

3 RF 陽性で関節炎なし

　RF 陽性であるのに関節炎や関節リウマチを疑わせる症状がない場合には，高齢者，慢性感染症，糖尿病，肝硬変，多発性骨髄腫，マクログロブリン血症などの場合がある。

4 イグラチモドはワルファリンとの併用で重篤な出血が起こることがあるので併用禁忌。

17 炎症・感染症のマーカー

1. 炎症マーカー

基準値

CRP	0.3 mg/dL 以下
SAA	8 μg/ml 以下
白血球(好中球)	1500～7500 /μL
血沈	成人男性 2～10mm/1 時間
	成人女性 3～15mm/1 時間
KL-6	105～401U/mL, 間質性肺炎カットオフ値 500U/mL

1-1 CRP

● 炎症疾患と CRP 値

高度上昇 (10mg/dL 以上)	重症細菌感染症, 関節リウマチ憎悪期
中等度上昇 (1～10mg/dL 以上)	細菌感染症, 関節リウマチ, 悪性腫瘍, 心筋梗塞, 血管炎, 外傷, 痛風など
軽度上昇 (1mg/dL 以下)	軽症炎症性疾患(初期・回復期), 真菌症, ウイルス感染症, SLE, 喫煙, 歯周病など

体内で炎症性の刺激や細胞の破壊が生じますとマクロファージなどから炎症性サイトカインが産生されます。炎症性サイトカインは肝臓では急性相反応物質の産生を，B細胞ではγグロブリン産生を，骨髄では白血球産生を促進します。一方炎症反応により減少傾向を示す蛋白にはアルブミン，トランスフェリンがあります。増加する急性相反応物質には炎症発症後6〜8時間でまず，CRP，血清アミロイド（SAA）が上昇し，次いで24時間後にα1アンチトリプシン，フィブリノゲン，酸性糖蛋白，補体，ハプトグロブリン，セルロプラスミンが増加します。このうちの多くが炎症以外の代謝の影響を受けますがCRPは炎症反応に特異的です。CRPは病気に対する特異性はありませんが，炎症反応を伴った病変が起きますと半日位で増加し，病気の回復とともに速やかに減少するので繁用されています。

CRPは肺炎球菌菌体のC多糖体と反応する蛋白でインターロイキン6の刺激により肝臓で産生されるのでインターロイキン6の受容体阻害薬を投与しますとCRP産生が抑制され投与中は炎症マーカーとして使用できません。免疫機能を抑制する副腎皮質ホルモン，免疫抑制剤，抗がん剤などの投与中や免疫不全をもたらす基礎疾患を持った場合，肝硬変など肝機能が著しく低下した場合では炎症があるに

もかかわらずCRPが上昇しにくいことがあります。近年，高感度CRP定量法(0.02mg/dL程度)の開発により低濃度域での測定が可能になり心血管疾患や動脈硬化性疾患の発症リスクの指標や新生児の感染症診断に有用といわれています。

1-2 SAA(serum amyloid A protein)

SAAはCRPと同様に疾患特異性のない炎症マーカーですが，CRPよりも上昇反応が鋭敏で，炎症反応を反映しにくいウイルス感染症，SLE，副腎皮質ホルモン療法時でも上昇するので臨床的意義は高く多くの病態時の判定指標に用いられます。

1-3 血沈(赤血球沈降速度)

血沈は抗凝固剤を加えた血液を試験管内で静置すると赤血球が凝集して沈降する速度を表します。炎症反応で産生されるγグロブリンやフィブリノゲンが増加する病態では，凝集を形成しやすく，赤沈は亢進するので炎症反応の指標に利用されています。しかし，貧血や低アルブミン血症，妊娠でも亢進し特異性や定量性に劣り，炎症反応を鋭敏に反映しないことが弱点です。ところが慢性炎症性疾患では他の炎症マーカーでは基準範囲を示す場合でも赤沈は亢進することが多く，膠原病や結核の活動性や

病期の指標に利用されています。

1-4　白血球，好中球

　細菌感染や外傷を受けると骨髄では好中球の産生が盛んになり，滞留プールに蓄えられている好中球が末梢血へ移動して数時間後には好中球の血中濃度が上昇するので炎症マーカーに繁用されています。ところが重症感染症や炎症が長引く場合には消費が多くなり血中濃度は減少し，骨髄での産生能が追い付かなくなり，核がまだ分葉していない幼若な桿状球が血中に出現してきます。これは骨髄プールの枯渇の指標になっています。全身性炎症反応症候群（SIRS）の診断基準（急性膵炎の項参照）に白血球数の減少と未熟白血球の割合が採用されています。また，高齢者では骨髄の白血球産生能が低下して血中濃度が上昇しなくなることがあります（血液の項参照）。

1-5　KL-6（シアル化糖鎖抗原）

　KL-6は肺胞Ⅱ型上皮細胞に由来するムチン糖蛋白質の一種であり，間質性肺炎に特異性が高いマーカーで特発性間質性肺炎では70〜90％で血清濃度の上昇が認められます。薬剤性肺障害を起こす薬剤が増加傾向にあり，最も頻度が高いのが，薬剤性間

質性肺炎といわれています。日常検査の LDH の上昇で間質性肺炎を疑い，次いで血清 KL-6 が測定され診断の一助にされています。ただし，血清 KL-6 の上昇は，既存の間質性肺炎・肺線維症の増悪，肺がんの進行，ニューモシスチス肺炎，サイトメガロウイルス肺炎などでも上昇するため鑑別が必要です。

2. 感染症マーカー

基準値	
プロカルシトニン	0.05 ng/mL 以下
プレセプシン	314 pg/mL 未満（参考）
敗血症診断のカットオフ値	500 pg/mL

SIRS の内，細菌感染を伴った敗血症の鑑別およびその重症度の診断は治療の重要な指針となります。プロカルシトニン，プレセプシンなどが敗血症の診断，治療のマーカーとして使用されています。

2-1 プロカルシトニン

プロカルシトニンは正常な代謝状態では甲状腺で合成され血中にはほとんど検出されません。重症細菌感染症では全身の組織で産生され 2～3 時間後に

は血中濃度が上昇し CRP よりも早期に特異的に細菌感染症の判定が可能です。細菌性敗血症の鑑別診断(cut off 値 0.5ng/mL)および重症度判定(cut off 値 2.0ng/mL)に用いられ,市中肺炎に対する抗菌薬療法の指標にも使用されています。

2-2 プレセプシン

プレセプシンは敗血症において血中濃度が高値となるマーカーとして同定された分子量 13kDa の糖蛋白でプロカルシトニンよりも敗血症を鋭敏に診断し臨床経過に応じて血中濃度が連動する利点が報告されています。

18 感染症検査

　病原微生物は全身のあらゆる臓器に侵入・定着し増殖して感染症を発症します。これに対抗して，病原菌が侵入しないように皮膚・粘膜で防ぎ，定着・増殖しないように常在微生物叢が防いでくれます。細菌感染の初期にはマクロファージ，好中球，NK細胞が菌の増殖を防いでくれます。ところが栄養障害や病気で免疫状態の低下があり，また手術やケガで皮膚に傷口ができますと防御機能が低下し感染症を発症しやすくなります。病原体がさまざまな臓器に感染し，炎症反応を起こします。感染臓器ごとに感染症の特徴的な症状や所見があらわれ，発熱・全身倦怠感は多くの感染症で起こります。患者背景(年齢，基礎疾患，海外渡航歴，食事内容，周囲の感染状況など)は原因病原体の見当がつけられ，検査の選択や治療方針の決定に重要です。

　感染症を引き起こした病原体を見つけ同定し治療薬剤を選択するために感染病巣(髄液，血液，皮疹)や排泄経路(痰，咽頭ぬぐい液，尿，便など)から検査材料を採取し，顕微鏡観察，分離・培養・同定検査，薬剤感受性検査，抗原や抗体の検出，遺伝子の検出を行います。

　細菌感染症を疑った場合，微生物検査の結果を待

たずに抗菌薬が処方されることが多いのですが起因菌は後から同定することは困難ですので抗菌薬投与前に培養・薬剤感受性検査の提出が勧められています。細菌感染症検査には塗抹検査，培養検査，感受性検査を中心にして，またこれらが連携して感染症の診断，治療に役立っています。顕微鏡観察は簡便で迅速に行えます。これだけで病原体を特定できることは少ないですが，染色性や形状から病原体を絞り込むことができ，培養法や薬剤の選択に重宝されています。分離培養検査は細菌類，真菌類の菌を同定し薬剤感受性検査のために必須であり病原診断のゴールドスタンダードです。遺伝子検査はこれらの工程を迅速，高感度に行い更に特異性に優れた検出法を確立しました。

1. 顕微鏡観察による病原体の観察（塗抹検査）

　細菌の基本的な形態は球状，桿状，らせん状に分けられます。形態観察にはグラム染色が用いられ，細胞壁のペプチドグリカン層が厚いグラム陽性菌は紫色に，ペプチドグリカン層の薄いグラム陰性菌は赤色に染まります。これに細菌の形状を合わせて分類すると，グラム陽性の球菌（ブドウ球菌，肺炎球菌，A群溶血性連鎖球菌，腸球菌，口腔連鎖球菌

など)と桿菌(破傷風菌,炭疽菌,ボツリヌス菌,ウェルシュ菌など),グラム陰性の球菌(髄膜炎菌,淋菌,モラクセラなど)と桿菌(大腸菌,肺炎桿菌,緑膿菌,その他の腸内細菌,レジオネラ菌など)の4種類に大別することができます。細菌とともに好中球の存在で感染・炎症の確認が行えます。細菌の他,真菌,原虫も光学顕微鏡で観察できますが種類を推定できるには検体中に多量の菌が必要です。

2. 分離・培養・同定検査

検体を培地に塗布して培養しますと1個の菌から1つのコロニーが得られます。培養条件に工夫を重ねると数種類の菌から1種類の菌を分離する事ができ純培養菌を得ます。この培地を観察し,塗抹検査の結果や患者情報,検体情報,と照らし合わせながら,原因菌と推定されるコロニーについて同定検査と薬剤感受性検査を行います。同定するために細菌の生理・生化学的性状を調べます。なかでも臨床的に重要な細菌群に必須の鑑別法があります。グラム陽性球菌にカタラーゼ試験を行い陽性であればブドウ球菌属である,陰性であれば連鎖球菌属であると鑑別できます。さらにブドウ球菌であれば,コアグラーゼ産生能試験で産生すれば黄色ブドウ球菌であ

ると，産生しなければ表皮ブドウ球菌であると分別できます。グラム陰性桿菌にはオキシダーゼ試験を行い陽性であれば緑膿菌などのブドウ糖非発酵菌であると，陰性であれば大腸菌などの腸内細菌科であると鑑別できます。多くの検査室では自動機器を用いて代謝反応を調べ同定ソフトウェアより菌種の特定を行っています。病原体特異抗原を抗体で検出する方法や16sリボソームRNA遺伝子を検索する方法もあります。

3. 感染症検査繁用遺伝子検査

薬剤耐性遺伝子，病原体の検出法にPCR法がよく使われています。コロニーから菌体を採り熱処理を加えDNAを一本鎖に分離，抽出します。そこへ標的病原体のプライマーを結合させDNAの増幅反応をおこさせます。標的病原体が存在すればDNAは増幅して検出する事ができます。検体を培養せず，前処理だけで核酸増幅法により病原体の検出が可能となりました。結核菌をはじめ多くの病原体で使われています。

遺伝子検査による肝炎ウイルス量の測定，B型肝炎ウイルスの測定は血清検体からウイルスのDNAを抽出し，プライマーにより増幅します。次いでこ

の増幅産物1分子に対し蛍光標識されたプローブ1分子がハイブリッド形成します。1増幅ごとに蛍光物質が変動しますので蛍光強度を測定することでB型肝炎ウイルスの核酸を定量できるようになりました。C型肝炎ウイルスはRNA遺伝子ですのでRNAから逆転写によりDNAを作成し、このDNAをB型肝炎ウイルスの場合と同様、リアルタイムPCR法により定量測定します。

4. 血流感染症検査
　　（血液培養検査，血液直接核酸検査）

　無菌的である血液中から菌が検出される場合は敗血症のような重篤な細菌感染症が疑われます。敗血症を疑った場合や不明熱のような場合もよく血流感染症検査が行われます。

　血液培養検査は採血した血液を好気性ボトルと嫌気性ボトルの2種類の血液培養ボトルに採取します。この一連の操作は無菌操作で行います。抗菌薬の投与開始前に採取するのが最良ですが、すでに抗菌薬投与中の場合は次回投与の直前に採取します。多くの場合抗菌薬治療が開始されています。1回の採取で陽性となる確率が低いため、違う場所から時間をずらして採取して菌の検出率を上げています。

血液が投入された培養ボトルを振盪培養機械にかける内,菌が増殖するとサインが表示されます。ここでグラム染色を行い,菌の存在や形態を観察し検出菌の予測を行い,同時に菌の培養を行い菌の同定,感受性検査を行います。培養法では検体採取から感受性検査の報告まで2日以上要すること,抗菌薬の影響を受け菌が増殖できないことが難点です。そのため菌の同定に核酸プローブ法や核酸増殖法を採用し所要時間の短縮が図られています。更に所要時間の短縮と抗菌薬の影響を避けるために血液を培養せず直接に核酸増殖法や白血球細菌核酸同定を行い起因菌の同定・定量する方法の開発が進められています。1日以内で結果報告が可能ですが,薬剤感受性試験が不可能です。白血球細菌核酸同定は白血球内に貪食された細菌の核酸の特異塩基配列を検出するin situ ハイブリダイゼーション(細胞内の核酸をそのままの状態で標識プローブと相補的に結合する特定の遺伝子の検出)を用いて同定する方法です。黄色ブドウ球菌,表皮ブドウ球菌,緑膿菌,腸球菌,大腸菌の検出用キットが市販されています。

5. 薬剤感受性検査

薬剤感受性検査は細菌の抗菌薬に対する感受性を

調べる検査で，ディスク拡散法と希釈法がよく使われています。MIC は希釈法による菌の発育を阻止する細小の薬剤濃度をいいます。ブレイクポイント(BP)は薬剤ごとに各菌種に対する感性と耐性を識別する基準値で測定値が BP より低ければ感性と判定されます。米国臨床検査標準化委員会(CLSI Clinical and Laboratory Standards Institute)の基準が国内外で広く使われています。CLSI の判定定義では，S 感性は抗菌薬が有効で，R 耐性は無効で I は中間で感性・耐性の別が明確でなく投与方法，部位により判定が異なる場合を表します。

5-1 ディスク拡散法

ディスク拡散法は定性的な方法です。規定濃度の被検菌を塗布した寒天培地に抗菌液を染み込ませたディスクを置いて培養しますと培地の水分を吸収し抗菌薬が拡散され一定の濃度勾配ができます。菌の培養が阻止されますとディスクの周りに阻止帯が見られます。抗菌薬に対して感性であるほど大きく阻止されます。阻止帯の直径を測定し BP から判定します。

5-2 寒天平板培地希釈法

寒天平板培地希釈法による MIC 測定法は，抗菌

薬の2倍希釈系列の培地をシャーレに作成し、これに被検菌を一定量接種します。培養後、被検菌の発育を阻止したシャーレの抗菌薬濃度からMICを測定します。抗菌薬ごとに各種濃度のシャーレを必要とするので多種類の抗菌薬を測定するのには向いていません。そのため特定の濃度を調整した培地だけで良い耐性菌の確認試験に主に利用されています。

5-3 微量液体希釈法

微量液体希釈法は抗菌薬の2倍希釈系列の培地をマイクロプレートのウエル内に分注後、一定量の菌液を接種します。菌の発育が認められなくなった濃度がMIC値でBPから判定します。本法は検体や試薬の必要量が少なく、作業工程に自動化が可能でCSLI準拠法に基づくMICが測定できるので繁用されています。

5-4 E-test法

市販のMIC測定キット(E-test)は、濃度勾配のついた抗菌薬がコーティングされているストリップをディスク拡散法と同様に菌を均一に塗布した培地に置き規定の培養時間後に阻止円とストリップの交点の数字を読み取るだけでMIC値が簡便に求められます。ただ測定されたMIC値はキット独自の判

定基準で判定されCSLIには準拠していません。

6. 薬剤耐性検査

薬剤耐性は感受性検査で検出されます。次いでCLSIなどに準拠したMICやディスク拡散法の阻止円径から耐性因子が確定される場合と薬剤感受性検査結果に追加して，臨床的に重要な耐性因子の検査を実施しなくてはならない場合があります。耐性因子の対象には主にグラム陽性球菌の場合とグラム陰性菌の場合があります。

6-1 MICとディスク阻止円径による判定

MICとディスク阻止円径の判定は，CLSI，感染症法に準拠した使用薬剤，培養方法などで測定し判定基準に照らし合わせます。メチシリン耐性黄色ブドウ球菌(MRSA)，メチシリン耐性コアグラーゼ陰性ブドウ球菌(MRCNS)，ペニシリン耐性肺炎球菌(PRSP)，バンコマイシン耐性腸球菌(VRE)，多剤耐性緑膿菌(MDRP)，多剤耐性アシネトバクター(MDRA)などが適用されています。

6-2 グラム陽性球菌の耐性因子検出

薬剤耐性因子検出の内，グラム陽性球菌を対象に検

出する場合には以下の4種の確認検査があります。
① MRSAの検出はPCR法によるmecA遺伝子の検索で確認します。
② バンコマイシン耐性腸球菌の検出はPCR法によるVanA，VanB遺伝子の検索で確認します。
③ 黄色ブドウ球菌のβ-ラクタマーゼ検出法にはPCR法による遺伝子の検索法もありますが，簡便に測定可能でCLSIも推奨する方法のニトロセフィン法，ペニシリンG disk zone edge testがあります。ニトロセフィンはβ-ラクタム環の側鎖にニトロ基が修飾された化合物でβ-ラクタマーゼにより加水分解を受けると淡黄色から赤色に変色するのでβ-ラクタマーゼ産生菌の検出ができます。ペニシリンG disk zone edge testは培地に菌液を塗布後ペニシリンG ディスクを置いて培養します。培養後の阻止円が明瞭だとβ-ラクタマーゼ産生陽性菌で，不明瞭だと陰性菌です。
④ 誘導型クリンダマイシン(CLDM)耐性検査はエリスロマイシン(EM)耐性，CLDM感性または中間と判定された菌株に対して行う確認検査です。被検菌液塗布培地でCLDMの抗菌活性がEMにより抑制されると陽性です。陽性であれば本菌株は誘導型CLDM耐性が検出されCLDM耐性と推測されます。

6-3　β-ラクタマーゼの基質特異性から耐性因子検出

　β-ラクタマーゼはアミノ酸一次配列をもとにAからDのクラスに分類されています。グラム陰性桿菌の産生するβ-ラクタマーゼはこのクラス分類の基質特異性から検出されています。5種類の検出法があります。

① ESBL（基質特異性拡張型β-ラクタマーゼ）はペニシリン系のみを分解していたものの中で第三世代セファロスポリン系まで分解するようになったものをいいます。ESBLは腸内細菌科細菌の中より産生され遺伝子はプラスミドによって腸内細菌科の異なる菌種に伝達されるため産生菌の広がりが危惧されています。ESBLの所属するクラスAはクラブラン酸で活性が阻害されます。そこで被検菌塗布培地でクラブラン酸の添加で広域セファロスポリンが本来の抗菌活性を示せばESBL産生菌と判定されます。

② メタロ-β-ラクタマーゼは第三および第4世代セフェム系薬，カルバペネム系薬まで加水分解する
　β-ラクタマーゼで産生株がグラム陰性桿菌感染症で認められておりその蔓延が危惧されています。メタロ-β-ラクタマーゼは，活性中心に亜鉛を持つことから，金属キレート剤であるメルカプト酢酸（SMA）が存在すると活性が阻害されます。そこで

被検菌塗布培地でSMAの添加により第三および第四世代セフェム系薬，カルバペネム系薬が本来の抗菌活性を示せばメタロ-β-ラクタマーゼ産生菌と判定されます。

③ クラスC β-ラクタマーゼはセファロスポリナーゼとも呼ばれボロン酸で活性が阻害されます。そこで菌液塗布培地でボロン酸添加によりセフェム系薬が本来の抗菌活性を示せばセファロスポリナーゼ産生菌と判定されます。

④ クラスD β-ラクタマーゼ（オキサシリナーゼ）はカルバペネム系薬も分解します。PCR法による遺伝子の検索により確認されます。

⑤ カルバペネマーゼはβ-ラクタマーゼに安定なカルバペネム系薬を分解する酵素の総称で，メタロβ-ラクタマーゼとセリン型カルバペネマーゼに大別され多種類があります。カルバペネマーゼ産生株には多剤耐性を示す菌株が多く遺伝子は主としてプラスミド上に存在します。カルバペネマーゼは変法ホッジテストなどで検出されます。変法ホッジ法では大腸菌（25922）塗布培地で認めたカルバペネム系薬による発育阻止作用を被検菌の塗布で抗菌作用が抑制され発育が認められると被検菌はカルバペネマーゼ産生株です。

7. 微生物検査結果の読み方

　検体を塗抹・グラム染色し顕微鏡観察した結果および培養・同定検査結果が報告されます。顕微鏡観察は細胞を100倍，細菌を1000倍で観察しその数を計数し基準表に応じて1+から4+で表記します。菌量が多い細菌がいるか，白血球を認めるか，白血球による貪食能を認めることが重要で，原因菌や感染部位の指標になります。また常在菌や上皮細胞の存在も注意します。培養検査結果は，培養により産生したコロニーの量を基準表に応じて1+から4+で表記します。尿検体の定量培養の場合は菌量が表記されます(10^3~10^7CFU/mL)。

　下表に喀痰の微生物学的検査報告書を提示します。喀痰は膿性部分を検査する事が目的で，膿性部分の採取は正確な起因菌の同定には必須です。そのため提出された検体の品質管理が重要でMiller & Jones分類による喀痰の検体評価を報告します。喀痰試料には口腔の常在菌を含め主にグラム陰性桿菌やグラム陽性球菌など諸種の常在菌が存在します。唾液由来の常在菌や扁平上皮細胞の混入が記載されます。培養検査でStreptococcus pneumoniaeと思われるコロニーと常在菌が得られ同定検査によりS.pneumoniae(肺炎球菌)と確定した課程が記載さ

れています。薬剤感受性検査結果は MIC 値とともに S・I・R で表記されます。

塗抹結果

GPC (グラム陽性球菌)	1+〜4+	GNC (グラム陰性球菌)	1+〜4+
GPR (グラム陽性桿菌)	1+〜4+	GNR (グラム陰性桿菌)	1+〜4+
好中球	1+〜4+	EPI (上皮細胞)	1+〜4+

培養同定結果

No	同定菌名	同定菌名
1	起因菌	1+〜4+
2	常在菌	1+〜4+

塗抹検査と培養検査の基準

	塗抹検査		培養検査
	細胞 (100倍)	細菌 (I1000倍)	
1+	ま れ:1以下/1視野	ま れ:1以下/1視野	培地の1/4
2+	少 数:1〜9/1視野	少 数:1〜5/1視野	培地の2/4
3+	中等度:10〜25/1視野	中等度:6〜30/1視野	培地の3/4
4+	多 数:25以上/1視野	多 数:30以上/1視野	培地全体

微生物検査報告

患者ID	氏名など　　採取日
検体材料	喀出痰
部位名	呼吸器
材料の肉眼的所見	膿性痰　Miller & Jones 分類 P2 （膿性痰で膿性部分が 1/3 ～ 2/3 のもの）
塗抹検査	GPC（グラム陽性球菌）　　3+ GPR（グラム陽性桿菌）　　1+ GNC（グラム陰性球菌）　　1+ GNR（グラム陰性桿菌）　　1+ 好中球　　2+ 扁平上皮　　1+
培養同定検査	Streptococcus pneumoniae　　2+ Normal flora　　2+
薬剤感受性検査	S.pneumoniae に対する成績 薬剤名 PCG　　<=0.06　　S CTRX　　0.25　　S IPM/CS　　<=0.06　　S CLMD　　>=8　　R MINO　　>=8　　R LVFX　　<=1　　S VCM　　<=0.25　　S
コメント	肺炎球菌が原因と考えられる炎症像を認めます

8. 抗原検出法による感染症迅速診断キット

外来診療で採取した検査材料をその場で特別な機器を必要とせず，簡便・迅速(多くが15分以内)に検査可能な感染症迅速診断キットが数多く開発され

普及しています。なかでもインフルエンザ抗原，A群連鎖球菌抗原，肺炎球菌尿中抗原，RSウイルス抗原，アデノウイルス抗原，ノロウイルス抗原などは一般の診療室で繁用されています。測定原理は病原微生物の抗原をイムノクロマト法(IC)，ラテックス凝集法(LA)，エンザイムイムノアッセイ(EIA)で検出します。ほとんどがイムノクロマト法で測定されており，その測定原理はメンブラン上に検体滴下窓，テスト窓，コントロール窓の順に並んでいます。検体が毛細管現象によりテスト窓まで流れる間に抗原(検体中の病原体)と標識抗体が結合します。テスト窓にはこの結合物を捕捉する固相抗体があり，コントロール窓には標識抗体を補足する抗体があり，捕捉されると各々ラインが形成されます。テストラインとコントロールラインが形成されると陽性であり，コントロールラインのみは陰性と判定されます。コントロールにラインが形成されない場合は判定不可です。

　キットには検体採取用器具から測定に必要な器具，試薬一式がコンパクトに内包されてあり，多くの場合常温貯蔵が可能です。簡便・迅速に結果を得るために温度管理がなく短い反応時間で測定しますので病院の検査室に比べて測定感度は低下しています。また，検体由来の非特異反応物質の除去が不十

分なまま測定されていますので判定時間を長くすると偽陽性になる場合があります。検体前処理の無いまま測定しますので検体の性状に判定が左右されやすいことが懸念されます。これらに対し各キットはさまざまな工夫で精密度を上げていますので規定された方法の厳守が大切です。

9. インフルエンザウイルス抗原検査

インフルエンザウイルス抗原迅速診断キット

判定		高頻度にみられる疾患
A型	B型	
＋	－	A型インフルエンザ
－	＋	B型インフルエンザ
＋	＋	A・B型混合感染
－	－	インフルエンザでない

注：判定が陰性であってもインフルエンザウイルス感染を否定できないが，陽性であればインフルエンザウイルスの存在はほぼ確実である

インフルエンザウイルスはRNAウイルスで粒子内の核蛋白複合体の抗原性の違いからA，B，Cの3つの型に分けられます。A型，B型ウイルス粒子は表面に宿主細胞に吸着・侵入するために必要な赤

血球凝集素(HA)と増殖・遊離するためにノイラミニダーゼ(NA)の2種類の糖蛋白が存在します。A型は粒子表面の糖蛋白の違いから，HAは16亜型，NAは9亜型に分けられ，A型ウイルスでは10〜10数年に一度の頻度で亜型の組合せが異なる新型ウイルスが出現します。C型は感染しても軽症でほとんど流行しません。

インフルエンザウイルスを客観的に診断するには，急性期と回復期のペア血清で4倍以上の抗体価の上昇を認めるか，インフルエンザウイルス抗原を検出することが必要です。インフルエンザ抗体検査には補体結合試験(CF)と赤血球凝集抑制試験(HI)があり，CFはA型，B型それぞれの型特異的抗原を用いるため，流行に左右されずA型B型の抗体が測定できます。HIはその年のワクチン株を抗原に用いるため，A/H1N1，A/H3N2，B型(最近のワクチンは3種混合)の3つのおのおのの型に対する抗体測定ができます。しかし時間がかかるため，実際の診療の場では抗原迅速診断キットが用いられています。多くのキットがインフルエンザの核蛋白に対するモノクローナル抗体を用いたイムノクロマト法やEIA法を原理としており15分以内に結果が得られます。

検体には鼻腔ぬぐい液，咽頭ぬぐい液，鼻腔吸引

液を用います。迅速診断キットによる検出は10^3pfu/ml以上のウイルス量が必要です。検体の種類や採取の上手下手で検出率が異なってきます。咽頭よりも鼻腔からの検体は検出率が高く長く陽性を示すと言われています。採取手技の影響を受けやすいのは咽頭ぬぐい液で次いで鼻腔ぬぐい液，鼻腔吸引液の順に受けます。

　インフルエンザウイルスの潜伏期間は1～3日で多くは2日とされていますので，抗ウイルス剤の投与の目安には発症後2日以内の検査が望まれます。検出率はキットにより差はありますが，80～90％程度で，偽陽性や偽陰性については臨床症状と併せて診断する必要があります。

　インフルエンザの感染は38℃以上の発熱，筋肉痛，関節痛，頭痛などの症状が急速に現れます。基礎体力の低下した人では肺炎，小児ではインフルエンザ脳症を合併することがあります。

one point 臨床情報

1. C型ウイルスでは，HAとエステラーゼ活性をもつ1種類のHEF糖蛋白のみが粒子表面に存在する。

2. 病院や施設内でのインフルエンザ発生に対する対処
   2～3人のインフルエンザ感染者が出た時点や，新入院患者の診断を迅速診断キットで実施することで，患者の隔離や，他の患者への抗ウイルス剤予防投与などの伝染防止処置ができる。

3. インフルエンザウイルス抗原迅速診断キットは，20種類以上発売されているが，反応時間は15分以内となっている。近年（平成26年）に発売されている反応時間の短いキットには以下のものがある。

キット	判定時間
ラピッドテスタカラー Flu スティック	2～10分
イムノファイン FLU	1～10分
イムノトラップインフルエンザ	1分
スタットマーク FLU スティックーN	1～10分
ブライトポック Flu	1～10分

10. ヘリコバクター・ピロリ検査

表 感染の診断法の特徴

	長所	短所
胃生検を伴う検査		
培養法	特異性の高い直接証明法 薬剤感受性試験に応用可能	胃・十二指腸粘膜組織を用いる侵襲的検査法であり検体採取部位のサンプリングエラーにより偽陰性が生じる
鏡検法	免疫染色により特異的に証明 組織診断の同時性	
迅速ウレアーゼ試験	内視鏡施行時に短時間で検査でき存在の診断後すぐに除菌開始可能	
胃生検を伴わない検査		
尿素呼気試験	簡便に現時点での胃全体の感染状況を確認でき除菌判定に有用	口腔内雑菌による偽陽性 PPIの服用で偽陰性
抗体検査法	血清,全血,尿検体の多量処理が可能でスクリーニングに適する。簡易キットでも測定可能	除菌後の効果判定に6カ月以上を要する 小児の有効性が不明。日本人由来でない抗原を使用する測定キットがある
便中抗原測定法	安全,簡便で繰り返し検査が可能で小児にも適する	除菌失敗例では除菌直後に偽陰性化し,その後2週間位で陽性化するので除菌終了後1カ月位で確認する

H.pyloriは，鞭毛をもつグラム陰性微好気性ラセン菌で胃粘膜に定着します。胃内は強酸性で通常の細菌は生存できないがH.pyloriは菌体表層に多量のウレアーゼを有しており尿素を分解して生じたアンモニアが菌体周囲の胃酸を中和することで強酸から身を守っています。近年，H.pyloriが慢性胃炎，消化性潰瘍など多くの消化器疾患や特発性血小板減少性紫斑病(ITP)，慢性蕁麻疹などに関与することが指摘されています。殊に胃・十二指腸潰瘍の患者ではH.pyloriの感染率が高く，H.pyloriの除菌により再発防止の効果が明らかになっています。

　ヘリコバクター・ピロリ(H.pylori)感染の診断と除菌判定に使用される6種類の検査法が保険適用を受けています。内視鏡により採取した生検組織からH.pyloriの存在を確認する検査には，生検組織を選択分離培地に塗布して培養し形態や生化学的性状から同定する培養法，生検組織を固定染色して菌体を顕微鏡で確認する鏡検法，生検組織を尿素試薬と反応させるとH.pyloriが存在するとウレアーゼによりアンモニアを生じるのでpHが上昇しpH指示薬の色調変化が起こることで判定する迅速ウレアーゼ試験の3種があります。生検組織を必要としない非侵襲的な検査には，経口投与された^{13}C-尿素が胃内のH.pyloriによってアンモニアと^{13}C-CO_2に分

解され,消化管で吸収された ^{13}C-CO_2 が肺より呼気中に放出されるので呼気中の ^{13}C-CO_2 の増量より感染を判定する尿素呼気試験,H.pylori が感染したことによって産生された抗 H.pylori 抗体を測定する検査,便中の H.pylori 抗原を測定する検査法の3種があります(^{13}C は自然界で1%程度存在する安定同位体で,^{12}C は99%程度存在します)。6種の検査法の感染診断精度に大きな差はなく,各検査法の特徴を考慮して複数の診断法を組み合わせて診断精度を向上させています。各検査法の長所・短所を前頁に記します。除菌治療後の除菌判定には除菌終了後4週間以降,PPI 投与中止後2週間以降に尿素呼気試験と糞便中抗原測定がガイドラインで推奨されています。

MEMO

one point 臨床情報

1 感染症における遺伝子検査

従来の分離培養検査では同定できなかった病原微生物の検出・同定を遺伝子検査法により的確に迅速に検出・同定する事が可能になった。

❶培養が不可能あるいは困難な病原体の検出(結核菌,レジオネラ,マイコプラズマ,HIV,赤痢アメーバなど)

❷潜伏感染,経過観察,持続感染の微量ウイルスの検出・定量(肝炎ウイルス,HIV,EBV,CMV,HPVなど)

❸遺伝子型判定による診断(肝炎ウイルス,HPV)

❹薬剤耐性遺伝子や毒素などの病原遺伝子

❺集団食中毒や院内感染における感染源や感染経路の特定

❻新菌種の検出・同定

2 抗真菌薬の感受性試験

抗真菌薬の感受性試験は接種菌量や培地組成によって成績が大きく左右されるため微量液体希釈法で日本医真菌学会法が確立している。

抗真菌薬	感受性カテゴリーとブレークポイント MIC値(μg/mL)			
	感性 S	用量依存的感性 S-DD	中等度耐性 I	耐性 R
フルコナゾール	≦8	16~32		≧64
イトラコナゾール	≦0.125	0.25~0.5		≧1
ボリコナゾール	≦1			≧4
フルシトシン	≦4		8~16	≧32
ミカファンギン	≦2			

(Clinical and Laboratory Standards Institute Third informational supplement M27-S3, CLSI, Wayne, PA, USA, 2008 より改変)

3 免疫低下のある高齢者などでは日和見感染にも配慮した初期薬剤選択が必要。

日和見感染の主な原因微生物

G(+)球菌 ── 表皮ブ菌

G(+)桿菌 ── 非定型抗酸菌, リステリア, ノカルジア

G(-)桿菌 ── 緑膿菌, セラチア, クレブシエラ, エンテロバクター, プロテウス, レジオネラ

ウイルス ── サイトメガロウイルス, ヘルペスウイルス

真　菌 ── カンジダ, アスペルギルス, クリプトコッカス

原　虫 —— トキソプラズマ，ニューモシスチスカリニ

4　H.pylori の除菌治療

除菌治療は胃内のpHを上昇させH.pyloriの抗菌薬への感受性を高め，抗菌薬の抗菌作用を保持するプロトンポンプ阻害薬(PPI)と2種類の抗菌薬の3剤併用で行う。1次除菌はPPI常用量＋アモキシシリン水和物750mg＋クラリスロマイシン200または400mgを1日2回，7日間経口投与する。2次除菌はPPI常用量＋アモキシシリン水和物750mg＋メトロニタゾール250mgを1日2回，7日間経口投与する。

ITP，胃MALTリンパ腫，早期胃癌に対する内視鏡治療後胃潰瘍，胃・十二指腸潰瘍，萎縮性胃炎についてH. Pylori感染診断が陽性の場合，除菌治療が保険適用(2014年12月)になっている。

5　風疹ウイルス検査

風疹は唾液や鼻水の飛沫感染を受け2〜3週間の潜伏期間の後に発熱や発疹，リンパ節の腫れなどがみられる。発疹が出現し全身に広がるころ伝染力が最も強いといわれている。多くの場合，症状は軽く数日で回復する。妊娠20週ごろまでの女性が風疹にかかると，生まれてくる赤ちゃんに白内障，心臓奇形，

難聴などの障害が生じる場合がある。その確率は妊娠初期に感染するほど高いといわれている。

風疹以外にも発疹の出現する疾患は多数あり、また症状が現れない不顕性感染もあるので妊婦においては診断検査が必須である。妊婦さんが風疹に感染してしまった場合、抗体があるかどうかわからなくて風疹患者さんの近くにいた場合、妊婦さんの症状が風疹を疑う場合には、複数の風疹ウイルス抗体検査を行い感染と感染時期を診断する。

風疹からお母さんと赤ちゃんを守るには妊娠前の予防接種が確実な方法である。予防接種の大切さの情報提供に風疹検査を一助にして頂きたい。

❶風疹感染ウイルス排泄と抗体反応

発疹が出現する1週間前から血液中や咽頭からウイルスが排出される。血中ウイルスは発疹とともに消えるが、咽頭からのウイルス排泄は発疹終了後2週間くらいまで続く。IgM抗体とHI(赤血球凝集阻止)抗体が発疹出現後3～4日後から上昇し始め、IgM抗体は2週間で消えてしまうが、HI抗体は何年も持続する。IgG抗体は発疹後1週間くらいで出現し始めその後何年も持続する。急性期(発疹)と回復期のペア血清のHI抗体を同時に測定して4倍以上の抗体価の上昇があった場合か、発疹終了後2日くら

いに風疹ウイルスに対するIgM抗体が検出された場合は風疹と診断する方法が一般的である。風疹ウイルス抗体検査法で繁用されているHI試験(赤血球凝集阻止試験)の方法は，ウイルスのなかには特定の動物赤血球を凝集する赤血球凝集反応をもつものが存在しており，この凝集活性を特異的に阻止する凝集阻止抗体(風疹ウイルス抗体)を測定する。

❷風疹検査の目的と検査法の選択
1) 風疹に対する免疫の有無の判定：HI試験，風疹IgG抗体
2) 風疹ワクチンの効果判定：接種前および6〜8週後の対血清のHI試験，風疹IgG抗体
3) 妊婦が風疹患者に接触した時：接触後すぐと2週後の対血清のHI試験，(風疹IgM抗体)
4) 妊婦が風疹を発症した時：急性期・回復期の対血清のHI試験，(風疹IgM抗体)
   回復期のみの単一血清のときには風疹IgM抗体も測定。
   咽頭ぬぐい液からPCR法によるウイルス遺伝子の検出。
5) 先天異常児の病因の診断：生後早いうちに咽頭ぬぐい液，唾液，尿から風疹ウイルスを分離同定または風疹ウイルスの遺伝子検出または血清

からIgM風疹抗体が陽性と判定。
生後すぐと約6カ月以後のペア血清のHI試験、IgG抗体による判定。

MEMO

19 尿検査

尿の検体採取は容易ですが,採取する時間帯や当日の飲食物,運動の量および採取方法や取り扱いなどにより検査結果に影響を及ぼすことが多いため,採尿時間や採取方法は検査の目的に応じて異なります。

1. 尿の外観

尿は通常,琥珀色をしていますが,尿の濃縮がますにつれて,尿比重が増すにつれて淡黄色から濃い琥珀色へと変化します。外観の異常とは,色調,混濁の度合い,粘調性の異常をさします。血尿の内赤褐色は糸球体疾患を,明るい赤色は泌尿器科的疾患を推定します。血液が尿に0.1%以上混じると肉眼的血尿として認められますがそれ以下の場合は試験紙や顕微鏡下で検出されます。肉眼的血尿は泌尿器科的疾患に多く,高齢者では腎臓や膀胱,前立腺などの腫瘍の可能性が高く泌尿器科受診が必要です。尿中に含まれる塩類が析出して量が少ない混濁は健康な人にもみられます。病的な混濁では,白血球,細菌,赤血球,尿路の細胞などの存在が疑われ尿路感染症などが強く推定され,顕微鏡検査が行われます。無色尿は多尿の場合で,尿崩症,糖尿病などで

認められます。尿量が少ないわりに尿の色がうすい場合は,機能障害が考えられます。黄褐色ではビリルビン(泡も黄染),ウロビリノーゲン尿を疑います。肝疾患で胆汁色素の代謝に異常があれば,尿中にビリルビンが出現します。急性肝炎では,早期から尿ビリルビン,ウロビリノーゲンが陽性となり肝炎を疑う手掛かりとなります。薬物投与による色調変化も種々みられます。

2. 尿量

1日の尿の量は約1.3Lですが,この量は水分の摂取量や気温,活動の量などで異なってきます。しかし,特に理由も無いのに,1日の尿量が2L以上続く場合は多尿です。逆に1日の尿量が500ml以下と続くときを乏尿といい,1日に100ml以下の尿しか出ない場合を無尿といいます。尿が出なくなると水分が排泄されないため,うっ血性心不全を起こしますので迅速に胸部X線測定を,Kが排出されないため高カリウム血症になり心臓に負担がかかって不整脈や心停止を起こしますので心電図測定を,酸が排出されないため代謝性アシドーシスになりますので血液ガスの測定を行ない病態の改善に努めます。多尿の原因となる疾患には尿崩症,糖尿病,ル

ープ利尿薬の使用，腎不全多尿期など，乏尿の場合は脱水，心不全，心筋梗塞，急性腎炎，急性間質性腎炎など，無尿の場合は前立腺肥大，腫瘍，結石などによる尿路の閉塞があります。

3. 尿試験紙

尿検査：試験紙法

検査項目	基準値	異常値を示す主な疾患
蛋白	陰性	急性腎炎，慢性腎炎，尿路感染症など
潜血	陰性	血尿：尿路感染症，糸球体疾患など ヘモグロビン尿：血管内溶血(溶血性貧血，DIC など) ミオグロビン尿：筋肉の傷害・壊死(横紋筋融解症など)
白血球	陰性	尿路の炎症性病変，尿路感染症
亜硝酸塩	陰性	尿路感染症(細菌が亜硝酸塩を産生)
糖	陰性	糖尿病，腎性糖尿など
ケトン体	陰性	糖尿病の悪化時など
pH	5.0〜8.0	酸性：腎疾患など アルカリ性：尿路感染症など
比重	1.002〜1.030	高値：ネフローゼ症候群など 低値：慢性腎不全，腎盂腎炎，尿細管性アシドーシスなど
ビリルビン	陰性	肝障害，胆道閉塞
ウロビリノーゲン	弱陽性	肝障害，溶血性貧血

尿試験紙は多くの医療施設でスクリーニング検査として用いられており，尿糖・潜血・蛋白検査はOTC検査薬として薬局でも販売されています。簡便な検査ですが，尿糖，潜血，亜硝酸塩，ビリルビンはビタミンCで陰性化するなど尿中の共存物質の影響を受けやすく偽陰性・偽陽性を呈する場合があります。検査前には薬物，健康食品の摂取には注意が必要です。尿蛋白試験紙はアルブミンに対する特異性は高いのですが，BenceJones 蛋白や $\beta 2$-ミクログロブリンには反応しません。試験紙法で陽性の場合は蛋白尿陽性と考えます。尿試験紙の表示方法は蛋白 30mg/dL を (1+)，100mg/dL を (2+)，300mg/dL を (3+) と半定量で示されています。病的蛋白尿や潜血陽性は，原因疾患の鑑別のために他の尿所見や臨床症状，必要な検査を実施します(前出の腎機能検査参照)。

3-1 尿路感染症簡易測定

亜硝酸塩は尿中の硝酸塩が細菌によって還元されて生じることより亜硝酸塩試験が陽性になりますと細菌の存在を知ります。白血球試験は尿中好中球に対する特異性が高いので両者の方法を組み合わせると細菌尿の陽性率が高くなります。

3-2 尿中ウロビリノーゲン，尿ビリルビン

ヘモグロビンより分解・産生されたビリルビンは，肝臓で抱合ビリルビンになります。抱合ビリルビンは胆汁の一部として腸管に分泌されると細菌により還元されてウロビリノーゲンになります。ウロビリノーゲンの一部が腸管より吸収されて門脈を経て肝に大部分が摂取されビリルビンの材料として再利用されます。残りの極微量が大循環に入り腎臓より尿中に排泄されます。抱合ビリルビンが増加する溶血性貧血や肝障害では，肝臓での再利用が低下するためウロビリノーゲンの尿中排泄が増加します。肝障害が進行し，抱合ビリルビンの産生が減少すると尿中ウロビリノーゲンは陰性となります。通常，試験紙法による定性検査が行われており，感度は0.1Ehrlich単位/dLで基準範囲(0.1～1.0EU/dL)は(±)になります(肝機能障害に対しては感度が不十分)。尿中ウロビリノーゲンに影響する薬物にはフェナゾピリジンがあり，偽陽性となります。また，偽陽性頻度も高く特異度も低いので，試験紙の結果は参考所見にとどめ，肝機能検査を実施することが必要です。

尿中ビリルビンの増加は血清中の直接型ビリルビンの増加を反映します。尿中ビリルビンに影響する薬物としてはエパルレスタット，クロルプロマジ

ン，メフェナム酸，エトドラクで偽陽性，ビタミンCで偽陰性があります。

3-3 薬物治療における尿pH測定モニター

尿を酸性側に維持してリン酸塩，炭酸塩の結晶化，結石形成の防止や抗菌薬などの薬効の増強を図る場合があり，またアルカリ性側に維持して尿酸，シュウ酸カルシウム，シスチンなどの結晶化，結石形成の防止や抗菌薬などの薬効の増強を図る場合があります。

4. 尿沈渣

尿沈渣は新鮮尿を遠心して得た沈殿物を顕微鏡下で観察する形態検査です。沈殿物中には尿路由来や尿中に排泄された血液成分由来の血球類，上皮細胞類，円柱類，塩類，結晶類，微生物類などの成分が含まれます。これらの成分の種類と量を観察することは腎・尿路系疾患のみでなく全身性疾患の診断や病態把握の一助となります。多くの場合，混濁尿や尿試験紙で潜血や蛋白反応が陽性になると沈渣検査が行われます。尿細管上皮細胞は近位尿細管から腎乳頭までの内腔に由来する細胞群で腎実質の異常を示唆します。尿路上皮細胞は腎杯・腎盂から尿道ま

での粘膜に由来する細胞で感染症,結石症,腫瘍や尿カテーテル挿入などで認められます。扁平上皮細胞は外尿道口付近,膣の表層に由来する細胞で健常者でも認められますが,尿道炎,膣における感染症で増加します。円柱は尿が尿細管で停滞しTamm-Horsfallムコ蛋白などがゲル化したもので,その際尿中の塩類,蛋白,細胞などが封入されます。その封入成分により分類され腎の病態変化の有用な指標となります。塩類,結晶類の大部分は正常尿成分ですが,多量に認められる場合は尿路結石症を考慮します。

5. 薬物による着色尿

尿の色調

色調	一般名
赤色	アミノフィリン,アロエ(アルカリ尿)
	アンチピリン(酸性尿)
	アントラキノン配合剤
	イソプロピルアンチピリン
	イダルビシン塩酸塩,エピルビシン塩酸塩
	サルファ剤(酸性尿)
	サントニン(アルカリ尿)
	スルピリン,セフォゾプラン塩酸塩
	セフジニル,センナエキス(酸性尿)

色調	一般名
赤色	大黄(アルカリ尿) ダウノルビシン塩酸塩 チペピジンヒベンズ酸塩 チメピジウム臭化物水和物 ドキソルビシン塩酸塩 パラアミノサリチル酸Ca ピラルビシン塩酸塩 フェノールスルホンフタレイン(アルカリ尿)
赤～茶褐色	クロファジミン
赤～褐色	ウワウルシ,タンニン酸(アルカリ尿)
橙赤色	リファンピシン
赤褐色	イミペネム・シラスタチンNa エンタカポン,クロファジミン デフェロキサミンメシル酸塩
赤～赤褐色	フェニトイン
桃～赤褐色	クロルプロマジン塩酸塩 プロメタジン塩酸塩
黄赤色	サラゾスルファピリジン(アルカリ尿)
暗赤色	メトロニダゾール
黄褐色	エパルレスタット センナエキス(アルカリ尿) センノシド,フルオレセイン,大黄末
黄褐～赤色	エパルレスタット,カサンスラノール カスカラサグラダ流エキス,センノシド フルオレセインNa,漢方薬(アルカリ尿)

色調	一般名
黄色	アネトールトリチオン, サフラン ビタミン B_2・B_{12} 製剤 フェノールスルホンフタレイン(酸性尿) フラビン, フルオレセイン Na(酸性尿) リボフラビン
黄~赤色	センナ・センナ実
桃色	ダントロレン Na
黄褐~茶褐色・緑・青色	ミノサイクリン塩酸塩
黄, 橙, 青緑色	スリンダク
黄緑または琥珀色	フルタミド
橙黄色	カルバゾクロムスルホン酸 Na
橙色	クロルゾキサゾン, サントニン(酸性尿) ワルファリン K
茶色	パニペネム・ベタミプロン
緑色	インドメタシン, チモール, トラニラスト
緑色, 白濁	プロポフォール
青色	トリアムテレン
青緑色	アミトリプチリン塩酸塩
青~緑色	漢方薬, ミトキサントロン
黒色	メチルドパ(放置), レボドパ(放置)
褐~黒色	塩酸キニーネ
着色・変色	アトルバスタチン Ca, チニダゾール

one point 臨床情報

1 尿の採取

尿中の有形成分，化学成分の崩壊や分解を防ぐため，尿検査は採尿直後の新鮮なもので実施する。一般的には外陰部を清拭した後排尿し，中間尿（はじめと終わりの1/3を捨てる）を採取する。

2 尿潜血試験紙の偽陰性と偽陽性

尿潜血試験紙偽陰性となる場合は，ビタミンC服用があり，偽陽性となる場合はサリチル酸，サルファ剤，ソルビトール鉄，ニトロフラントイン，メチルドパ，メトロニダゾールなどの服用がある。
（日本腎臓学会：血尿診断ガイドライン　日腎会誌，55巻，5号，2013）

3 尿沈渣所見と疾患

尿沈渣は腎尿路疾患の診断には欠かすことのできない検査。

尿沈渣所見と疾患

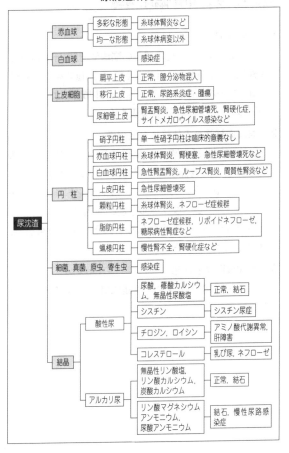

20 便潜血検査

1. 便潜血反応

> **基準値** 免疫学的測定法：100 ng/mL（20 μg/g 便）以下
> 化学法：陰性

便潜血は便中に含まれる血液が化学的手法により初めて検出される程の極微量の出血量をさします。便潜血検査は消化管の炎症，潰瘍，がん，寄生虫感染などによる出血の有無を判定するための検査です。ヘモグロビンのペルオキシダーゼ様反応を利用した化学法は，変性ヘモグロビンとも反応するため上部および下部消化管出血の検出に利用されてきました。しかし化学法は薬品や食物の影響を受け偽陽性を呈することが少なくありません。そのため食事の影響が無くヒトヘモグロビンを特異的に検出する免疫学的測定法が広く用いられ，化学法はほとんど行われなくなり国内では測定キットも発売中止になっています。免疫学的測定法では胃液などでヘモグロビンが変性・分解すると免疫反応が起こらなくなり，上部消化管出血の検出ができなくなりますが，下部消化管出血では検出感度が高く大腸がんのスクリーニング検査として有用です。

表1 薬物による便の色調変化

色調	薬物	商品名
黒色	オランザピン シタラビンオクホスファート 鉄剤 ビスマス製剤 プロトポルフィリン Na レボドパ製剤	ジプレキサ スタラシド プロルモン
赤色	フェノールフタレイン系緩下剤 セフジニル(鉄存在下)	セフゾン
橙赤色	リファンピシン	リファジン
黄〜褐色	センナ・センノシド サキナビルメシル酸塩	インビラーゼ
濃茶色	クロファミジン	ランプレン
濃緑色	銅クロロフィリン Na 配合剤	メサフィリン
白色	胃腸薬中のアルミニウム・ケイ酸 テガフール・ギメラシル・オテラシルカリウム バルプロ酸 Na メサラジン 硝酸バリウム	 ティーエスワン デパケン ペンタサ

免疫学的測定法は便中のヘモグロビンを抗ヒトヘモグロビン抗体で直接捕捉することで消化管出血の有無を判別します。病院や集団健診などでは，主に酵素免疫法，凝集法で測定されます。イムノクロマト法や凝集法による簡易測定法は10分以内に測定でき感度も 50 ng/mL(10〜25 μg/g 便)と良好です

ので定性法として簡便に利用されています。

採便部位により検出感度が異なりますので，採便管で便の4〜5箇所の表面をこすり取りまたは，つきさして採便します。

便潜血陽性者には下部消化管出血をまず考え大腸検査(下部消化管内視鏡検査)を実施します。大腸癌検診や人間ドックでは多くの場合この方法が行われています。

腸管からの出血や肛門からの出血のため便の色が黒色や赤味がかっている場合がありますが，薬物による便の色調の変化もあります。表1に薬物による便の色調の変化を記載します。

MEMO

21 肺機能検査

1. スパイログラム

- ％肺活量(％ VC)　80％以下　拘束性換気障害
- 1秒率(FEV$_{1.0}$ ％)　70％以下　閉塞性換気障害

基準値
　％ VC　　　　80％以上
　FEV$_{1.0}$ ％　　70％以上

　呼吸器疾患の診断のために種々の肺機能検査がありますが、薬剤適正使用の観点から特に必要なのは、COPD・喘息など閉塞性肺疾患でのモニターとしての機能検査です。

　一般的にはスパイロメーターを用いて、呼吸による肺の中の空気の変化を測定し、スパイログラムを記録します(図1)。％肺活量はスパイログラムで直接被検者の肺活量(VC)を求め、被検者の性別・年齢・体格から求められる予測肺活量との百分率(％ VC)によって比較評価します。

$$\%肺活量(\% VC) = \frac{実測肺活量}{予測肺活量} \times 100$$

（基準値80％以上）

図1 スパイログラムでの肺活量分画

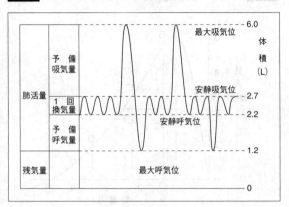

　最大吸気位から最大努力の呼出を強制して,最大呼気位まで呼出を続けて得られる曲線をフローボリューム曲線(**図2**)と呼びます。フローボリューム曲線はあらゆるパターンの流速の変化と流量の変化との関係をみることができます。

　1秒率は,呼出のはじめから1秒間に呼出される1秒量と努力性肺活量(FVC=最大吸気位から一気に吐き出された最大呼気位までの気量)との百分率($FVC_{1.0}$ %)によって評価します(**図3**)。

$$FEV_{1.0}\% = \frac{1秒量}{努力性肺活量} \times 100$$

図2 フローボリューム曲線と指標

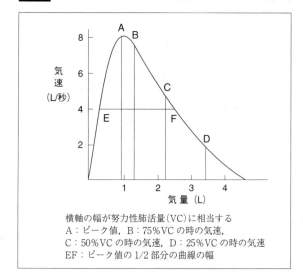

横軸の幅が努力性肺活量(VC)に相当する
A：ピーク値, B：75％VCの時の気速,
C：50％VCの時の気速, D：25％VCの時の気速
EF：ピーク値の1/2部分の曲線の幅

　臨床的にはこれら2つの指標をグラフ上にプロットし，正常，拘束性，閉塞性，混合性の4つに区分して，換気機能障害の有無とパターンを評価します。

拘束性換気障害 － 特発性間質性肺炎, 肺線維症, 無気肺, 胸水貯溜, 胸膜肥厚
閉塞性換気障害 － 気管支喘息, COPD, びまん性汎細気管支炎, 気管支拡張症

図3 スパイログラム上での努力呼気曲線

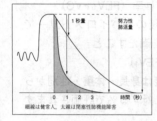
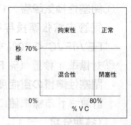

2. COPD(慢性閉塞性肺疾患)

COPD 診断と治療のためのガイドライン(日本呼吸器学会・編, 2018)

COPD の定義

「タバコ煙を主とする有害物質を長期に吸入曝露することなどにより生ずる肺疾患であり、呼吸機能検査で気流閉塞を示す。気流閉塞は末梢気道病変と気腫性病変がさまざまな割合で複合的に関与し起こる。臨床的には徐々に進行する労作時の呼吸困難や慢性の咳、痰を示すが、これらの症状に乏しいこともある。」と定義されています。

COPD における炎症細胞は好中球、マクロファージ、CD8 陽性リンパ球が主体であるとされ、好酸球・Th2 リンパ球が主体である気管支喘息とは区別されています。

呼吸機能検査
① 閉塞性換気障害・1秒率（FEV₁/FVC）
気管支拡張薬投与後のスパイロメトリーでFEV₁/FVC＜70％を満たすこと
② 対標準1秒量（％FEV₁）
閉塞性障害の重症度は身長・体重・性別から計算される標準値に対する％で評価されます（病期分類　表1）。
③ フローボリュームカーブ1秒量・1秒率は被験者の努力・手段によってばらつくことがあるので，フローボリュームカーブで確認します。

表1　COPDの病期分類

(COPD診断と治療のためのガイドライン第5版)

病期		定義
I期	軽症の気流閉塞	％FEV₁≧80％
II期	中等症の気流閉塞	50％≦％FEV₁＜80％
III期	高度の気流閉塞	30％≦％FEV₁＜50％
IV期	きわめて高度の気流閉塞	％FEV₁＜30％

気管支拡張薬吸入後のFEV₁/FVC 70％未満が必須条件。

3. 喘息

喘息はアレルゲン等，種々の内外因子によるTh2(CD4陽性リンパ球)/好酸球性気道炎症と平滑筋収縮により起こります。咳嗽，喘鳴，呼吸困難が特徴で，季節変動があります。

喘息診断の目安
(日本アレルギー学会喘息ガイドライン専門部会「喘息予防・管理ガイドライン2018」)

1. 発作性の呼吸困難，喘鳴，胸苦しさ，咳の反復
2. 可逆性の気流制限
3. 気道過敏症の亢進
4. 気道炎症の存在
5. アトピー素因
6. 他疾患の除外

1，2，3，6は診断に重要である。4が好酸球性の場合は，診断的価値が高い。5は喘息の診断を支持する。

4. ピークフローメーターによる喘息管理

(日本アレルギー学会:喘息予防・管理ガイドライン 2018)

> ● ピークフロー値(PEF)
> 喘息治療の目標値
> PEF の日(週)内変動が 20 %未満
> PEF_1 および PEF が予測値あるいは
> 自己最高値の 80 %以上

ピークフローメーターによるピークフロー値の測定は医療機関で臨床検査として実施する検査ではありませんが,患者自身が簡単に測定できるため,喘息の管理に用いられています。ピークフロー値はフローボリューム曲線のピーク値に相当する値で,1秒量とよく相関します(one point 臨床情報参照)。

MEMO

コントロール状態の評価

	コントロール良好 (すべての項目が該当)	コントロール不十分 (いずれかの項目が該当)	コントロール不良
喘息症状 (日中および夜間)	なし	週1回以上	コントロール不十分の項目が3つ以上当てはまる
発作治療薬の使用	なし	週1回以上	
運動を含む活動制限	なし	あり	
呼吸機能 (FEV_1およびPEF)	予測値あるいは自己最高値の80%以上	予測値あるいは自己最良値の80%未満	
PEFの日(週)内変動	20%未満[*1]	20%以上	
増悪	なし	年に1回以上	月に1回以上[*2]

[*1]:1日1回測定による日内変動の正常上限は8%である。
[*2]:増悪が月に1回以上あれば他の項目が該当しなくてもコントロール不良と評価する

- 「コントロール良好」なら現在の治療の続行あるいは良好な状態が3〜6カ月持続していればステップダウンを考慮する。
 「コントロール不十分」なら現行の治療ステップを1段階アップする。
 「コントロール不良」なら現行の治療ステップを2段階アップする。

- 喘息治療をその強度から4つのステップに分ける。薬剤治療の目標は最小限の薬剤で最大の効果を得ることである。治療開始時に症状,受診時の症状と治療状況を総合して治療ステップを決定する。
 (one point 臨床情報参照)

one point 臨床情報

1 VC の予測値
男性 mL = (27.63 − 0.112 × 年齢) × 身長 cm
女性 mL = (21.78 − 0.101 × 年齢) × 身長 cm

2 FEV_1 の予測値(日本呼吸器学会 2004 年)
男性 $FEV_1 PN = (0.036 \times H) - (0.028 \times A) - 1.178$
女性 $FEV_1 PN = (0.022 \times H) - (0.022 \times A) - 0.005$

予測値に対する $FEV_1 (\%) = \dfrac{FEV_1}{FEV_1 PN} \times 100$

(PN:予測値 L/min, H:身長 cm, A:年齢)

3 ピークフローの標準予測値
予測値 L/min = $b_0 + b_1 \times$ 年齢 $+ b_2 \times$ 年齢$^2 + b_3 \times$ 年齢$^3 + b_4 \times$ 身長 cm

男性:$b_0 = -90.8$ $b_1 = 10.7$ $b_2 = -0.211$
$b_3 = 0.00110$ $b_4 = 3.22$

女性:$b_0 = -25.8$ $b_1 = 1.59$ $b_2 = 0.0172$
$b_3 = -0.000607$ $b_4 = 2.79$

(月岡一治監修:日本人のピークフロー値,協和企画通信改変)

4 喘息の管理
喘息日記の記載とともに朝と夜の1日2回ピークフロー値を測定して,気道狭窄の日内変動や日差変動などをモニターすることは,自己管理や主治医に提示して指示を仰ぐのに役立つ。

5　COPDのニコチン置換(代替)療法：禁煙と同時に使用を開始し，ニコチン製剤を使用したら喫煙しないよう注意する。ニコチンガムを使用する場合は，ガムをゆっくり噛む，頬と歯茎の間にしばらく置くなどの噛み方や，口腔粘膜からニコチンが吸収されることを指導しておかねばならない。口腔内が酸性になるとニコチンの吸収が妨げられるので，コーヒー，ジュース，炭酸飲料などはガムを使用する15分前くらいから噛んでいる最中は避けるようにする。2～3カ月でニコチンガムを中止できた後も，常に1個のガムを携帯しておくと安心感につながる利点がある。ニコチンパッチには高用量，中用量，低用量の3製剤がある。用量の大きいパッチから開始する。一般に高用量を4週間使用して，次に中用量を2週間，低用量を2週間と漸減していく。

(日本呼吸器学会COPDガイドライン第2版作成委員会：COPD(慢性閉塞性肺疾患)診断と治療のためのガイドライン第2版ポケットガイド)

6　COPDのフォローアップに必要な検査

禁煙指導の後，スパイログラム，動脈血ガス分析，胸部X線，心電図などで病状把握。呼吸不全(PaO_2が60Torr以下)になった場合，在宅酸素療法を考慮。在宅酸素療法ではパルスオキシメーターでSPO_2を

モニターして酸素投与量を決定。

7 喘息治療ステップ

(日本アレルギー学会 喘息予防・管理ガイドライン 2018)

		治療ステップ1	治療ステップ2	治療ステップ3	治療ステップ4
長期管理薬	基本治療	吸入ステロイド薬(低用量)	吸入ステロイド薬(低〜中用量)	吸入ステロイド薬(中〜高用量)	吸入ステロイド薬(高用量)
		上記が使用できない場合以下のいずれかを用いる LTRA テオフィリン徐放製剤 (症状が稀であれば必要なし)	上記で不十分な場合に以下のいずれか1剤を併用 LABA (配合剤の使用可) LAMA LTRA テオフィリン徐放製剤	上記に下記のいずれか1剤,あるいは複数を併用 LABA (配合剤の使用可) LAMA LTRA テオフィリン徐放製剤	上記に下記の複数を併用 LABA (配合剤の使用可) LAMA LTRA テオフィリン徐放製剤 抗IgE抗体 抗IL-5抗体 抗IL-5Rα抗体 経口ステロイド薬 気管支熱形成術
	追加治療	LTRA以外の抗アレルギー薬	LTRA以外の抗アレルギー薬	LTRA以外の抗アレルギー薬	LTRA以外の抗アレルギー薬
発作治療		吸入SABA	吸入SABA	吸入SABA	吸入SABA

LTRA:ロイコトリエン受容体拮抗薬,LABA:長時間作用性 β_2 刺激薬,SABA:短時間作用性 β_2 刺激薬,LAMA:長時間作用性抗コリン薬

8 PEF 標準値参考資料(平均最大呼気流量 L/min)
(ピークフローメーター:バイタログラフ)

年齢(歳)	男 性 身 長 (cm)																		
	100	105	110	115	120	125	130	135	140	145	150	155	160	165	170	175	180	185	190	195
5	106	132	159	185	212	238	265	291	318	344	370	397	423	450	476	503	529	556	582	608
8	106	132	159	185	212	238	265	291	318	344	370	397	423	450	476	503	529	556	582	608
11	106	132	159	185	212	238	265	291	318	344	370	397	423	450	476	503	529	556	582	608
15	-	-	-	-	-	-	-	-	489	498	507	515	523	531	538	544	551	557	563	569
20	-	-	-	-	-	-	-	-	531	541	550	559	567	575	583	590	597	604	611	617
25	-	-	-	-	-	-	-	-	556	566	576	585	594	602	610	618	626	633	639	646
30	-	-	-	-	-	-	-	-	569	579	589	599	608	617	625	633	641	648	655	661
35	-	-	-	-	-	-	-	-	574	584	594	604	613	622	630	638	646	653	660	667
40	-	-	-	-	-	-	-	-	572	583	593	602	611	620	629	636	644	651	658	665
45	-	-	-	-	-	-	-	-	566	576	586	595	605	613	621	629	637	644	651	658
50	-	-	-	-	-	-	-	-	555	566	575	585	594	602	610	618	625	632	639	646
55	-	-	-	-	-	-	-	-	542	552	562	571	580	588	596	603	611	618	624	630
60	-	-	-	-	-	-	-	-	527	537	546	555	564	572	579	587	594	600	607	613
65	-	-	-	-	-	-	-	-	511	520	529	538	546	554	561	568	575	581	588	594
70	-	-	-	-	-	-	-	-	493	502	511	519	527	535	542	549	555	561	567	573
75	-	-	-	-	-	-	-	-	475	483	492	500	507	515	522	528	534	540	546	552

年齢(歳)	女 性 身 長 (cm)																		
	100	105	110	115	120	125	130	135	140	145	150	155	160	165	170	175	180	185	190	195
5	105	132	158	185	211	237	264	290	317	343	369	396	422	449	475	501	528	554	580	607
8	105	132	158	185	211	237	264	290	317	343	369	396	422	449	475	501	528	554	580	607
11	105	132	158	185	211	237	264	290	317	343	369	396	422	449	475	501	528	554	580	607
15	-	-	-	-	-	-	-	-	423	430	435	441	446	451	456	460	465	469	473	477
20	-	-	-	-	-	-	-	-	444	451	457	463	468	473	478	483	488	492	496	500
25	-	-	-	-	-	-	-	-	455	462	468	474	480	485	490	495	500	504	508	512
30	-	-	-	-	-	-	-	-	459	466	472	478	484	489	494	499	504	508	513	517
35	-	-	-	-	-	-	-	-	458	465	471	477	483	488	493	498	503	507	511	516
40	-	-	-	-	-	-	-	-	454	460	466	472	478	483	488	493	498	502	507	511
45	-	-	-	-	-	-	-	-	446	453	459	465	471	476	481	486	490	494	499	503
50	-	-	-	-	-	-	-	-	437	444	450	456	461	466	471	476	480	484	489	492
55	-	-	-	-	-	-	-	-	427	433	439	445	450	455	460	464	469	473	477	481
60	-	-	-	-	-	-	-	-	415	422	427	433	438	443	447	452	456	460	464	468
65	-	-	-	-	-	-	-	-	403	409	415	420	425	430	434	438	443	447	450	454
70	-	-	-	-	-	-	-	-	391	396	402	407	412	416	421	425	429	433	436	440
75	-	-	-	-	-	-	-	-	377	383	388	393	398	402	406	410	414	418	422	425

[Godfrey S,et al : Brit J Dis Chest 64 15(1970)] [Gregg I,Nunn AJ : Br Med J 298,1068(1989)]

22 心電図

1. 心電図の基礎

1-1 心臓の伝導系

心房・心室壁の主な筋肉細胞は特殊な細胞系をもっており、電気生理学的には刺激生成および伝導という特殊な機能をもっています。心臓の興奮は通常洞房結節に発生し、房室結節へ速い速度で伝導され、房室結節の遠位端に接続しているHis束に伝導、His束から心室中隔上部を前方に少し進み、左右の脚に分かれて伝導されます。両脚の細分枝はPurkinje線維へ移行、両心室内膜下で交錯し、心室壁の内膜側で心筋細胞と吻合して終わります。

1-2 ペースメーカー細胞の活動電位

図1に示すように洞房結節と房室結節細胞の活動電位はSlow response型ですが、その他はFast response型で、活動電位の持続時間は心房筋で最も短く、Purkinje線維に近づくにつれて長くなり、Purkinje線維で最長となります。

1-3 心電図の興奮伝導過程の波形と計測法

図2に示した図形の名称や時間を不整脈を読ま

図1

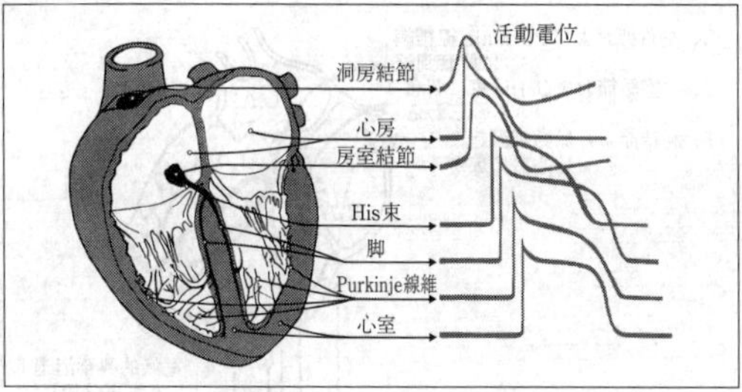

活動電位
洞房結節
心房
房室結節
His束
脚
Purkinje線維
心室

れる時の参考にしてください。

2. 薬剤でみられる不整脈

2-1 不整脈の原因

　不整脈の原因としては伝導系を侵す心疾患，電解質異常，薬物，内分泌異常やその他健常者にみられるものなどいろいろなものがあります。不整脈の診断はもっぱら心電図によってなされます。薬剤師としても薬剤および電解質異常によって起こる不整脈を学び，薬の副作用のチェックに役立てる事が必要です。

　心疾患による不整脈を抑えるほとんどの薬剤は同時に不整脈を誘発する薬剤でもあります。そのため最近の不整脈の治療では抗不整脈薬の使用は減少

図2

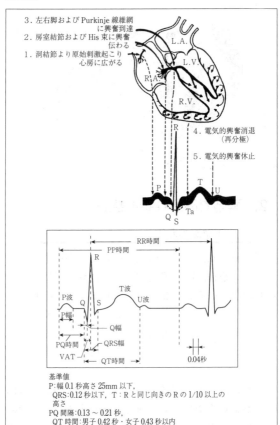

基準値
P:幅 0.1 秒高さ 25mm 以下,
QRS:0.12 秒以下, T:R と同じ向きの R の 1/10 以上の高さ
PQ 間隔:0.13 ～ 0.21 秒,
QT 時間:男子 0.42 秒・女子 0.43 秒以内
RR 間隔:1.0 ～ 0.6 秒

し,非薬物治療(カテーテルアブレーション,植え込み型除細動器,外科的手術)が第1選択される場合が多くなっています.不整脈は薬剤の過量投与時の中毒症状として生じることもありますが,常用量でも生じる場合があります.心電図の変化から薬剤

表1 抗不整脈薬の Vaughan Williams 分類

I群	興奮伝導抑制作用(Naチャネル抑制)	Ia 活動電位持続時間延長	アジマリン*,プロカインアミド,シベンゾリン,キニジン,ジソピラミド,ピルメノール
		Ib 活動電位持続時間短縮	アプリンジン*,メキシレチン,リドカイン,フェニトイン
		Ic 活動電位持続時間不変	フレカイニド,ピルシカイニド,プロパフェノン*
II群	交感神経遮断作用(β-受容体遮断)		プロプラノロール,ナドロール
III群	活動電位持続時間延長作用(K チャネル抑制)		アミオダロン,ソタロール,ニフェカラント
IV群	自動能抑制(Ca チャネル抑制)		ジルチアゼム,ベラパミル,ベプリジル

*印は必ずしもこの枠にあてはまらない

表2 Sicilian Gambit が提唱する薬剤分類枠組（日本版）
（日本循環器学会が提案）

薬剤	イオンチャネル					受容体				ポンプ	臨床効果			心電図所見		
	Na			Ca	K	If	α	β	M₂	A₁	Na-K ATPase	左室機能	洞調律	心外性	PR	QRS	JT
	Fast	Med	Slow														
リドカイン	○											→	→	●			↓
メキシレチン	○											→	→	●			↓
プロカインアミド		❹			●							↓	→	●	↑	↑	↑
ジソピラミド			❹		●				○			↓	→	●	↑↓	↑	↑
キニジン		❹			●		○		○			→	↑	●	↑↓	↑	↑
プロパフェノン		❹						●				↓	↓	○	↑	↑	
アプリンジン		❶		○	○	○						→	→	○	↑	↑	↑
シベンゾリン			❹	○	●				○			↓	↓	○	↑	↑	↑
ピルメノール			❹		●				○			↓	↓	○	↑	↑	↑→
フレカイニド			❹		●							↓	↓	○	↑	↑	
ピルシカイニド			❹		○							↦	→	○	↑	↑	
ベプリジル	○			●	●							?	↓	○			↑
ベラパミル	○			●	●		●					↓	↓	○	↑		
ジルチアゼム				●								↓	↓	○	↑		
ソタロール					●			●				↓	↓	○			↑
アミオダロン	○			○	●		●	●				→	↓	●	↑	↑	↑
ニフェカラント					●							→	→	○			↑
ナドロール								●				↓	↓	○	↑		
プロプラノロール	○							●				↓	↓	○	↑		
アトロピン									●			→	↑	○	↓		
ATP										■		?	↓	○	↑		
ジゴキシン									■		●	↑	↓	●	↑		↓

遮断作用の相対的強さ：○低 ●中等 ●高
A＝活性化チャネルブロッカー　I＝不活性化チャネルブロッカー　■＝作動薬
If＝過分極活性化内向き電流
M₂＝ムスカリン受容体，A₁＝アデノシン受容体
JT＝Q間隔に相当

の中止，減量，変更などを考えるために参考になる心電図変化を記載します。

A. QRS 巾の拡大

0.14秒以上の延長は不整脈の危険性があります。

Ia群（キニジン，ジソピラミドなどIaの薬剤は用量非依存性で治療域内濃度でも可能性）

Ib群

Ic群

B. P-R 間隔延長

0.02〜0.04秒の延長でPR時間が0.23秒以上はI度AV（房室）ブロックといわれます。

II群，III群，IV群

C. P-P 間隔延長

洞レートが40〜60/分に減少し洞徐脈になります。

Ia群，III群

D. QT 間隔延長

0.6秒以上の延長では torsades de pointes 発生の危険性があります。

Ia群，III群

　抗不整脈薬による不整脈が致命的で突然死の可能性もありますので，その早期発見法としてQT時間延長やQRS巾の著明な拡大に注意する必要があります。一般的に投与前値の50%以上の増加が目安

になります。one point 臨床情報に不整脈の心電図を記載していますので参考にして下さい。

以上の心電図変化は単剤の使用や併用時の相互作用によって起こります。注意の必要な併用を**表3**に示します。

2-2 ジギタリス製剤による不整脈

ジギタリス製剤投与中の患者に不整脈が出現した場合、投与量不足によるものか、副作用によるものか判別する必要があります。ジゴキシン血中濃度測定(投与6～8時間後の測定で $1.6\mu g/L$ 以上では中毒が、$0.8\mu g/L$ 以下では他の原因が考えられる)、腎機能検査(クレアチニンクレアランス低下はジゴキシンの体内蓄積増加)を参考にするとともに、自覚症状(悪心、嘔吐、下痢、霧視など)もチェックして判断します。

A. 軽度過量投与時にみられる心電図変化

- P-P 間隔延長(心拍数 60/分以下の洞徐脈)
- 高頻度に反復する幅広い P 波(250～350/分は心房粗動。心房細動といわれる 350～600/分の速いレートの P の患者の場合は QRS のレートの低下)
- P-R 間隔延長(0.23 秒以上は I 度房室ブロック)
- 普通よりも早期にみられる幅広い QRS と逆転

表3 併用時心電図変化に注意の必要な薬剤

抗不整脈薬	併用抗不整脈薬
アプリンジンとの併用	キニジン,ジソピラミド,メキシレチン,アミオダロン,ジルチアゼム,ベラパミル
アミオダロンとの併用	キニジン,プロカインアミド,ジソピラミド,アプリンジン,メキシレチン,リドカイン,フェニトイン,フレカイニド,β-ブロッカー,ソタロール
キニジンとの併用	アプリンジン,メキシレチン,フェニトイン,フレカイニド,アミオダロン ベラパミル
ニフェカラントとの併用	Ia群の抗不整脈薬 III群の抗不整脈薬
フレカイニドとの併用	プロカインアミド,キニジン,リドカイン,β-ブロッカー,アミオダロン
ピルシカイニドとの併用	ベラパミル
β-ブロッカーとの併用	I群の抗不整脈薬,アミオダロン,Ca拮抗薬
プロカインアミドとの併用	メキシレチン
プロパフェノンとの併用	β-ブロッカー,ベラパミル
ベプリジルとの併用	QT延長薬
フェニトインとの併用	ジソピラミド,ベラパミル
リドカインとの併用	ジソピラミド,メキシレチン,ナドロール,プロプラノロール,メトプロロール
抗不整脈薬との併用	ジルチアゼム,ソタロール
ジギタリス製剤との併用	キニジン,プロパフェノン,ピメノール,シベンゾリン,フレカイニド,ピルシカイニド,ランジオロール,エスモロール,その他のβ-ブロッカー,アミオダロン,ソタロール,ベラパミル,ジルチアゼム,ベプリジル

 　　　　　したり異形なT波(心室期外収縮)
　　　　●間欠的にP波・QRS波の脱落がある(Ⅱ度房室
　　　　　ブロック)
B. **有意のジギタリス製剤過量投与時の心電図変化**
　　　　●心室期外収縮の連発
　　　　●P波がQRSの前・QRSの幅の中・ST部分に
　　　　　現れるなどする(房室接合部補充調律や房室接
　　　　　合部調律)
　　　　●P波のレートが140〜220/分でP-R間隔が絶
　　　　　えず変化する(ブロックを伴う発作性頻拍)

以上が主な変化といえます。ジギタリス製剤はジギトキシンを除いて腎排泄のため，腎機能低下者や高齢者では注意が必要です。また，ジギタリス製剤は多くの薬剤との併用にも注意が必要で，降圧剤，利尿剤，NSAIDs，抗菌薬などとの併用では作用増強，カルバマゼピン，リファンピシン，甲状腺製剤などとの併用では作用減弱があります。

2-3　電解質異常による心電図の変化

電解質異常は病態や投与薬剤の副作用によって起こりますが，電解質異常による心電図変化は非特異的であるため，心筋梗塞や虚血と薬剤による変化と区別できません。そのため心電図変化がKやCaな

ど電解質の血中濃度の指標とはなりませんが、逆にKやCaの血中濃度値は心電図変化の解釈や薬剤使用が適正であるかどうかをみるのに役立ちます。

A. **低K血症**(K濃度が低下しても心電図変化がない場合もあります)
- STの盆状降下、T波の平低、大きなU波の出現でT波と融合しQT延長のように見える。
  これらは長期の利尿薬投与でみられ、低K血症がI群の抗不整脈薬の作用障害や、ジギタリス剤の副作用増強を起こします。

B. **低Mg血症**(低K血症に合併することが多い)
- 低K血症の不整脈誘発作用を増強します。

C. **高K血症**(7〜8mEq/L以上で心停止の危険性)
- 胸部誘導V_1〜V_6での尖鋭化したT波、P波の高さ減少または消失、R波の高さ減少、P-R間隔延長、QRS幅増加が進行し心室期外収縮が出現、ST部分の低下または上昇。
  これらは腎機能低下者、カリウム保持性利尿薬やカリウム塩製剤の長期投与で起こる可能性があります。

D. **高Ca血症**(有意に上昇している場合のみ)
- ST部分短縮または消失しQ-T間隔も短縮、U波は正常または増大。
  高Ca血症を起こしやすい薬剤にはD_3、Ca剤、

表4 抗不整脈薬以外の薬剤による心電図変化

心電図変化	薬 剤
P-R間隔延長	向精神薬
QT延長	向精神薬，三環系・四環系抗うつ薬，フェノチアジン系，ハロペリドール，ジェイゾロフト，抗うつ薬の過量，マクロライド系，ニューキノロン系，ST合剤，ケトコナゾール，イトラコナゾール，フルコナゾール，メトロニダゾール，リトナビル，インジナビル，サキサビル，ホスカルネット，ペンタミジン，アマンタジン，タクロリムス，プロブコール，シメチジン，ラニチジン，ファモチジン，バソプレシン，コカイン，ドキソルビシン，亜ヒ酸，漢方薬（低カリウム血症を起こす方剤）など
洞頻脈	向精神薬，抗うつ薬，チアプリド，α-遮断薬，β-刺激薬，甲状腺薬，ミコナゾールなど
上室性頻拍	抗うつ薬の急激な過量
心房細動	カテコラミン類，シロスタゾール，インターフェロンなど
心室性頻拍	ブロムペリドール，マプロチリン，セルトラリン，エリスロマイシン，アジスロマイシン，ミコナゾール，イトラコナゾール
期外収縮	カテコラミン類，シロスタゾール，ミコナゾール，バソプレシン，インターフェロンなど
心室性不整脈	プロブコール

甲状腺末，サイアザイド剤，ホルモン剤などがありますが Ca とジギタリスとは相乗作用があるため，ジギタリス製剤と前記の薬剤を併用している時には注意が必要です。

抗不整脈薬以外で心電図変化を起こす薬剤を表4に記載していますが，前記の他，アヘンアルカロイド，カテコラミン類，フルオロウラシル，レボメプロマジンなどにいろいろなタイプの不整脈が認められています。また抗不整脈薬と非不整脈薬との併用による相互作用で不整脈の悪化や，徐脈，頻拍，細動，ブロックなどを起こす薬剤や，反対に抗不整脈薬の効果を減弱させる薬剤も少なくありません。表5のような薬剤併用時には注意が必要です。

表5 抗不整脈薬との相互作用注意薬剤

非不整脈薬	抗不整脈薬
ワルファリン	キニジン，プロパフェノン，プロプラノロール，アミオダロン
ダビガトラン	キニジン，アミオダロン，ベラパミル
シメチジン	抗不整脈薬
ラベプラゾール ランソプラゾール	ジゴキシン，メチルジゴキシン
ヘパリン	強心配糖体
マクロライド系抗生物質	ジソピラミド

(キニジンは多くの薬剤との相互作用があるため，使用時は確認が必要)

3. 不整脈の重篤度分類基準(厚生労働省)

副作用の グレード	グレード1	グレード2	グレード3
不整脈	動悸,不整脈 (心電図が未 測定のもの)		
	上室性期外収縮	上室性頻拍	
	心室性期外収縮 (単発性)	心室性期外収縮 (二連発) 二段脈	心室性期外収縮 (多源性) (三連発以上) 心室頻拍 (六連発以上) 心室細動 Torsades de pointes
		心房細動 (発作性を含む), 心房粗動	
		発作性頻脈	
	一度房室ブロック (房室伝導時間 延長)	二度房室ブロック, 房室解離,洞停 止,脚ブロック, (心室内ブロック) (心室内伝導障 害),結節性調 律,心室調律	三度房室ブロック (完全房室ブロッ ク) 心停止(心拍動 停止) Adams-Stokes 症候群
心電図異常	P波消失 PR・PQ延長	ST上昇,ST低 下,T波逆転, T波平低化,U 波出現,QT延 長,QRS幅拡大	

one point 臨床情報

1 代表的な不整脈

心電図の記録は 25mm/sec, 心電図の記録用紙の一つの幅は 0.04sec に相当。

1. 期外収縮(l-n 正常心周期, Ex 期外収縮, l-coup 連結期, l-pEx 期外収縮後休止期)

心房性期外収縮
(QRS 波は 0.12sec 以内で正常, 陽性 P が先行)

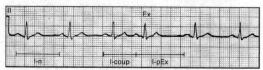

房室接合部期外収縮
(QRS 波は 0.12sec 以内で正常, 逆行性 P が先行)

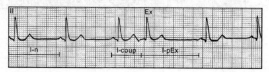

心室性期外収縮 1
(QRS 波は拡大,異所性棘波が早期に到達している)

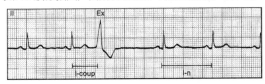

心室性期外収縮 2
(QRS 波は拡大,逆行性 P が ST 部分の後半に出ている。これは洞結節周期を更新で,非代償性期外収縮後休止期になっている)

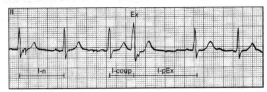

2. 上室頻拍（QRS 波は狭い）

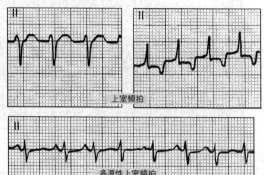

上室頻拍

多源性上室頻拍

Torasades de pointes 型心室頻拍
（基線の周りの QRS 軸の持続的なうねりが頻拍の特徴）

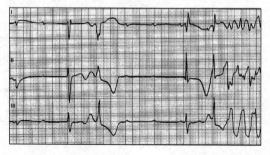

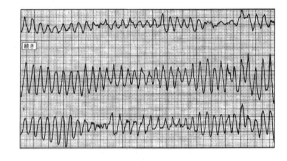

3. 心房粗動（規則正しい心房興奮　F波）

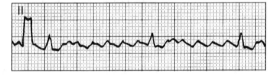

4. 心房細動（R-R不規則でP波なし　f波）

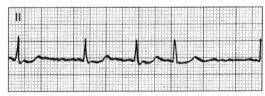

5. 房室ブロック

1度房室ブロック(PQ時間延長)

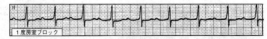

2度房室ブロック(PQ波に対してQRS波が時々脱落)

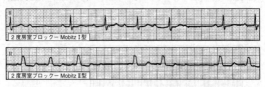

3度房室ブロック(P波とQRS波が別々の調律)

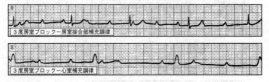

6. 脚ブロック

左脚ブロック
(QRS幅が一番広い誘導で0.12秒以上の幅広い
QRS波，V1orV2でQRS波の終わりの幅広いS波)

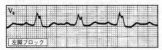

右脚ブロック
(QRS 幅が一番広い誘導で 0.12 秒以上の幅広い QRS 波, V1, V2 で rR´パターンないしスラーのある R 波)

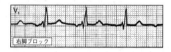

7. 心室粗動(幅広い心室波が持続的な波動線)

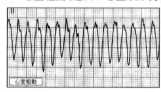

8. 心室細動
(QRST 波は非常に速く, 不規則で連続的な振れ)

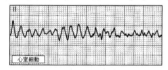

9. WPW(Woiff-Parkinson-White 症候群)

(PR 間隔が短くそれに続いてなだらかな起始部(デルタ波)により,幅の広くなった QRS 波を示す典型的な心室早期興奮)

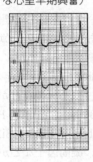
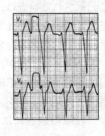

10. カリウム異常による心電図変化

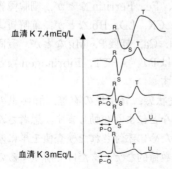

付録1 副作用の発見・疑義照会・服薬指導時の one point advice

1. 処方箋記載の検査値利用の際の one point advice

　処方箋に記載される検査は，全身状態が把握できる日常検査が複数組み合わせてあります。多くの場合，糖代謝には血糖などが，栄養状態にはアルブミン，総コレステロールなどが，細菌感染症・炎症の疑いには白血球数・分画，CRP，血小板数などが，腎臓の病態にはクレアチニン，BUN，Ca，無機P，尿酸などが，肝臓の病態にはALT，AST，T.Bil，アルブミン，総コレステロール，凝固因子などが，胆管の病態にはγ-GT，ALP，T.Bilなどが，貧血にはHb，MCV，Fe，Ferritinなどが，細胞障害にはAST，ALT，CK，LD，Hbなどが，電解質異常にはNa，K，Cl，Ca，無機P，Mgなどが，凝固・線溶系の異常にはPT，APTT，Fibrinogenなどが採用されています。

　検査値は栄養状態，腎疾患の有無，肝疾患の有無，炎症の有無などにより変動します。患者さんの病態を把握するために添付された検査値を単に基準値による評価や数値的なデータだけで解釈するのではなく，同時に測定された複数項目を組み合わせて

検討することが必要です。更に基準値をはみ出していなくても基準値内の変動も見逃さないようにします。

複数項目を時系列で読むことにより正確性が増し,基準範囲内でも変化すれば病態の悪化・改善を絞り込むことができ副作用を防ぐことが容易になります。

なかでも高齢者は疾患の重複,多剤服用のことが多く副作用の回避には検査値を継続的に把握する必要があります。

2. 患者さんの一般状態の観察による副作用の発見

①皮膚の色や表情では顔面蒼白,顔面紅潮,黄疸,発疹,無表情などに注意
②意識の状態では問いかけに反応がない,会話の受け答えなどに注意
③体臭・口臭ではアセトン臭,アンモニア臭などの異臭に注意
④姿勢・歩き方では麻痺,付随運動,歩行時のバランスが悪い・足を引きずるなどに注意
⑤苦痛・不安症状では痛みの訴え,冷汗,不安な表情,落ち着きのない態度に注意

3. 加齢に伴う生理機能の変化と薬物動態の変化

薬物動態	加齢に伴う生理機能変化	体内動態変化	
吸収	胃酸分泌低下	吸収低下	高齢者は嚥下機能低下,水分摂取量の低下,服用薬剤数の増加,食事量の減少・嗜好食の変化(高脂肪食の減少)等のため薬物の吸収は低下しやすいが,個人差が大きい
	消化管血流の低下		
	吸収面積の低下		
	GERの低下		
分布	体脂肪増加	脂溶性薬物の分布容積増加と排泄遅延	薬物体内分布の変化に影響を及ぼす因子 ①薬物の分子量 ②血流量の低下 ③体内水分・脂肪量の変化 ④蛋白結合率 体重減少による分布容積の低下がある場合,分布容積の小さい薬物は投与量を減らす必要がある。血流量は薬物の分布だけでなく,吸収・代謝・排泄と薬物の体内動態すべてに影響する
	体内水分量低下	水溶性薬物の濃度上昇	
	アルブミンの減少	蛋白結合率の高い薬物の,遊離薬物濃度上昇	
	α₁酸性糖蛋白の増加	遊離塩基薬物の減少	

薬物動態	加齢に伴う生理機能変化	体内動態変化	
代謝	肝血流量の低下	初回通過効果の低下と代謝低下	薬物代謝の変化に影響を及ぼす因子 ①肝重量低下 ②肝血流量の低下 ③代謝酵素活性の低下 CYP酵素活性や親和力は加齢による低下があまりみられない。ただし肝癌・肝硬変では変化が大きい
	代謝酵素活性の低下		
	肝重量低下		
排泄	GFRの低下	腎排泄型薬剤の排泄遅延	薬物排泄の変化に影響を及ぼす因子 ①糸球体の減少 ②糸球体濾過量の低下 ③腎血流量減少 ④尿細管分泌能の低下 腎機能は加齢とともに低下するため,腎排泄率の高い薬物では腎機能に応じて,投与量・投与間隔を変更する必要がある
	腎血流量減少		
	尿細管分泌能の低下		
	糸球体の減少		

(遠藤英俊・編:高齢者への服薬指導Q&A 医薬ジャーナル社 2010より作成)

4. 高齢者の薬物療法に影響を与える要因

1. 加齢に伴う身体生理学的変化	
身体組成(脂肪：筋肉比)	脂溶性薬物の分布増加，排泄遅延による効果・有害反応増強
肝腎機能の変化	代謝・排泄遅延による血中濃度上昇
脳の構造と機能の変化	効果及び有害反応に敏感
2. 有害反応が発現しやすい	
直接的有害反応	抗コリン作用，錐体外路症状，過鎮静
間接的有害反応	転倒・骨折などのアクシデント
3. 合併症の存在	ほとんどの高齢者が内科・外科合併症を有する
特に低栄養，肝障害	蛋白結合率低下，薬物代謝酵素遅延による血中濃度上昇
4. 多剤併用，重複処方	薬物相互作用が出現しやすい

5. ADL及び認知機能の低下	
規則正しい通院，服薬が困難	内服自己管理が出来ない。服用し忘れ，薬の取り違え
薬の効能と有害反応の認識の困難	有害反応への過度の不安・不適切な対応
	効果が即時的な抗不安薬への過度の依存
付き添いの問題	付き添いがいないと通院できないが，頻繁に代わると医師からの説明が十分に伝わらない

(福田倫明：中高年期うつ病の薬物療法. 老年精医誌, 13(7)809-815, 2002 より作成)

5. 高齢者に対して特に慎重な投与を要する薬物のリスト

系統	主な薬剤	主な副作用・理由
抗精神病薬全般	定型抗精神病薬(ハロペリドールなど) 非定型抗精神病薬(リスペリドンなど)	錐体外路症状, 過鎮静, 認知機能低下, 脳血管障害と死亡率の上昇。非定型抗精神病薬には血糖値上昇のリスク
BZD系睡眠薬・抗不安薬	フルラゼパムなどすべてのBZD系睡眠薬・抗不安薬	過鎮静, 認知機能低下, せん妄, 転倒・骨折, 運動機能低下
非BZD系睡眠薬	ゾピクロン, ゾルピデム, エスゾピクロン	転倒・骨折。その他BZD系と類似の有害作用の可能性あり
三環系抗うつ薬	アミトリプチリンなど, すべての三環系抗うつ薬	認知機能低下, せん妄, 便秘, 口腔乾燥, 起立性低血圧, 排尿症状悪化, 尿閉
SSRI	パロキセチン, セルトラリン, フルボキサミン, エスシタロプラム	消化管出血リスクの悪化
スルピリド	スルピリド	錐体外路症状
パーキンソン病治療薬(抗コリン薬)	トリヘキシフェニジル, ビペリデン	認知機能低下, せん妄, 過鎮静, 口腔乾燥, 便秘, 排尿症状悪化, 尿閉

付録1 副作用の発見・疑義照会・服薬指導時の one point advice

系統	主な薬剤	主な副作用・理由
経口ステロイド薬	プレドニゾロン，メチルプレドニゾロン，ベタメタゾンなど	呼吸筋の筋力低下および呼吸不全の助長，消化性潰瘍の発生
抗血小板薬	アスピリン，クロピドグレル，シロスタゾール	抗凝固薬のほうが有効性が高い。出血リスクは同等
アスピリン	アスピリン	潰瘍，上部消化管出血の危険性を高める
複数の抗血栓薬の併用療法	すべての薬剤	出血リスクが高まる
ジゴキシン	ジゴキシン	ジギタリス中毒
ループ利尿薬	フロセミドなど	腎機能低下，起立性低血圧，転倒，電解質異常
アルドステロン拮抗薬	スピロノラクトン，エプレレノン	高K血症
非選択的β遮断薬	プロプラノロール，カルテオロール	呼吸器疾患の悪化や喘息発作誘発
受容体サブタイプ非選択的α_1受容体遮断薬	テラゾシン，プラゾシン，ウラピジル，ドキサゾシンなど	起立性低血圧，転倒
第一世代H_1受容体拮抗薬	すべての第一世代H_1受容体拮抗薬	認知機能低下，せん妄のリスク，口腔乾燥，便秘
H_2受容体拮抗薬	すべてのH_2受容体拮抗薬	認知機能低下，せん妄のリスク

系統	主な薬剤	主な副作用・理由
制吐薬	メトクロプラミド, プロクロルペラジ, プロメタジン	DA受容体遮断作用により, パーキンソン症状の出現・悪化が起きやすい
酸化マグネシウム	酸化マグネシウム	高Mg血症
スルホニル尿素薬(SU薬)	クロルプロパミド, アセトヘキサミド, グリベンクラミド, グリメピリド	低血糖とそれが遷延するリスク
ビグアナイド薬(BG薬)	ブホルミン, メトホルミン	低血糖, 乳酸アシドーシス, 下痢
チアゾリジン薬(TZD薬)	ピオグリタゾン	骨粗鬆症・骨折(女性), 心不全
α-グルコシダーゼ阻害薬(αGI薬)	アカルボース, ボグリボース, ミグリトール	下痢, 便秘, 放屁, 腹満感
SGLT2阻害薬	すべてのSGLT2阻害薬	重症低血糖, 脱水, 尿路・性器感染症のリスク
スライディングスケールによるインスリン投与	すべてのインスリン製剤	低血糖のリスクが高い
オキシブチニン(経口)	オキシブチニン	尿閉, 認知機能低下, せん妄のリスクあり。口腔乾燥, 便秘の頻度高い

系統	主な薬剤	主な副作用・理由
ムスカリン受容体拮抗薬	ソリフェナシン, トルテロジン, フェソテロジン, イミダフェナシン, 塩酸プロピベリン, オキシブチニン経皮吸収型	口腔乾燥, 便秘, 排尿症状の悪化, 尿閉
NSAIDs	すべてのNSAIDs	腎機能低下, 上部消化管出血のリスク

(日本老年医学会・編:高齢者の安全な薬物療法ガイドライン2015より作成)

6. 嚥下機能に悪影響を与える薬剤

中枢神経系へ鎮静作用のある薬剤	精神安定薬, 抗けいれん薬など
平滑筋・骨格筋の機能障害を起こす薬剤	抗コリン薬, 三環系抗うつ薬, Ca拮抗薬など
下食道括約筋の緊張を低下させる薬剤	ドパミン, アトロピン, グルカゴンなど
口腔・頸部・四肢体幹の付随運動を来す薬剤	抗精神病薬, 抗パーキンソン薬など
口腔乾燥を起こす薬剤	利尿薬, 三環系抗うつ薬, 交感神経遮断薬, フェノチアジン系, 抗精神病薬, 抗ヒスタミン薬など

(遠藤英俊・編:高齢者への服薬指導Q&A. 医薬ジャーナル社, 2010より作成)

7. 血糖測定による血糖コントロールの正確な把握

1 血糖自己測定(SMBG)

　SMBG機器は厳密な測定を行うものではなく，糖尿病患者さんが日々の治療にフィードバックするためにご自身の血糖変動をモニタリングするための装置です。血糖値は毎日の生活，食事，運動，服薬などの影響を受け時々刻々と変動します。高血糖は明確な自覚症状に乏しく特徴的な症状を示しません。低血糖は大変危険な症状を引き起こし，その症状は個々により異なりますので自覚症状による判断は危険です(糖尿病の項参照)。SMBGの目的は①血糖日内変動の把握②無自覚低血糖の確認③シックデイ(糖尿病患者さんが他の病気にかかって体調を崩している日)の際の血糖状況の把握④インスリン投与法・量の調節，捕食・糖質摂取による低血糖への予防・対応⑤安全に厳密な血糖コントロールの達成などがあげられ，すべての患者さんに適用されます。医療保険は1型糖尿病，2型糖尿病や妊娠糖尿病でインスリン製剤またはヒトソマトメジンCの自己注射による治療をしている患者さんに適用されます。

　SMBG機器は現在十数種が市販されており，ほ

とんどが国際標準化機構(ISO)の規格に合格しています。①測定原理②検体必要量③検体量不足時のエラー表示④測定時間⑤電池の種類⑥ヘマトクリット値範囲⑦使用環境温度⑧温度外の使用エラー表示⑨データ記憶容量⑩校正の必要の有無などが機種により異なっています。使用説明書の使用方法，留意事項などの順守が重要です。

測定原理はグルコースオキシダーゼ(GOD)あるいはグルコースデヒドロゲナーゼ(GDH)を用い電極法や比色法で測定します。GDHの反応には補酵素が必要です。補酵素にPQQを用いたGDH法ではマルトースなどの還元糖の輸液を受けると測定値が高めになります。GOD電極法では溶存酸素の影響を受けます。血中酸素分圧130〜140mmHgで約10％の負誤差を生じると報告されています。酸素吸入療法の患者さんでは低めになるおそれがあります。在宅医療での使用には注意が必要です。

SMBGの値は病院の検査値(血漿グルコース)とは異なります。病院の検査室では静脈血の血漿検体を大型の精密機械で約10分を要して測定しています。一方SMBG機器は毛細血管の全血検体を小さな機械で測定し検査室の測定値に合うように，計算式から算出していますので測定精度が劣り，さまざまな影響を受けます。しかし，ほとんどのSMBG

機器は ISO 規格に合格しています。測定値の誤差が 75mg/dL 未満では ±15mg/dL，75mg/dL 以上では 20% までだと合格です。低濃度では ±15mg/dL，高濃度では 20% 以内の誤差であれば患者さんが自宅で自己管理に使われるには支障がないといわれています。

● 採血時の注意点
 ① 手を流水でよく洗って，採血部位の消毒をしてよく乾かす。
 ② 検体必要量は 0.3〜2μL と少量だがセンサーに吸引する過程にも血液が必要なので採血は米粒の半分位の量が必要である。
 ③ 使用後の針とセンサーは医療廃棄物として処理する。

2 持続皮下血糖測定システム（CGM）

近年，皮下に留置したセンサー（グルコース検出電極）により，組織間液中のグルコース濃度を連続測定し血糖の変動を感知するグルコースモニタシステム（CGM 器具）が開発され，SMBG が困難な時間帯（夜間など）の血糖値を把握するための補助に使用されています。数センチ四方の大きさの CGM 器具を患者さんの腹部や腕の皮下に留置すると数日間グ

ルコースを連続測定でき，これより24時間の血糖値の変動を把握することができます。CGMの血糖測定とSMBGでは血糖値に誤差があるので，1日4回程度のSMBGをする必要があります（添付文書）。

インスリン治療中の血糖コントロール不良の患者さん，積極的な薬物治療への取り組みとそれに伴う低血糖の認知を必要とする患者さんに使用が広がっています。1型糖尿病患者さんや血糖管理が難しい2型糖尿病患者さんはCGM検査の医療保険が受けられます。

付録2　検査が必要と添付文書に記載のある主な薬剤

分類	商品名	頻度等注意事項	必要な検査
感染症治療薬	アミノグリコシド系	腎機能障害者,高齢者,長期投与,大量投与	聴力検査が望ましい
	アラセナ-A	頻回に	臨床検査(肝・腎機能,血液検査等)
	アルミノニッパスCa	腎障害者に定期的に	アルミニウム,P,Ca,ALP
	アンコチル	投与に際して定期的に	血液・肝・腎機能
	イソニアジドツベルミン	他の拮抗核薬と併用時定期的に	肝機能
	イトリゾール	長期投与で定期的に	
	ビラミューン	投与開始時 投与開始後6ヵ月は1ヵ月に1回	
	メロペン	1週間以上の使用で	
	リファジン	他の抗結核薬との併用で定期的に	
	レイアタッツ	軽度〜中等度の肝障害者で定期的に	
	ヴァイデックス	投与中定期的に	アミラーゼ,リパーゼ,TG,肝機能
	エサンブトール	投与中	視力検査
		他の拮抗核薬と併用で定期的に	肝機能
	コンビビル	投与開始3ヵ月間は2週間ごとに	血液学的検査
	ザイボックス	本剤投与中は定期的に(週1回)	
	デノシン	投与中は	
	バリキサ	投与開始後週1回以上,その後は適切な頻度で	

付録2 検査が必要と添付文書に記載のある主な薬剤

分類	商品名	頻度等注意事項	必要な検査
感染症治療薬	レトロビル	投与開始後3ヵ月間は2週間ごとに	血液学的検査
	ゼフィックス	本剤投与中定期的に	肝機能
		投与終了後4ヵ月間は2週間ごとに	HBV-DNA, ALT, TB
	セロシオン	本剤投与中定期的に	HBV-DNA, 肝機能
	ツルバダ ビリアード	定期的に	腎機能
	デノシン	投与開始後14日間は2日ごとに 維持投与中1週間ごとに	血液(白血球等)
	バクタ	本剤投与中は	肝・腎機能, 血液, 電解質
	ブイフェンド	重度の肝機能低下者は定期的に	肝機能
		不整脈を発生しやすい者に投与前	電解質
		必要に応じて	血液検査, 腎機能
	ファンガード点滴用	定期的に	血液学的検査, 肝機能
	ミコブティン		
	ファンギゾン	定期的に	腎機能, 電解質
	レクチゾール	本剤投与中定期的に	尿, 血液検査
	ホスカビル	頻回に	腎機能
		定期的に	電解質
	メロペン点滴用	1週間以上の使用で	肝機能
	ユナシンS静注用	定期的に	肝・腎機能, 血液
	ゾシン静注用	頻回に	

分類	商品名	頻度等注意事項	必要な検査
感染症治療薬	ラミシール	投与後2ヵ月間は月1回,その後定期的に	肝機能
		定期的に	血液検査(血球算定,白血球分画等)
抗がん薬	アバスチン	投与中は定期的に	尿蛋白
	アフィニトール	投与開始前,開始後定期的に	胸部CT
		必要に応じ	肺機能
		投与開始前・後は定期的に	腎機能(Cr, BUN, 尿蛋白),空腹時血糖,血液検査
	アクプラ アブラキサン トポテシン	頻回に	臨床検査(血液学的,肝・腎機能等)
	タキソール	頻回に	臨床検査(血液学的検査)
	イダマイシン	頻回に	血液検査,
		適宜	肝・腎機能,心機能
	イホマイド注	頻回に	血液検査,尿検査,肝・腎機能
	オダイン	定期的に(1ヵ月に1回)	肝機能
	ミリプラ・懸濁用液	定期的に	
	オンコビン	頻回に	臨床検査(血液学的,肝・腎機能等)

付録2 検査が必要と添付文書に記載のある主な薬剤

分類	商品名	頻度等注意事項	必要な検査
抗がん薬	グリベック	投与開始前と投与後1ヵ月は毎週,2ヵ月目は隔週,その後2〜3ヵ月ごと定期的に	血液検査(血球算定,白血球分画等)肝機能(ビリルビン,AST,ALT,ALP等)
	ザイティガ	投与開始前	血清K等電解質検査
		定期的に(特に初期は頻回に)	肝機能
		投与中定期的に	血圧,体重測定,血液検査
	ザーコリ	投与開始前および投与中定期的に(投与初期は頻回に)	肝機能,心電図,電解質,血液検査(血球算定,白血球分画等)
	サレド	投与開始4・2週間前・直前に投与中定期的(4週間を超えない)に	妊娠検査
		定期的に	血液検査
	ジェブタナ	投与後は頻回に	臨床検査(血液検査等)
	ジェムザール	頻回に	臨床検査(血液学的,肝・腎機能等)
		定期的に	胸部X線
	ジオトリフ	定期的に	胸部画像検査
		投与前,投与中に定期的に	肝機能
		投与前,投与中適宜	心機能
		必要に応じて	動脈血酸素分圧,肺胞気動脈血酸素分圧肺拡散能

分類	商品名	頻度等注意事項	必要な検査
抗がん薬	スーテント	投与開始前	甲状腺機能
		投与開始前, 投与中適宜	心機能(エコー等)
		投与開始前, 投与中定期的に	血液検査
		投与中定期的に	肝機能, 膵機能検査(膵酵素)
	スチバーガ	投与開始前, 投与中定期的に	肝機能
	ゼローダ	ワルファリンKと併用で定期的に	血液凝固能検査
	タイケルブ	投与前, 投与中は定期的に	肝機能
		投与前	心機能(エコー等)
		投与前, 投与中は適宜	心電図
		必要に応じて	胸部CT, 動脈血酸素分圧, 肺胞気動脈血酸素分圧肺拡散能
	タキソールロイスタチン	頻回に	臨床検査(血液, 肝・腎機能)
	タルセバ	投与開始前	胸部CT
		投与開始後定期的に	胸部CT及び胸部X線
	テガフール製剤	各クール開始前および投与期間中は2週間に1回以上	臨床検査(血液検査, 肝・腎機能)
	テモダール	投与に先立って	肝炎ウイル感染の有無確認
		投与開始後は継続して	肝炎ウイルスマーカーのモニタリング
	ドキシル	投与中頻回に	心機能検査, 血液検査

付録2 検査が必要と添付文書に記載のある主な薬剤

分類	商品名	頻度等注意事項	必要な検査
抗がん薬	トリセノックス	投与開始前	心電図, 電解質, クレアチニン
		投与中は最低週2回	心電図
	トーリセル	投与前, 投与中は定期的に	胸部CT
		投与中, 投与終了後定期的に	肝機能
	トレアキシン ハラヴェン	頻回に	血液検査
	トポテシン	頻回に	臨床検査(血液, 肝・腎機能)
	ナベルビン	投与前24時間以内に	末梢血液検査
		頻回に	臨床検査(血液, 肝・腎機能)
	ハーセプチン	投与開始前 投与中適宜に	心機能
	フトラフール	投与開始から2カ月間は1カ月に1回以上定期的に	臨床検査(肝・腎機能, 血液検査等)
	ブリプラチン注	頻回に	臨床検査(肝・腎機能, 血液検査等)
	フルダラ	投与に先立って	肝炎ウイルスの有無
		頻回に	血液学的検査, 肝・腎機能
		治療中, 終了後は継続して	肝機能, ウイルスマーカーのモニタリング
	ベルケイド	治療開始に先立って	胸部X線, 胸部CT
		必要に応じて	動脈血酸素飽和度, 胸部CT

分類	商品名	頻度等注意事項	必要な検査
抗がん薬	ホスカビル	頻回に 定期的に	腎機能 電解質
	メソトレキセート注	投与に先立って	肝炎ウイルスの有無
		頻回に	臨床検査(血液,腎・肝機能,尿検査)
		肝炎ウイルス既感染・キャリアには治療中,終了後は継続して	肝機能,ウイルスマーカーのモニタリング
	メタストロン	定期的に	血液検査
	ユーゼル	定期的に(1クールに1回以上)	臨床検査(肝機能,血液検査)
	ラパリムス	投与前,投与中定期的に	胸部CT
		投与中,終了後定期的に	肝機能
	ロイコボリン	定期的に(1クールに1回以上,特に投与開始から2クールは各クール開始前および当該クール中に1回以上)	臨床検査(血液,肝機能)
抗甲状腺薬	メルカゾール	投与開始2ヵ月間は2週間に1回,それ以降も定期的に	白血球分画を含めた血液検査
		妊婦には定期的に	甲状腺機能検査
	プロパジール	投与中定期的に	血液検査
		妊婦には定期的に	甲状腺機能検査
糖尿病用薬	アクトス	定期的に	心電図,尿検査
	アマリール ジベトス バイエッタ ビクトーザ	定期的に	血糖・尿糖

付録2 検査が必要と添付文書に記載のある主な薬剤

分類	商品名	頻度等注意事項	必要な検査
糖尿病用薬	グラクティブ ジャヌビア	定期的に	血糖
		腎機能障害者に定期的に	腎機能
	グルコバイ	投与開始後6ヵ月間まで月1回,その後も定期的に	肝機能
	ベイスン セイブル ネシーナ	定期的に	血糖
	メトグルコ	肝・腎機能障害者,高齢者は定期的に	肝・腎機能
脂質異常症用薬	クエストラン メバロチン リポバス	定期的に	血中脂質
	クロフィブラート コレバイン リポクリン	定期的に	血中脂質・血中TG
	シンレスタール	定期的に	血中脂質,心電図
	クレストール リピトール リバロ	投与開始または増量時より12週間までの間は1回以上,それ以降は定期的に(半年に1回)	肝機能
		定期的に	血中脂質
	リピディル	投与開始3ヵ月後まで毎月 その後は3ヵ月ごとに定期的に	肝機能
		定期的に	血中脂質
	ローコール	定期的に	血中脂質
		投与開始後12週間以内に	肝機能
降圧薬	アルダクトンA	定期的に	電解質(血清K)
	ヴォリブリス	投与開始前,投与中は1ヵ月に1回	肝機能

分類	商品名	頻度等注意事項	必要な検査
降圧薬	セララ	投与開始前・後の1週間以内および1ヵ月後，その後定期的に	血清K
		定期的に	血清Na
		投与開始後1ヵ月，その後定期的に	肝機能
	トラクリア	投与開始前及び投与中毎月	妊娠検査
		投与前，投与中1ヵ月に1回，なお投与開始後3ヵ月間は2週間に1回，投与中は月1回	肝機能
		投与開始時および開始後4ヵ月間は毎月，その後は3ヵ月に1回	血液検査
		ワルファリン投与者は投与開始時，増量・減量・中止時には(2週間に1回)	INR値を確認
	ニューロタン	投与開始時2週間ごと，安定後月1回	血圧
		糖尿病性腎症者は投与開始時2週間ごと，安定後月1回	血液検査，血清K，Cr検査
利尿薬	サムスカ	投与初期は頻回に	体重，血圧，脈拍数，尿量
		投与開始前，開始日4〜6時間後および8〜12時間に，投与中は月1回	血清Na
		投与開始から1週間程度は毎日投与中	血清K
		投与開始前および投与開始2週間は頻回に	肝機能

付録2 検査が必要と添付文書に記載のある主な薬剤

分類	商品名	頻度等注意事項	必要な検査
利尿薬	フィズリン	投与開始日には4～6時間後および8～12時間後に	血清Na
		投与中は頻回に	血圧, 脈拍数, 尿量, 血清Na
		投与中	血清K
高尿酸用薬	ユリノーム	投与開始前, 投与開始6ヵ月間は必ず定期的に, それ以降も定期的に	肝機能
代謝異常症用薬	エルカルチン	定期的に	バイタルサイン 臨床検査(血液・肝・腎・尿)
	メタライト	長期投与する場合3～12ヵ月ごとに	血清遊離銅濃度(総血清銅とセルロプラスミン銅の差), 尿中銅排泄量
	ランマーク	投与開始前, 投与開始後は頻回に	血清Ca・P等の血清電解質
抗精神病薬	クロザリル	適当な頻度で(投与開始から26週間は週1回)	血液検査
		投与中は定期的に	血糖値測定
		肝障害者には定期的に	肝機能
	ジプレキサ セロクエル	投与中は	血糖値測定
	モディオダール	閉塞性睡眠時無呼吸症候群の患者には投与前および投与中は定期的に	心電図検査

分類	商品名	頻度等注意事項	必要な検査
自律神経用薬	アボネックス	投与開始前, 投与中定期的に(1〜3ヵ月に1回)	肝機能
		定期的に	血液検査(白血球分画, 血小板を含む), 尿検査(尿蛋白)
抗てんかん薬	テグレトール	定期的に	肝・腎機能, 血液検査
	デパケン	投与初期6ヵ月間は定期的に, その後も定期的に	肝機能
		連用中は定期的に	腎機能, 血液検査
		尿素サイクル異常症者は投与中	アンモニア値
抗パーキンソン病薬	カバサール	投与開始後3〜6ヵ月以内に, それ以降は6〜12ヵ月ごとに	心エコー
		長期連用で定期的に	婦人科検査
	トレリーフ	適用中は定期的に	肝・腎・血液検査
	ペルマックス	投与開始前 投与開始後3〜6ヵ月以内に, それ以後は6ヵ月〜12ヵ月ごとに	心エコー
抗不整脈薬	サンリズム	心不全を来す可能性者, 腎障害者 他の抗不整脈薬併用者, 高齢者には頻回に	心電図
	サンリズム注	連続監視	心電図, 脈拍, 血圧等
	ベプリコール	定期的に	心電図, 脈拍, 血圧, 胸部X線(心胸比)

付録2 検査が必要と添付文書に記載のある主な薬剤

分類	商品名	頻度等注意事項	必要な検査
抗血栓薬	アンプラーグ	定期的に	血液検査
	クリアクター注	頻回に	血液凝固能等の血液検査
	バイアスピリン	川崎病の急性期に適宜	肝機能
		川崎病者に長期服用で定期的に	尿検査,血液検査,肝機能
	パナルジン プラビックス	投与開始後2ヵ月間は2週間に1回	血液検査(血球算定,白血球分画),肝機能
血小板増加薬	レボレード	投与開始前および用量調節時には2週間ごと,用量の変更がなければ1ヵ月ごとに	肝機能
		本剤の投与中止後4週間程度は頻回に	血小板数
		投与開始前には	末梢血塗抹標本検査
		投与中は毎月	白血球分画を含む全血球計算
		定期的に	眼科検査(白内障)
NSAIDs	セレコックス	定期的あるいは必要に応じて	臨床検査(尿,血液,腎・肝機能,心電図および便潜血)
呼吸促進薬	ドプラム	急性ハイパーカプニアを伴う慢性肺疾患には「投与開始後1〜2時間は30分ごと」に	動脈血液ガス分圧
	ビレスパ	定期的に	肝機能

分類	商品名	頻度等注意事項	必要な検査
高リン血症用薬	カルタン	定期的に	血中 P, Ca
		長期の場合	血中 Mg
	ホスレノール	投与にあたっては	血中 P・Ca, PTH 測定
骨格筋弛緩薬	マグネゾール	投与中	膝蓋腱反射, 呼吸数の変動あるいは血中 Mg 濃度
骨吸収抑制薬	パミドロン酸二 Na 点滴静注	投与後は定期的に	腎機能(Cr, BUN 等), 血中 Ca
		定期的に	歯科検査
抗リウマチ薬	アザルフィジン EN	投与開始前	血液学的検査(白血球分画を含む血液像)
		投与中は定期的に(最初の3ヵ月は2週間に1回, 次の3ヵ月は4週間に1回, その後は3ヵ月ごとに1回	血液学的検査, 肝機能
		定期的に	腎機能
	アラバ	投与開始時, 投与開始後6ヵ月間は1ヵ月に1回	肝機能
		投与開始時, 投与開始後6ヵ月間は2週間に1度, その後は1〜2ヵ月に1度, 特に注意の必要な患者は6ヵ月以後も頻回に	血液学的検査(白血球分画を含む)
	ケアラム コルベット	投与前, 投与開始後2ヵ月間は2週に1回, 以降は1ヵ月に1回	肝・腎・血液学的検査
	エンブレル	投与に先立って	B 型肝炎感染の有無

付録2 検査が必要と添付文書に記載のある主な薬剤

分類	商品名	頻度等注意事項	必要な検査
抗リウマチ薬	レミケード	投与に先立って	胸部X線,インターフェロン-γ遊離試験またはツ反で結核感染の有無 B型肝炎感染の有無
	シオゾール	定期的に	血液検査,肝・腎機能,尿検査
	プレディニン	頻回に	血液,肝・腎機能
		投与開始後6ヵ月を目標に定期的に	尿蛋白,腎機能
	メタルカプターゼ	投与前に,投与中も定期的に(1〜2週に1回)	腎機能
		投与中は定期的に	血液検査,腎機能(尿蛋白を含む)
		投与中止後1〜2週間は定期的に	血中鉛
	モーバー	定期的に	臨床検査(血液・肝・腎等)
	リウマトレックス	投与前および投与中は4週間ごと	臨床検査(血液,腎・肝・尿等)
		投与前	胸部X線,インターフェロン-γ遊離試験またはツ反で結核感染の有無 肝炎ウイルス感染の有無

分類	商品名	頻度等注意事項	必要な検査
抗リウマチ薬	オーラノフィン	投与前	血液, 肝・腎・尿 (蛋白, 潜血, 沈渣) 検査
		投与中は毎月1回	血液, 尿検査
	リマチル	投与前	血液, 肝・腎機能
		投与中は毎月1回	血液, 尿検査
肝疾患治療薬	イムノマックス スミフェロン	定期的に	臨床検査
	インターフェロンα ペグイントロン	C型慢性肝炎, C型代償性肝硬変に投与開始前および開始後8週間は毎週, その後は4週間に1度	血液学的検査(Hb, 白血球, 好中球, 血小板)
		4週間に1度	生化学検査
		12週間に1度	甲状腺機能検査
	インターフェロン α-2b	リバビリンと併用投与で投与前, 投与開始4週間は毎週, その後4週に1回	血液学的検査(Hb, 白血球・好中球, 血小板)
		12週に1回	甲状腺機能
	ゼフィックス	定期的に	肝機能
	セロシオン	投与にあたり	HBV-DNAを測定, 著しい増加が見られないことを確認
		投与中定期的に	HBV-DNA
		投与開始後定期的(直後は2・4・6週)	肝機能
		投与中4週ごとに	臨床検査
	ソブリアード	投与中は定期的に	血中ビリルビン

付録2 検査が必要と添付文書に記載のある主な薬剤

分類	商品名	頻度等注意事項	必要な検査
肝疾患治療薬	ダクルインザ	アスナプレビルと併用で投与開始12週までは2週ごと，それ以降は4週ごとに	肝機能
	バラクルード	定期的に	肝機能
	フエロン インターフェロン-β	投与初期2～3日に1回	血液学的検査(白血球，血小板等)
		投与中定期的に	血液学的，肝機能，尿検査
		リバビリンと併用で，開始後1週間は2～3日に1回以後投与開始4週までは毎週，その後は4週間に1回	血液学的検査(Hb，白血球，好中球，血小板)
		12週に1回	甲状腺機能
	ペガシス ペグインターフェロン α-2a	投与開始後1週間は，週に2回以上 以後投与開始8週間までは毎週その後は4週間に1回以上定期的に	血液学的検査
		4週ごとに	生化学的検査(肝・腎)
		投与終了後も定期的に	肝機能
	ヘプセラ	投与開始前および投与中は定期的に	血清P, ALP
		投与終了後4ヵ月間は2週ごとに	臨床検査(HBV-DNA, ALT, TB)

分類	商品名	頻度等注意事項	必要な検査
肝疾患治療薬	レベトール コペガス	ペグインターフェロン-α-2bと併用の場合，投与前および投与開始後8週間は毎日，その後4週間に1度	Hb, 白血球, 好中球, 血小板
		4週間に1回程度	生化学的検査
		インターフェロン-βとの併用の場合，投与開始後1週間は2～3日に1回以後投与開始4週間まで毎週，その後4週間に1回程度	Hb, 白血球, 好中球, 血小板
		12週間に1度	甲状腺機能
		定期的に	眼底検査
潰瘍治療薬	タケキャブ	長期投与で定期的に	内視鏡検査
	パリエット	投与中は定期的に	血液学的(血液像)・肝機能検査
ビタミンD	オキサロール	投与中は定期的に(少なくとも2週に1回)	血清Ca, 腎機能
		定期的に	血清P
免疫抑制薬	イムラン	投与初期は1～2週ごと，その後数回に	血液・肝・腎機能
	セルセプト	肝炎ウイルスキャリアへの投与で	肝機能検査, 肝炎ウイルスマーカーのモニタリング

付録2 検査が必要と添付文書に記載のある主な薬剤

分類	商品名	頻度等注意事項	必要な検査
免疫抑制薬	プログラフ	使用に際しては	心電図, 心エコー, 胸部X線
		頻回に	臨床検査(Cr, BUN, Ccr, 尿中NAG, 尿中 β_2 ミクログロブリン, 血液学的検査, 空腹時血糖, アミラーゼ, 尿糖, 血清K)
		定期的に	血圧測定
		肝炎ウイルスキャリアへの投与で	肝機能検査, 肝炎ウイルスマーカーのモニタリング
ホルモン剤	ジェノトロピン注	投与に際しては	血糖, HbA1c等で糖尿病がないことの確認
		投与中も定期的に	血糖, HbA1c等
		投与中は	理学的検査, X線検査(脊柱変形)
		脳腫瘍の既住者は定期的に	脳画像診断
		成長ホルモン分泌不全症者定期的に	血糖, 尿糖, HbA1c 血清IGF-I
	ヒューマトロープ	定期的に	血清IGF-I, 血糖, 尿糖, HbA1c
		脊椎管狭窄・大孔狭窄のある軟骨異栄養者に定期的に	MRI等
麻薬	トラムセット	4錠を超す高用量で長期使用する場合定期的に	肝機能検査

分類	商品名	頻度等注意事項	必要な検査
外用薬	オキサロール軟・ローション ドボネックス軟 ドボペット	開始2～4週後に1回, その後は適宜	血清Ca, 腎機能(Cr, BUN等)
	プロトピック軟	開始2～4週後に1回, その後は適宜	腎機能
	ボンアルファハイ軟・ローション	開始2～4週後に1回, その後は適宜	血中・尿中Ca, 腎機能(Cr, BUN等)

参考文献

1) 木村聡監修・編集：臨床検査値ハンドブック第3版，じほう，2017
2) 金井正光監修：臨床検査法提要 改訂第34版，金原出版，2015
3) 櫻林郁之介監修：今日の臨床検査2017～2018，南江堂，2017
4) Medical Practice編集委員会編：臨床検査ガイド2015年改訂版，文光堂，2015
5) 高久史麿監修：治療薬ハンドブック2019，じほう，2019
6) 松山賢治，阿南節子監修：ハイリスク治療薬2012，じほう，2012
7) 厚生労働省：医薬品等の副作用の重篤度分類基準について(平成4年6月29日薬安発第80号)
8) 貧血の読み方・捉え方：Medical Technology Vol.46 No.11，2018
9) 薬剤による血液障害：日薬雑誌 Vol.49 No.6，1998
10) 薬剤による血液障害：日薬雑誌 Vol.49 No.7，1998
11) 薬剤による血液障害：日薬雑誌 Vol.49 No.8，1998
12) 新津洋司，小船雅義：鉄欠乏性貧血．血液病学第3版，文光堂，2006
13) 腎疾患における新しい検査：Medical Technology Vol.37 No.6，2009
14) 日本腎臓学会編：CKD診療ガイド2012，東京医学社，2012
15) 武井卓，他：薬剤性腎障害，腎機能低下をきたす薬剤性腎障害，日腎会誌 54(7)，2012
16) 薬剤性腎障害のとらえ方：月刊薬事 Vol.55 No.3，2013
17) 高齢者薬物療法のセーフティマネジメント：月刊薬事 Vol.53 No.4，2014
18) 肝臓病診療のアップデート：診断と治療 Vol.102 No.11，2014
19) 薬物性肝障害診断基準の提案：肝臓 Vol.46 No.2，p.85-90，2005
20) 日本肝臓学会肝炎診療ガイドライン作成委員会編：B型肝炎治療ガイドライン(第3版)2017，C型肝炎治療ガイドライン(第54版)，2017
21) 肝障害時の薬物動態パラメーター：月刊薬事 Vol.42 No.4，2000
22) 薬剤性肝障害のとらえ方：月刊薬事 Vol.56 No.1，2014
23) 日本高血圧学会：高血圧治療ガイドライン2014，2014
24) 急性膵炎診療ガイドライン2015改訂出版委員会編：急性膵炎診療ガイドライン2015，金原出版，2015
25) 日本甲状腺学会：バセドウ病の診断ガイドライン，2013改訂

26) 日本甲状腺学会：慢性甲状腺炎(橋本病)の診断ガイドライン，2013改訂
27) 日本甲状腺学会：甲状腺疾患診断ガイドライン，2013
28) 日本糖尿病学会・日本腎臓学会糖尿病性腎症合同委員会編：糖尿病性腎症の新しい早期診断基準，2005
29) 日本糖尿病学会編・著：糖尿病治療ガイド 2018-2019，文光堂，2018
30) 病態から学ぶ生化学：臨床検査 Vol.61 No.8, 2017
31) 日本動脈硬化学会：動脈硬化性疾患予防ガイドライン 2017, 2017
32) 日本痛風・核酸代謝学会ガイドライン改訂委員会：高尿酸血症・痛風の治療ガイドライン第 3 版, 2018
33) 内分泌障害：月刊薬事 Vol.42 No.11, p.73-82, 2000
34) 血液ガス分析：臨床検査 Vol.59 No.11, 2015
35) 深く知ろう血栓止血検査：臨床検査 Vol.60 No.2, 2016
36) 凝固・線溶検査の基礎とポイント：Medical Technology Vol.42 No.4, 2014
37) DIC 診断基準：臨床検査 Vol.62 No.9, 2018
38) がん分子標的治療にかかわる臨床検査・遺伝子検査：臨床検査 Vol.60 No.13, 2016
39) 小林正伸：やさしい腫瘍学，南江堂，2016
40) PSA からみた前立腺癌の診断：臨床検査 Vol.47 No.9, 2003
41) 不整脈：薬局 Vol.48 No.4, 1997
42) 薬剤が原因と思われる色の変化：日本薬剤師会雑誌 Vol.51, No.9, 1999
43) 尿に着色を生じる薬剤：日本医事新報, No.4192, 2004
44) 摂取食品・薬品と尿の着色：日本医事新報, No.3791, 1996
45) 漢方製剤による尿の着色：日本医事新報, No.4124, 2003
46) 医薬品による排泄物の着色に関する情報の評価：医療薬学, vol.28, No.3, p.244, 2002
47) 国立病院医療センター薬剤部医薬品情報管理室編：医薬品情報 Q&A (2), p278-283
48) 高橋伯夫著：メタボリックシンドロームのことがよくわかる本，中経出版，2007
49) 厚生労働省医薬食品局監修：DRUG SAFETY UPDATE No.134-153
50) 日本薬剤師会：日薬医薬品情報 Vol.1-Vol.18 No.9
51) 薬物性肝障害：臨床化学 Vol.38 No.1, p.5-28, 2009

52) The Bone—骨疾患の病態と臨床検査：臨床検査 Vol.62 No.6, 2018
53) 舘田一博, 他編：新微生物学, 日本医事新報社, 2016
54) 基本を理解して実践につなげる薬剤感受性検査入門：Medical Technology Vol.42 No.11, 2014
55) 薬剤師必携！抗菌薬適正使用完全マニュアル：月刊薬事 Vol.58 No.12, 2016
56) Helicobacter pylori 感染症を巡る新たな展開：Medical Technology Vol.45 No.7, 2017
57) インフルエンザ診断マニュアル：国立感染症研究所インフルエンザ研究センター, H26.9
58) 臨床検査技師のためのワクチン講座：臨床検査 Vol.61 No.9, 2017
59) 日本消化器病学会編：消化性潰瘍診療ガイドライン改訂 2015, 南江堂, 2015
60) 日本呼吸器学会 COPD ガイドライン第 5 版作成委員会：COPD（慢性閉塞性肺疾患）診断と治療のためのガイドライン第 4 版, メディカルレビュー社, 2018
61) 日本アレルギー学会喘息ガイドライン専門部会監修・喘息予防・管理ガイドライン 2018 作成委員作成：喘息予防・管理ガイドライン 2018, 協和企画, 2018
62) アレルギー疾患：薬局 Vol.51 No.10, 2000
63) 黒山政一, 他編：同効薬比較ガイド, 1・2, じほう, 2015
64) 医薬品情報研究所編：投薬禁忌リスト平成 30 年版, じほう, 2018

― 索 引 ―

英数字

1,5AG	139, 141
1秒率	350
1秒量	351
75gOGTT	135
7S コラーゲン	210
A 型肝炎	23
ACCR	183
ACTH	236
AFP	271, 272
AFP-L3 分画	271, 272
AG	109, 125
ALP	1, 3
ALT	5
APTT	251
AST	5, 206
ASTm	206
ASTs	206
BAP	240, 242
Base excess	122, 124
BCA225	275
BE	122, 124
BMG	47
BNP	206
BUN	39
B 型慢性肝炎の治療ガイドライン	32
c-Kit	283
C 型肝炎	28
C 型慢性肝炎・肝硬変の治療ガイドライン	34
CA125	277
CA15-3	275, 276
CA19-9	268, 269
CA602	277
CA72-4	277, 278
CCP	296
Ccr	42
CEA	268, 269
CEA 異常をきたす良性疾患	285
ChE	10
CK	204, 208
CK-BB	208
CK-MB	208
CK-MM	208
CKD 診療ガイド	53
CKD 診療ガイドのまとめ	66
CKD の重症度分類	55
CK アイソザイム	208
CLDM	316
CM	176
COPD	353
Cr	40
CRP	301
CTX	239
CYFRA21-1	273, 274
Cys	39
DIC 診断基準	265, 266
DLST	289, 294
DPD	239, 241
DUPAN-2	268
EGFR	281
eGFR 値早見表(女性)	57
eGFR 値早見表(男性)	56
E-test 法	314
ESBL	317
F_{1+2}	257
FDP	259
FDP-D ダイマー	259
$FEV_{1.0}$ %	350
FFA	179
FMC	257
FT_3	213
FT_4	213
F 分類	11
GAT	277, 278
GFR	39, 42

GOT	5, 204	K-ras	282
GPC	320	KL-6	301, 304
GPR	320	K 欠乏量の推定	117
GPT	5	K 補給時に考慮される薬剤管理	118
GNC	321		
GNR	321	L-FABP	50
H-FABP	205	LD	5, 204, 206
HA-IgG 抗体	23	LDL	163, 176
HA-IgM 抗体	23	LDL-C	162
HAV	23	LDL-C 管理目標設定のための	
HA 抗体	23	吹田スコアを用いたフロー	
Hb	70	チャート	170
HbA1c	138, 139	LDL コレステロール	162
HBc 抗原	26	LD アイソザイム	208
HBc 抗体	26	Lp(a)	180
HBc-IgM 抗体	26	MCH	71
HBcrAg	26	MCHC	71
HBe 抗原	25	MCV	71
HBe 抗体	25	MDA-LDL	173
HBs 抗原	24	MIC	312
HBs 抗体	24	MMP-3	296
HBV	24	N-アセチル・β-D-グルコサミ	
HBV 核酸定量	27	ニダーゼ	49
HBV 遺伝子型別	28	NAG	49
HCO_3^-	122	Na 補給時に考慮される薬剤管理	
HCV-RNA 定量	29		119
HCV 核酸定量	30	NCC-ST-439	268, 270
HCV 抗原	29	Non-HDL コレステロール	162
HCV 抗体	29	NSE	273, 274
HCV セログループ	30	NTX	239, 241
HDL-C	162, 165	$PaCO_2$	122
HDL2	176	PAI-1	156
HDL3	176	PaO_2	122
HDL コレステロール	162	PEF	356, 361
H.pylori	328, 332	PFD テスト	186
HER2	275, 276, 283	pH	122
HPT	256	PIC	262
Ht	70	PIVKA-II	271, 272
HUS	94	PL	176
I-PTH	223	PLg	261
IDL	173, 176	Plt	70
intact PINP	240	P-P 間隔延長	368
intact PTH	223	P-R 間隔延長	368, 371

PRA	229
proGRP	273, 275
PSA	280, 285
PSP 排泄試験	51
PT	10, 252
PT-INR	264
PT-RATIO	252
PT, APTT の関係	264
PT 活性	10, 252
PⅢP	210
QRS 巾の拡大	367
QT 間隔延長	367
RBC	70
RF	296, 300
RLP-C	173
SAA	301, 303
SaO₂	122
SCC	273
sdLDL	158, 164
SLX	273, 274
Span-1	268, 271
SPO₂	131
STN	268, 270
TAT	257
TC	162, 164
TG	162, 174
TIBC	76
TNF-α	159
TP	190, 191
TRACP-5b	239
TSH	213, 214
TTO	255
UIBC	76
VLDL	158, 164, 176
WBC	70
wintrobe	83
Whole PTH	223

ア

アディポサイトカイン	156, 159
アディポサイトカイン分泌異常	156
アディポネクチン	159
アニオンギャップ	109
アミラーゼ・クレアチニンクリアランス比	183
アルブミン	10, 190
アルブミン尿	53
アンジオテンシノーゲン	159
アンモニア窒素	201
易炎症性状態	159
易血栓性状態	159
Ⅰ型コラーゲン架橋 C-テロペプチド	239, 246
Ⅰ型コラーゲン架橋 N-テロペプチド	239, 246
Ⅰ型プロコラーゲン N 末端ペプチド	240
インスリン抵抗性	136, 156
インスリン抵抗性の評価	134
インスリン分泌能	136
インフルエンザウイルス抗原	323
ウイルス肝炎	23
栄養アセスメント蛋白	193
エラスターゼ 1	184
嘔吐・下痢時に考慮される電解質補給	119

カ

カイロミクロン	176
活性化部分トロンボプラスチン時間	251
過分葉好中球	85
カルバペネマーゼ	318
間接ビリルビンキット	1
感染症迅速診断キット	321
癌胎児性抗原	269, 272
寒天平板培地希釈法	313
肝の合成能	10
偽性高 K 血症	100
偽性低 Na 血症	105
急性肝炎	7
急性膵炎臨床診断基準	188
巨赤芽球性貧血	85
クラス C β-ラクタマーゼ	318
クラス D β-ラクタマーゼ	318

グリコアルブミン	139, 140
クレアチニン	39, 40
クレアチニンクリアランス	39, 42
クレアチニンクリアランス予測式	43
クレアチンキナーゼ	204
グロブリン	190
軽度蛋白尿	37
経皮的動脈血飽和度	131
血液直接核酸検査	311
血液培養検査	311
血液量減少性高Na血症	106
血液量正常性高Na血症	107
血液量増加性高Na血症	107
血漿アルドステロン	229
血漿浸透圧推定式	107
血小板減少	86
血小板数	70, 86
血漿レニン活性	229, 230
血清BAP	240
血清BMG	47
血清Ca	110
血清Cl	108
血清intact PINP	240
血清K	98
血清Mg	114
血清Na	103
血清P	112
血清TRACP-5b	239
血清β_2MG	47
血清アミラーゼ	181
血清アルブミン	10
血清カリウム	98
血清カルシウム	110
血清クロール	108
血清コルチゾール	236
血清総蛋白	190
血清鉄	76
血清ナトリウム	103
血清尿酸	195
血清マグネシウム	114
血清リン	112
血中HBV-DNA	26
血中TC	164
血中ケトン体	139, 143
血沈	301, 303
血糖自己測定	392
顕微鏡的血尿	37
高Ca緊急時に考慮される薬剤管理	120
高Ca血症	111
抗CCP抗体	296
高K血症	98
高Mg血症	114
高Na血症	106
高アミラーゼ血症	182
高アンモニア血症時に考慮される薬剤管理	203
高血圧治療ガイドライン	161
高血糖昏睡時の検査	152
抗甲状腺マイクロゾーム抗体	213
抗サイログロブリン抗体	213
好酸球増多	90, 91
抗シトルリン化ペプチド抗体	296
甲状腺機能亢進・低下時に考慮される薬剤管理	221
甲状腺ホルモン	213
高蛋白血症	190, 192
高蛋白尿	37
好中球	304
好中球減少	88
好中球増多	90
高尿酸血症	159, 195
高尿酸血症時に考慮される薬剤管理	199
高尿酸血症の治療方針	198
高比重リポ蛋白	176
高リン血症	112
高齢者の薬物性肝障害の臨床像	22
呼吸性アシドーシス	128
呼吸性アルカローシス	130
骨型アルカリホスファターゼ	240
骨髄赤芽球	83
骨粗鬆症治療薬の有効性評価一覧	248

骨代謝マーカー	246
コリンエステラーゼ	10
コルチゾール	237

サ

酸塩基平衡障害時の検査所見	133
酸化LDL	173
Ⅲ型プロコラーゲンN末端ペプチド	210
シアル化糖鎖抗原	304
ジギタリス製剤による不整脈	368
糸球体濾過値	39
糸球体濾過量	42
試験管内検査	289
脂質異常症治療薬の薬効による分類	172
脂質異常症の分類	178
シスタチンC	39, 41
酒石酸抵抗性酸ホスファターゼ	239
出血時間	250
食後高血糖	142
心筋ミオシン軽鎖	205
真性低Na血症	103
随時血糖値	135
吹田スコアによる冠動脈疾患発症予測モデル	168
膵リパーゼ	184
スクラッチテスト	287
スパイログラム	350
赤芽球	79
赤芽球癆	83
赤血球恒数	71, 74
赤血球数	70, 83
早朝空腹時血糖値	135
総鉄結合能	76
総ビリルビン	1

タ

代謝性アシドーシス	123, 126
代謝性アルカローシス	126, 127
多項目アレルゲン特異的IgE検査	286
蛋白異常時に考慮される薬剤管理	194
蛋白結合率の高い薬剤	19
蛋白尿	36, 54
蛋白尿・アルブミン尿の評価	146
蛋白分画	191
中間比重リポ蛋白	176
中等度蛋白尿	37
超低比重リポ蛋白	176
直接クームス試験	80
直接ビリルビン	1
痛風	195
低Ca緊急時に考慮される薬剤管理	120
低Ca血症	112
低K血症	101
低Mg血症	114, 115
低Na血症	103, 104
低アミラーゼ血症	182
低血糖	147, 392
ディスク拡散法	313
低蛋白血症	190, 192
低尿酸血症	196
低比重リポ蛋白	163, 176
低リン血症	112
デオキシピリジノリン	239
鉄芽球性貧血	79
鉄欠乏性貧血	78, 95
電解質異常による意識障害・精神神経症状	119
糖鎖抗原	277
糖代謝異常の判定区分と判定基準	135
糖尿病性昏睡時に考慮される薬剤管理	152
糖尿病の薬物療法	153
糖尿病の臨床診断	137
動脈硬化惹起ιリポ蛋白異常	158
動脈硬化性疾患予防のための生活習慣の改善	171
塗抹検査	308, 320
トリグリセライド	162, 174
努力性肺活量	351

トロポニンT	205
トロンビン・アンチトロンビンIII複合体	257
トロンボテスト	255

ナ

内臓脂肪蓄積	156
肉眼的血尿	37, 336
二相性貧血	79
乳酸脱水素酵素	204
尿アミラーゼ	181
尿酸値	195
尿試験紙	338
尿潜血	37, 338
尿素窒素	39
尿蛋白	36, 54, 339
尿中CTX	239
尿中DPD	239
尿中L型脂肪酸結合蛋白	50
尿中NAG	49
尿中NTX	239
尿中ウロビリノーゲン	340
尿中ケトン体	139
尿中尿酸排泄量と尿酸クリアランスによる病型分類	196
尿中微量アルブミン	145
尿中 $\beta_2 MG$	47
尿沈渣	341
尿沈渣所見と疾患	345, 346
尿糖	139, 142, 151
尿の外観	336
尿の色調	342
尿ビリルビン	340
尿量	337
脳性ナトリウム利尿ペプチド	206

ハ

培養同定検査	309
バセドウ病の診断ガイドライン	218
白血球	70, 301, 304
白血球系減少	88
白血球系増多	90
白血球分画	87
汎血球減少	82
ヒアルロン酸	210
ピークフロー値	356, 358
微生物検査	319
皮内テスト	287
微量アルブミン尿	54, 159
微量液体希釈法	314
ビリルビン	1
フィブリノゲン	255
フィブリノゲン・フィブリン分解産物	259
フィブリンモノマー複合体	257
風疹ウイルス	332
フェリチン	75, 76, 95
副甲状腺ホルモン	223
副腎皮質刺激ホルモン	236
不飽和鉄結合能	76
プラスミノゲン	261
プラスミノゲンアクチベータインヒビター	156, 264
プラスミン・α_2-PI 複合体	262
ブリックテスト	287
プレアルブミン	193
プレセプシン	305
プロカルシトニン	305
プロトロンビン活性	10
プロトロンビン時間	252
プロトロンビンフラグメント F_{1+2}	257
プロラクチン	236
分葉核好中球	85
平均赤血球血色素量	71
平均赤血球ヘモグロビン濃度	71
平均赤血球容積	71
平成28年B型慢性肝炎・肝硬変治療のガイドライン	32
平成28年C型慢性肝炎・肝硬変治療のガイドライン	34
ヘパプラスチンテスト	256
ヘマトクリット	70, 94
ヘモグロビン	70
ヘリコバクター・ピロリ	327

便潜血反応	347
ペントシジン	42
ホスホリパーゼ A_2	184
補正 Ca 値	110

マ

マトリックスメタロプロテイナーゼ	296
慢性炎症性貧血	96
慢性甲状腺炎(橋本病)の診断ガイドライン	220
慢性腎臓病	53
無顆粒球症	88
メタボリックシンドロームの診断基準	157
メタロ-β-ラクタマーゼ	317
網赤血球数	83

ヤ

薬剤感受性検査	312
薬剤性肝炎	7
薬剤性肝障害診断基準の使用マニュアル	18
薬剤性腎障害の分類	60
薬剤耐性検査	315
薬剤によるリンパ球刺激テスト	18, 289
薬物起因性自己免疫性肝炎	15
薬物起因性脂肪性肝障害	14
薬物性肝障害	14
薬物性肝障害ワークショップのスコアリング	16
薬物による便の色調変化	348
誘導型クリンダマイシン	316
遊離脂肪酸	179
輸液投与時に考慮される薬剤管理	120
溶血性尿毒症症候群	97
溶血性貧血	80
Ⅳ型コラーゲン・7S	210

ラ

リウマトイド因子	296
リスク別脂質管理目標値	167
リポ蛋白	176
リポ蛋白(a)	180
リン脂質	176
リンパ球芽球化反応試験	289
レジスチン	159
レチノール結合蛋白	193
レニン	229
レニン・アルドステロン系の検査値よりの推定疾患	235
レプチン	159
レムナント様リポ蛋白コレステロール	173

ギリシャ・記号

α_2-PI	261
α_2-プラスミンインヒビター	261
β_2-ミクログロブリン	47
β-ラクタマーゼ	317
β_2MG	47
γ-GT	1, 4
% VC	350
%肺活量	350

監修・編集 笹隈 富治子 (ささくま ふじこ)
　1971年　神戸薬科大学卒業
　1973年　大阪府立成人病センター　臨床検査科
　2009年　神戸薬科大学生涯研修企画委員会　委員
　2009年　京都大学大学院医学研究科・医学部　非常勤講師

編　集　金 美惠子 (きん みえこ)
　1981年　神戸薬科大学卒業
　1995年　守口敬任会病院　薬局長
　2007年〜2012年　神戸薬科大学　非常勤講師
　2013年　大阪薬科大学　臨床実践薬学教育研究室　特任教授

薬剤・検査データの読み方

改訂7版　薬剤師のための臨床検査の知識
定価　本体2,200円（税別）

2000年 6月30日 第1版発行	2013年 7月30日 改訂5版発行
2002年 6月10日 改訂版発行	2016年 3月10日 改訂6版発行
2005年 3月30日 改訂2版発行	2019年 4月 5日 改訂7版発行
2008年 3月30日 改訂3版発行	2023年 3月31日 改訂7版第2刷発行
2010年10月 5日 改訂4版発行	

監修・編集　笹隈 富治子（ささくま ふじこ）

編　集　金 美惠子（きん みえこ）

発行人　武田 信

発行所　株式会社　じほう

　　　　101－8421　東京都千代田区神田猿楽町1－5－15（猿楽町SSビル）
　　　　振替　00190－0－900481
　　　　＜大阪支局＞
　　　　541－0044　大阪市中央区伏見町2－1－1（三井住友銀行高麗橋ビル）
　　　　お問い合わせ　https://www.jiho.co.jp/contact/

©2019　　　　　　　　　組版　(有)テクスト　印刷　音羽印刷(株)
Printed in Japan

本書の複写にかかる複製，上映，譲渡，公衆送信（送信可能化を含む）の各権利は株式会社じほうが管理の委託を受けています。

JCOPY ＜出版者著作権管理機構　委託出版物＞
本書の無断複製は著作権法上での例外を除き禁じられています。
複製される場合は，そのつど事前に，出版者著作権管理機構（電話 03-5244-5088，FAX 03-5244-5089, e-mail：info@jcopy.or.jp）の許諾を得てください。

万一落丁，乱丁の場合は，お取替えいたします。
ISBN 978-4-8407-5182-7

14 出血・凝固・線溶系関係
15 固形腫瘍の検査
16 免疫・血清検査
17 炎症・感染症のマーカー
18 感染症検査
19 尿検査
20 便潜血検査
21 肺機能検査
22 心電図

付録

参考文献

索引